Mariza Snyder

AROMATHERAPIE FÜR DIE *Hormonbalance*

Dieses Buch widme ich meiner Mutter, weil sie mich dazu inspiriert hat, auf die Stimme meines Herzens zu hören und meiner Leidenschaft zu folgen, und weil sie mich auf unserer Entdeckungsreise in die Welt der Hormone begleitet hat.

Bibliografische Information der Deutschen Nationalbibliothek
Die Deutsche Nationalbibliothek verzeichnet diese Publikation in der Deutschen Nationalbibliografie.
Detaillierte bibliografische Daten sind im Internet über https://dnb.de abrufbar.

Für Fragen und Anregungen
info@m-vg.de

Wichtiger Hinweis
Dieses Buch ist für Lernzwecke gedacht. Es stellt keinen Ersatz für eine individuelle medizinische Beratung dar und sollte auch nicht als solcher benutzt werden. Wenn Sie medizinischen Rat einholen wollen, konsultieren Sie bitte einen qualifizierten Arzt. Der Verlag und der Autor haften für keine nachteiligen Auswirkungen, die in einem direkten oder indirekten Zusammenhang mit den Informationen stehen, die in diesem Buch enthalten sind.

Ausschließlich zum Zweck der besseren Lesbarkeit wurde auf eine genderspezifische Schreibweise sowie eine Mehrfachbezeichnung verzichtet. Alle personenbezogenen Bezeichnungen sind somit geschlechtsneutral zu verstehen.

7. Auflage 2026

Türkenstraße 89
80799 München
Tel.: 089 651285-0

Übersetzung: Marion Zerbst
Redaktion: Stephanie Kaiser-Dauer
Umschlaggestaltung: Manuela Amode
Umschlagabbildung: shutterstock.com/Marish, Epine, logaryphmic
Satz: Röser MEDIA GmbH, Karlsruhe
Druck: Florjancic Tisk d.o.o., Slowenien
Printed in the EU

ISBN Print 978-3-7423-1262-4
ISBN E-Book (EPUB, Mobi) 978-3-7453-0954-6

Mariza Snyder

AROMATHERAPIE FÜR DIE *Hormonbalance*

Wie Sie mit ätherischen Ölen Ihre Hormone regulieren, neue Energie gewinnen und natürlich abnehmen

riva

Inhalt

Einführung

Ich muss Ihnen ein Geständnis machen. Noch vor nicht allzu langer Zeit führte ich ein Doppelleben: Tagsüber begrüßte ich meine Patientinnen, hörte mir ihre Anliegen an und tat mein Bestes, um hinter die Ursachen ihrer Probleme zu kommen. Doch gleichzeitig hatte ich mit den gleichen Beschwerden zu kämpfen wie sie und bemühte mich nach Kräften, das vor der Welt zu verbergen. Ich versteckte mich hinter der Fassade eines »glücklichen« Menschen, wurstelte mich einfach weiter durch mein Leben hindurch und ignorierte die Anzeichen, die darauf hindeuteten, dass bei mir ernsthaft etwas nicht in Ordnung war.

Dabei hätte ich die Fragen, die ich meinen Patientinnen stellte, um der Ursache ihrer tief sitzenden Probleme auf den Grund zu kommen, eigentlich ebenso gut an mich selbst richten können: Nehmen Sie zu, ohne zu wissen, warum? Fühlen Sie sich schlapp und energielos? Können Sie abends nicht einschlafen und sind dann morgens so müde, dass Sie kaum aus dem Bett kommen? Meine Antwort auf all diese Fragen lautete »Ja«. Bekommen Sie mitten am Tag und/oder spätabends plötzlich Heißhunger auf Eis oder Kartoffelchips? Legen Sie versehentlich Ihre Schlüssel in den Gefrierschrank und Ihre Brille auf die Toilette? Haben Sie schon zum dritten Mal die gleiche SMS an Ihre Freundin geschickt, weil Sie sich an die ersten beiden Male nicht mehr erinnern konnten? Leider rannte ich mit meinen Fragen offene Türen ein: Unter allen Symptomen, die meine Patientinnen mir beschrieben, litt ich selbst. Sind Sie so schlecht gelaunt, dass Ihr Mann sich immer schon duckt, wenn er nur Ihr Gesicht sieht? Haben Sie oft das Gefühl, den Verstand zu verlieren?

Natürlich staunten meine Patientinnen über meine hellseherischen Fähigkeiten, während ich gegen das Bauchgefühl ankämpfte, das immer wieder in mir aufstieg. Und natürlich wusste ich im Grunde meines Herzens, was los war. Wenn ich mir die Gesichter meiner Patientinnen anschaute, war das für mich wie ein Blick in den Spiegel. Und wer war der Übeltäter? Ein durcheinandergeratener Hormonhaushalt.

Um Antworten zu finden, muss man zunächst einmal erkennen, dass der jetzige Zustand nicht normal ist. Doch obwohl ich genau unter den gleichen Beschwerden litt wie meine Patientinnen, weigerte ich mich, danach zu handeln. Schließlich ist es viel einfacher, den Kopf in den Sand zu stecken. Chronisch müde und ausgebrannt, wie ich war, machte ich mich immer mehr kaputt, bis ich durch den ständigen Stress in eine gesundheitliche Abwärtsspirale geriet. Ich musste mich dringend ein bisschen mehr um mein Immunsystem kümmern; doch stattdessen ignorierte ich meinen Körper und meine innere Stimme und machte einfach weiter nach dem Motto: »Augen zu und durch!«

Ich kam mir vor wie eine Versagerin. Was für eine erbärmliche Ärztin musste ich sein, wenn ich nicht einmal mir selbst helfen konnte? Äußerlich erfolgreich, aber völlig ahnungslos, was die Ursachen meines Leidens anging, rieb ich mich jahrelang in einer Art Doppelleben auf. Das Selbstbewusstsein von uns Frauen beruht darauf, wie gut wir für unsere Familien, uns selbst und die ganze Welt sorgen können; aber wenn man das Gefühl hat, nicht einmal sich selbst helfen zu können, wie kann man dann eine Quelle der Kraft für andere Menschen sein?

Das Schlimme an einem durcheinandergeratenen Hormonhaushalt ist, dass man ihn nicht auf Anhieb erkennt: Er hat bereits verheerende Auswirkungen auf unsere Gesundheit, bevor wir überhaupt wissen, was los ist. Daher werden die Ärzte Ihre Beschwerden vielleicht nicht ernst nehmen oder auf irgendeine ganz andere Ursache zurückführen (so wie meine Ärztin es tat), und Sie werden sich fragen, was eigentlich mit Ihrem Körper los ist und ob Sie sich je wieder richtig wohlfühlen werden.

Und dann kommen auch noch Umweltfaktoren hinzu, die unsere Hormone aus dem Gleichgewicht bringen – Luftverschmutzung, Chemikalien in Lebensmitteln, synthetische Östrogene in Kosmetikartikeln, der ständige emotionale Stress unseres täglichen Lebens … All das ist wie ein Eisberg, der unter dem Meeresspiegel lauert. Doch die Ärzte sehen leider nur die Liste unserer Symptome, und die führen sie bei jüngeren Frauen auf Hormonschwankungen und bei älteren Frauen auf sinkende Hormonspiegel infolge der Wechseljahre zurück. Doch solche Probleme treten bei Frauen jeden Alters auf – sogar bei jungen Mädchen, die gerade erst ihre Periode bekommen haben. Schlaf, Stimmung, Gewicht, Energie, sexuelles Verlangen, Essensgelüste, ja sogar die elementarsten Funktionen unseres Körpers – alles hängt von unserem Hormonhaushalt ab.

Was mich schließlich aus meinem Desaster rettete, war die Entdeckung der positiven Wirkung hochwertiger ätherischer Öle in Kombination mit sinnvollen Änderungen der Lebensweise. Das hat meinen Hormonhaushalt wieder in Ordnung gebracht und mein Leben von Grund auf verändert. Und das können Sie auch schaffen!

Nachdem ich meine eigene hormonelle Gesundheitskrise bewältigt hatte, entdeckte ich ein ganz neues Gefühl der Kraft und habe es mir zur persönlichen Aufgabe gemacht, dieses Wissen auch an andere Frauen weiterzugeben. In den letzten fünf Jahren habe ich maßgeschneiderte Gesundheitspläne mit ätherischen Ölen für meine Patientinnen und Leserinnen aufgestellt und damit enorme Erfolge erzielt – vor allem, weil ich mich dabei hauptsächlich auf den weiblichen Hormonhaushalt konzentrierte. Viele dieser Frauen hatten die Hoffnung bereits aufgegeben und gingen davon aus, dass das, was sie durchmachten, ihr neuer Normalzustand war. Sie hatten sich einfach mit ihrem suboptimalen Gesundheitszustand – mit dem Leben in einem Körper, den sie nicht mehr wiedererkannten – abgefunden.

Und dabei waren das Frauen wie Sie und ich – sie sehnten sich einfach nur nach wirksamen Lösungen für ihre hormonellen Probleme. Als ich ihnen erklärte, wie ätherische Öle in Kombination mit Lebensstiländerungen ihren durcheinandergeratenen Hormonhaushalt wieder in Ordnung bringen können, waren sie begeistert. Die Erkenntnis, dass sie ihre Vitalität zurückgewinnen konnten und einen starken Verbündeten im Kampf gegen ihr Hormonchaos hatten, gab ihnen die Kraft, doch noch einmal etwas Neues auszuprobieren.

Wenn Sie noch nie eine Aromatherapie erlebt oder die Erfahrung gemacht haben, wie viel Kraft in einem einzigen Tropfen hochwertigen ätherischen Öls steckt, werden Sie jetzt vielleicht eher skeptisch sein. Aber ich sage Ihnen die Wahrheit: Ätherische Öle sind natürliche aromatische Substanzen, die in den Wurzeln, Samen, Stängeln, Rinden, Blättern und Blüten verschiedener Pflanzen vorkommen – und zwar in 50- bis 70-mal konzentrierterer Form als in getrockneten Pflanzenteilen. Solche Öle sind schlicht und einfach die besten pflanzlichen Heilmittel, die es gibt, und werden schon seit Jahrtausenden erfolgreich eingesetzt.

Ätherische Öle können bei Bedarf jederzeit angewendet werden, liefern sofortige Ergebnisse und haben so gut wie gar keine Nachteile, wenn man sich dabei an die nötigen Sicherheitsvorkehrungen hält. Sie werden damit schon innerhalb weniger Minuten positive Ergebnisse erzielen. Ätherische Öle können Ihr Leben von Grund auf verändern. Sobald Sie die großartigen Wirkungen dieser Öle am eigenen Leib erleben, werden sie sich zu einem wichtigen Bestandteil Ihres Tagesablaufs entwickeln, denn sie geben Ihnen die Möglichkeit, grundlegende Veränderungen an Ihrem Gesundheitsprogramm vorzunehmen, und schenken Ihnen eine ganz neue Vitalität und körperliche und geistige Ausgeglichenheit.

Wie dieses Buch entstanden ist

Als Kind erlitt ich infolge eines schweren Autounfalls eine Gehirnerschütterung und ein Schleudertrauma, was zu chronischen Kopfschmerzen und Migräne führte. Damals stand mein Immunsystem so sehr unter Stress, dass ich ständig krank wurde – Erkältungen, Grippe, Halsentzündungen, Nasennebenhöhleninfektionen. Aber ich ließ mich nicht unterkriegen. Nach dem College wollte ich Ärztin werden und begann, als Biochemikerin im Lawrence Livermore National Laboratory zu arbeiten, um Geld für mein Medizinstudium zu verdienen. Während dieser Jahre litt ich immer wieder an denselben Beschwerden und fragte unzählige Experten um Rat. Doch keines der Mittel, die sie mir verordneten, half; also versuchte ich, mich damit abzufinden, dass ein Leben mit chronischen Schmerzen und häufigem Kranksein für mich vielleicht schlicht und einfach der Normalzustand sein würde. Man prophezeite mir sogar, dass meine chronische Migräne mich für den Rest meines Lebens begleiten würde.

Doch zum Glück durchschaute ein Kollege meine Fassade falscher Fröhlichkeit und schlug mir vor, mich in einer Praxis für Funktionelle Medizin vorzustellen, in der ein Team aus Chiropraktikern und Ernährungswissenschaftlern arbeitete. Zu jenem Zeitpunkt hatte ich nichts mehr zu verlieren, also ging ich hin – Gott sei Dank. Nach nur zweimonatiger Behandlung ließ meine Migräne allmählich nach und verschwand am Ende sogar völlig. Ich war fassungslos!

Durch dieses Erlebnis hat sich meine ganze Sichtweise verändert. Ich gab meinen Plan, Medizin zu studieren, auf und machte stattdessen eine Ausbildung zur Chiropraktikerin. Da ich anderen Menschen helfen wollte, so wie mir geholfen worden war, gründete ich eine Praxis für Funktionelle, personalisierte Medizin, in der ich mich hauptsächlich auf neurologische Probleme im oberen Wirbelsäulenbereich und auf Systemerkrankungen spezialisierte. Viele meiner Patienten waren Frauen über vierzig, die unter Migräne, Diabetes, Schlafstörungen, chronischer Müdigkeit, Fibromyalgie und sogenannten »Frauenproblemen« litten. Im Alter von Mitte dreißig bis Mitte vierzig beginnt der weibliche Hormonhaushalt sich allmählich zu verändern; die Produktion weiblicher Geschlechtshormone nimmt ab. Gleichzeitig werden wir in diesem Alter anfälliger für ungesunde Lebensgewohnheiten. Wenn nun auch noch ständiger Stress durch familiäre Verpflichtungen, Beruf oder finanzielle Sorgen sowie sonstige Belastungen hinzukommen, mit denen einen das Leben bombardiert, hat man eine ganze Reihe von

Problemen am Hals. Meine Patientinnen litten nicht nur unter chronischen Schmerzen und Migräne, sondern hatten auch zu viel um die Ohren, was wiederum zu Energiemangel, Schlafstörungen, Unausgeglichenheit, Kopfschmerzen, Blähungen und Übergewicht führte.

Doch da ihre Ärzte nur die Symptome und nicht den ganzen Menschen sahen, bagatellisierten sie ihre Bedürfnisse und ignorierten das eigentliche Problem. Meist verschrieben die Ärzte ihren Patientinnen Antidepressiva – aus dem einfachen Grund, weil ihre Symptome auf Depressionen und Angstzustände hindeuteten –, doch dadurch ging es diesen Frauen nicht besser. Diese ständigen Fehldiagnosen bestärkten mich in meinem Entschluss, solchen Patientinnen zu helfen; also verlagerte ich den Schwerpunkt meiner Praxis und spezialisierte mich auf das Thema Ernährung.

Doch wie es häufig der Fall ist, steigerte ich mich so sehr in meine Mission hinein, Frauen zu helfen, die die gleichen Probleme hatten wie ich, dass ich meine eigenen Bedürfnisse aus den Augen verlor. Und als ich dann mit Ende zwanzig meinen Doktor machte, um praktische Ärztin zu werden, überforderte ich mich total, hörte überhaupt nicht mehr auf die Warnsignale meines Körpers und wurde schwer krank. Ich kam morgens kaum noch aus dem Bett und schlief während der Vorlesungen und bei meiner Arbeit im Labor ein. Wie ich heute weiß, litt ich damals an einem hormonellen Ungleichgewicht. Ich wurde extrem reizbar und ängstlich, hatte furchtbare Menstruationsbeschwerden und Stimmungsschwankungen. Mit Anfang dreißig hatte sich bei mir immer noch nicht viel verändert: Ich war nach wie vor launisch, reizbar und erschöpft, weil ich – aller schlechten Dinge sind drei – unter Nebennierenschwäche, zu hohem Östrogenspiegel und einem durcheinandergeratenen Hormonhaushalt litt, einem Übel, das bei mir leider in der Familie liegt.

Inzwischen ist mir klar, dass die Frauen in meiner Familie schon immer mit hormonellen Problemen zu kämpfen hatten, angefangen bei meiner Großmutter mütterlicherseits. Da meine Oma im Rahmen ihrer beruflichen Tätigkeit Xenoöstrogenen (chemischen Substanzen mit östrogenähnlicher Wirkung) ausgesetzt war, entwickelte sie eine Hormonstörung, die wir heute unter dem Begriff Östrogendominanz kennen. Auch meine Mutter, meine Schwester und ich hatten schon immer hormonelle Probleme gehabt, vor allem um die Zeit der Menstruation, was darauf hindeutet, dass wir ebenso wie meine Großmutter unter Östrogendominanz litten. Als Kind verstand ich nicht, warum meine Mutter ständig unter unerklärlicher Gewichtszunahme, starken Stimmungsschwankungen und Energiemangel litt; und als die Pubertät meine Welt auf den Kopf zu stellen begann und bei mir ähnliche Symptome auftraten, sprachen wir nicht darüber. Leider ging ich nicht gut mit diesen Problemen um: Ich ernährte mich falsch, trank zu viel Kaffee und nahm mir nie viel Zeit zum Nachdenken, sonst wäre mir klar geworden, dass mein hektischer, extrem leistungsorientierter Lebensstil diesen Zustand nur noch verschlimmerte.

Die zweite Ursache für meine Gesundheitskrise lag darin, dass ich meiner Gesundheit und Selbstfürsorge keinen hohen Stellenwert einräumte und meine eigenen Bedürfnisse vernachlässigte. In meiner Jugend glaubte ich, dass mein Wert als Frau daran gemessen würde, wie viel ich für meine Mitmenschen tun konnte. Ich war entschlossen, diesen Wert zu beweisen, indem ich hart arbeitete, mich für andere Menschen aufopferte und mir immer mehr Aufgaben und Pflichten aufbürdete, bis ich irgendwann fast unter dieser Last zusammenbrach – und doch machte ich mir immer noch Sorgen darüber, nicht genug zu leisten, vor allem für andere Menschen. Etwas für mich selbst zu tun, hielt ich für egoistisch und genusssüchtig. Noch heute erinnere ich mich daran, dass ich mein Training im Fitnessstudio als meine »egoistische Stunde« bezeichnete. Solch einen geringen Stellenwert räumte ich meinem eigenen Wohlbefinden ein – und zwar die meiste Zeit meines Lebens!

Irgendwann war ich gar nicht mehr ich selbst. Ich kam mir vor wie ein Roboter, der sich einfach mechanisch durchs Leben bewegte – bis ich die Entscheidungen, die ich für meine Gesundheit, meinen Lebensstil und mein Glück traf, irgendwann kritisch unter die Lupe nahm. Ich war unglücklich und ungesund. Außerdem schämte ich mich, weil ich keine Energie mehr für meine Arbeit und meine Patienten übrig hatte. Frauen wie ich haben oft das Gefühl, erst auf Erlaubnis warten zu müssen, um sich selbst lieben und respektvoll behandeln zu dürfen – aber wer kann uns diese Erlaubnis geben außer uns selbst?

Die schlimmsten Einschränkungen erlegen wir uns auf, indem wir uns zuerst um alle anderen Menschen kümmern und erst dann an uns selbst denken. Es gibt nur eine Möglichkeit, etwas an dieser Einstellung zu ändern: Wir müssen ein anderes Selbstbild entwickeln. Oft glauben wir, dass unser Wert nur darin besteht, was wir für andere Menschen tun. An dieser Überzeugung müssen wir etwas ändern: Wir müssen lernen, unserem eigenen Ich die oberste Priorität einzuräumen, müssen daran glauben, dass unsere Bedürfnisse genauso wichtig sind wie die der anderen und dass wir Selbstfürsorge verdient haben.

Eines meiner Lieblingszitate stammt von Maya Angelou: »Wenn ich nicht gut zu mir selbst bin, wie kann ich dann erwarten, dass andere Menschen gut zu mir sind?« Wenn wir von unseren Mitmenschen besser behandelt werden möchten, müssen wir zunächst einmal anständig und liebevoll mit uns selbst umgehen. Und genau da kommt das Thema Selbstfürsorge ins Spiel: Wir müssen uns gut um uns selbst kümmern, um mehr Selbstvertrauen zu entwickeln, gesund zu bleiben, unsere Produktivität und Konzentration zu stärken und unser Stressniveau zu senken. Wenn wir gut für uns selbst sorgen, sind wir am ehesten in der Lage, uns auch um andere Menschen zu kümmern – sei es als Eltern, als Kollegen oder bei der Führung eines eigenen Unternehmens.

Gerade als ich es am nötigsten hatte, vermittelte eine gute Freundin mir die ersten Grundkenntnisse über ätherische Öle und machte mir klar, wie wichtig Selbstfürsorge ist. Damals begann ich, meine Fußsohlen mit einer Ölmischung einzureiben, die das Immunsystem schützt, und vernebelte diese Mischung auch in meinem Diffuser. Ich benutzte sie jeden Tag, und schon nach ein paar Wochen spürte ich, dass es mir besser ging – und zwar *wirklich* besser. Ich schlief tief. Ich hatte mehr Energie. Zu meinem großen Erstaunen litt ich nicht mehr unter Stimmungsschwankungen und war endlich wieder ich selbst. Und obwohl gerade Winter war, wurde ich trotz der vielen in der Luft herumfliegenden Krankheitskeime zum ersten Mal seit 20 Jahren nicht krank. (Und das ist über drei Jahre lang so geblieben!)

Das war – abgesehen von einer gelegentlichen Massage – meine erste Erfahrung mit ätherischen Ölen, und ich sagte mir: »Oh Mann, an dem Zeug scheint ja tatsächlich etwas dran zu sein!« Ich war sogar ein bisschen enttäuscht darüber, dass sich bisher niemand die Zeit genommen hatte, nach der eigentlichen Ursache meines Problems zu suchen, oder mir geraten hatte, es doch einmal mit ätherischen Ölen zu probieren. Aber ich musste ganz sichergehen, dass diese Öle auch wirklich die Lösung meines Problems waren; außerdem wollte der Wissenschaftsfreak in mir unbedingt hinter das »Warum« dieses Wundermittels kommen. Also nutzte ich meine biochemische Ausbildung, um die naturwissenschaftlichen Hintergründe und chemischen Eigenschaften der Pflanzen zu erforschen, aus denen diese Öle hergestellt werden. Ich las Dutzende von Büchern über ätherische Öle und wälzte unzählige Fachartikel. Offensichtlich hatte diese Ölmischung tatsächlich mein Immunsystem gestärkt. Wozu waren diese Öle wohl sonst noch in der Lage? Konnten sie womöglich auch den Schlaf verbessern? Verspannungen in Kopf und Nacken lindern? Unseren Körper von einigen der chemischen Substanzen entgiften, die wir in unserem Haushalt verwenden?

Die Antwort auf all diese Fragen war ein klares JA! Das liegt daran, dass ätherische Öle *Adaptogene* sind – pflanzliche Substanzen, die uns bei der Anpassung an stresserzeugende innere und äußere Umweltfaktoren helfen. Sie wirken sich positiv auf unsere Körpersysteme (beispielsweise unseren Hormonhaushalt, unsere Stimmung und unsere allgemeine Homöostase) aus. Sie beeinflussen unseren Körper auf zellulärer Ebene und können beruhigend oder anregend wirken, uns erden oder Auftrieb geben. Und sie wirken schnell und effektiv. Wenn man ein ätherisches Öl inhaliert, geht es durch die Atemwege in den Blutkreislauf über und löst gleichzeitig eine Reaktion im Gehirn aus.

Neben der Erforschung ätherischer Öle verbrachte ich viel Zeit damit, die schmutzigen Geheimnisse der Giftstoffe zu ergründen, die in unserem Alltagsleben lauern. Alles – von unserer Nahrung bis hin zur Luft, die wir atmen, von Kosmetikprodukten bis hin zu Medikamenten – kann die Funktion unserer Zellen und Hormone beeinträchtigen. Daraufhin habe ich mein Alltagsleben einer großen Ausmistaktion unterzogen. Ich entsorgte alles, was sich meiner Vermutung nach negativ auf meinen Hormonhaushalt auswirkte – vor allem die Kosmetika und Reinigungsmittel, die meinen Hormonspiegel durcheinanderbrachten, meine kognitive Funktion störten und mein Gewicht in die Höhe schießen ließen –, und begann, eigene Produkte aus ätherischen Ölen und anderen natürlichen Inhaltsstoffen herzustellen. Damals fingen mein Mann und ich an, für fast alles in unserem Haushalt Öle zu verwenden, die wir entweder äußerlich anwendeten oder einatmeten. Öle waren das Erste, wozu ich morgens griff, und das Letzte, was ich vor dem Zubettgehen in unserem Schlafzimmer verdunstete. So wurden die ätherischen Öle schnell zu einem wichtigen Bestandteil meines neuen produktiven Lebens, das mich enorm bereicherte.

Damals begann ich, maßgeschneiderte, synergistisch wirkende Ölmischungen für meine Patientinnen herzustellen, deren Zustand sich daraufhin auch sofort verbesserte. Mit diesen kostengünstigen, leicht transportierbaren Ölen, die zusätzlich auch noch berauschend duften, konnten meine Patientinnen selbst etwas für ihre Gesundheit tun, ja sogar Krankheiten aus eigener Kraft heilen. Ob Schlaf oder Stimmung, sexuelles Verlangen oder Hormone – es schien für alles ein passendes ätherisches Öl zu geben! Zwar existierte kein sofort wirksames Öl zur Erhöhung des Östrogen- oder Progesteronspiegels; doch ich stellte fest, dass diese Öle ein Gleichgewicht im Körper schaffen, mit dessen Hilfe sich die Hormonspiegel wieder normalisieren lassen. Außerdem entwickelten meine Patientinnen feste Lebensgewohnheiten, und das gab ihnen wieder Vertrauen zu ihrem eigenen Körper.

Unter anderem brachte ich ihnen bei, wie dringend sie Rituale brauchten, die sie in ihren positiven neuen Lebensgewohnheiten bestärkten. Rituale helfen uns dabei, besser für uns selbst zu sorgen, uns neu zu orientieren und diesen Prozess zu genießen. Außerdem vermittelte ich meinen Patientinnen Achtsamkeitspraktiken; denn allem, was ich gelernt und in meine Behandlungsprogramme aufgenommen habe, liegt die Erkenntnis zugrunde, dass es uns erst dann besser geht, wenn wir uns unserer Denk- und Verhaltensmuster bewusst werden und neue Lebensgewohnheiten entwickeln, die uns mehr Kontrolle über unser Leben geben. Wenn wir das nicht tun, landen wir früher oder später wieder genau da, wo wir angefangen haben – gestresst, total überlastet, mit einem aus dem Gleichgewicht geratenen Hormonhaushalt.

Mit all diesen Behandlungsmaßnahmen half ich nicht nur meinen Patientinnen weiter, sondern auch mir selbst. Diese Lebensstiländerungen und Rituale wurden zu einem ungeheuer wichtigen Teil meines eigenen Lernprozesses: Endlich begriff ich, dass ich nur dann mein Bestes für meine Patientinnen, meine Familie und alle anderen Bereiche meines Lebens tun konnte, wenn ich mich selbst liebte.

Dank der ätherischen Öle konnte ich meinen Stress besser bewältigen, auf meine Ernährung achten und genau die richtigen Nahrungsergänzungsmittel für meine Bedürfnisse und das richtige Training für meinen Körper finden. Atemtechniken und tägliche Rituale boten mir die Chance, inmitten einer stressigen, hektischen Welt zu innerer Ruhe zu finden. Die Öle unterstützen mich in meinem gesunden Lebensstil und steigern mein Wohlbefinden.

Und jetzt sind Sie dran. Nutzen Sie dieses Buch als Werkzeug, um Ihr Leben ins Gleichgewicht zu bringen – mit einfachen und praktischen Strategien, die sofortige Ergebnisse liefern!

Wie man mit diesem Buch arbeitet

Der beste Weg, Ihren Hormonhaushalt auf natürliche Weise in Ordnung zu bringen, besteht darin, die wichtigsten Systeme Ihres Körpers durch bewusste, gezielte Lebensstiländerungen zu normalisieren und diesen Prozess mit hochwertigen ätherischen Ölen zu begleiten. Es kostet schon ein bisschen Zeit und Selbstbeobachtung, hinter die Ursache Ihres durcheinandergeratenen Hormonhaushalts zu kommen. Doch dieses Buch bietet Ihnen ein System, mit dessen Hilfe Sie ihn Schritt für Schritt wieder ins Gleichgewicht bringen und endlich wieder ein fröhlicher, lebendiger, energiegeladener Mensch sein können.

In Teil I – Hormone und ätherische Öle: ein Leitfaden – erfahren Sie, was Hormone sind, welche Rolle sie in unserem Körper spielen und wie sie aus dem Gleichgewicht geraten können. Als Nächstes führe ich Sie in die wissenschaftlichen Hintergründe zum Thema ätherische Öle ein: wie sie im Körper wirken, wie sie unseren Hormonhaushalt normalisieren und warum sie unsere Gift- und Schadstoffbelastung eindämmen können – eine Belastung, von der Sie bisher wahrscheinlich noch nicht einmal etwas gewusst haben. Außerdem werde ich Ihnen die besonderen therapeutischen Eigenschaften derjenigen Öle erklären, die zur Behandlung hormoneller Probleme am häufigsten eingesetzt werden, und Ihnen zeigen, welches Öl am besten gegen welche Hormonstörung hilft. Und in einem meiner Lieblingskapitel erfahren Sie, wie Sie Rituale mit ätherischen Ölen in Ihr Alltagsleben einbauen können, um etwas für Ihre Gesundheit und Ihr Wohlbefinden zu tun.

In Teil II – Ätherische Öle zur Behandlung hormonell bedingter Probleme – erläutere ich Ihnen praktische Möglichkeiten zur sofortigen Nutzung dieser Öle. Dieser Teil des Buches ist nach Themen gegliedert, sodass Sie für jedes Problem auf Anhieb das richtige Kapitel finden. Diese Lösungen sind genau auf Ihre individuellen Bedürfnisse und die besonderen biochemischen Verhältnisse in Ihrem Körper zugeschnitten.

Mit über 100 eigens für dieses Buch entwickelten Rezepten für ätherische Ölmischungen können Sie leicht die richtigen Lösungen für Ihre individuellen Bedürfnisse finden und umsetzen. Außerdem lassen sich diese Mischungen so unglaublich leicht herstellen und anwenden, dass Ihre Freundinnen Sie wahrscheinlich bald darum beneiden und um Rat fragen werden!

Teil III – Neustart in einen gesünderen Hormonhaushalt: das 14-Tage-Rettungsprogramm – ist der ultimative Leitfaden zur Normalisierung Ihres Hormonhaushalts und zu einer drastischen Verbesserung Ihres Gesundheitszustands. Ich werde Sie schon vorher mit Vorschlägen zur Änderung Ihres Alltagslebens und zu wirksamen Ritualen darauf vorbereiten, damit Sie sich in diesen zwei Wochen ganz auf mein Schritt-für-Schritt-Programm mit Essensplänen, Trainingsempfehlungen, Ritualen und der regelmäßigen Anwendung ätherischer Öle konzentrieren können. Sie werden staunen, wie viel Sie dabei abnehmen, wie viel besser es Ihnen gehen wird und wie einfach es ist, die richtigen Entscheidungen für Ihr Leben zu treffen und eine tief greifende, dauerhafte Veränderung zu erzielen.

Ich geriet früher zum Beispiel immer in Panik, wenn ich kurz vor einem Schwächeanfall stand, und fragte mich: Was kann ich bloß dagegen tun? Was habe ich im Haus? Was kann ich essen?

Inzwischen hat mein Gehirn sich so umprogrammiert, dass ich stattdessen denke: Okay, wo sind meine Öle? Ich habe mir angewöhnt, sie immer in meiner Nähe zu haben. Wenn ich stundenlang am Computer sitze, an einem großen Projekt arbeite und mein Gehirn kurz davor steht, in den Zombie-Modus zu gehen, stehe ich auf, inhaliere 30 Minuten lang eine Energiebooster-Mischung aus Wildorangen- und Pfefferminzöl, tupfe etwas Pfefferminzöl auf meine Handgelenke und bewege mich ein bisschen; zum Beispiel mache ich ein paarmal den Hampelmann oder trete ein bis zwei Minuten auf der Stelle. Dann verneble ich die Diffusermischung »Wachheit und Konzentration« (Seite 119) im Zimmer, und schon bin ich wieder ich selbst. Und nicht nur das: Ich fühle mich fantastisch – erfrischt, gestärkt, voller Energie und bereit, wieder an die Arbeit zu gehen.

Ich habe es mir zur Aufgabe gemacht, das Leben aller Frauen zu verbessern, die mit hormonellen Problemen zu kämpfen haben. Ich hoffe, dieses Buch wird Ihnen genauso weiterhelfen, wie die ätherischen Öle *mir* geholfen haben. Es ist ein unglaublich gutes Gefühl, seine Gesundheit selbst in die Hand zu nehmen!

Nur *Sie* können Ihre Zukunft verändern, die Kontrolle über Ihren Gesundheitszustand und Ihr Wohlbefinden übernehmen und Ihrem Körper und Geist die Aufmerksamkeit und Fürsorge schenken, die sie verdienen. Also finden Sie sich keinen Tag länger mit Ihrem jetzigen »Normalzustand« ab – zeigen Sie Ihren hormonellen Problemen endlich die rote Karte und fangen Sie ein neues Leben an! Dieses Buch wird Ihnen dabei helfen.

TEIL I

Hormone und ätherische Öle: Ein Leitfaden

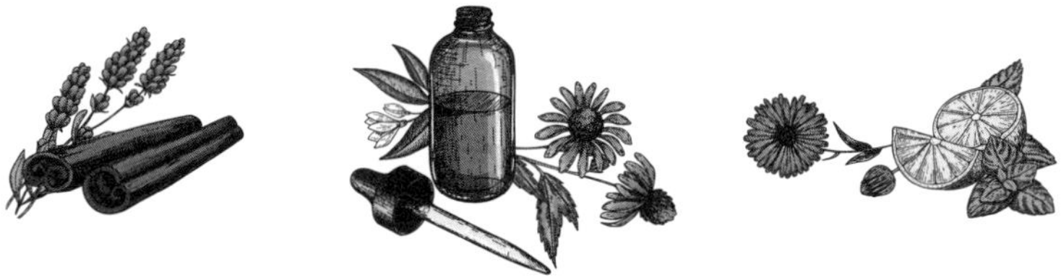

Kapitel 1

Wie man auf natürliche Weise für einen ausgewogenen Hormonhaushalt sorgt

Wie sind Ihre Probleme entstanden? Bei vielen Frauen gerät der Hormonhaushalt irgendwann einmal durcheinander. Dann suchen sie Rat bei Ärzten, die aber wahrscheinlich die häufigsten Symptome eines solchen Problems (beispielsweise Depressionen, Angstzustände, Gewichtszunahme und »Gehirnnebel«) eher herunterspielen werden, weil sie die Frau nicht als Ganzes sehen. Natürlich gibt es viele verschiedene Faktoren, die darüber entscheiden, wer wir sind: unsere persönliche Lebensgeschichte, unsere Gene, unser Charakter, unsere emotionale Gesundheit, unser Lebensstil, unsere Gewohnheiten usw. Man muss unter die Oberfläche blicken – wer wir sind, ist genauso wichtig wie das, was der Arzt sieht. Wir bestehen nicht nur aus unseren Symptomen. Deshalb glaube ich, dass man als Arzt den ganzen Menschen behandeln muss.

Die Gesellschaft setzt uns Frauen unter enormen Druck: Wir müssen stets perfekt sein. Es genügt nicht, gut auszusehen, obwohl natürlich auch das wünschenswert ist. Mit einem Lächeln auf den Lippen, einem tadellosen Aussehen und unserer warmherzigen, gewinnenden Art meistern wir das Leben mit Leichtigkeit – nicht nur für uns selbst, sondern auch für unsere Familie, unsere Freunde, unsere Kollegen und alle anderen Menschen um uns herum. Wir opfern unser Leben dafür, unsere Familie zu versorgen, und werden dafür oft auch noch ausgeschlossen. Und wenn wir dann nach der Elternzeit wieder zur Arbeit gehen, bleibt uns noch weniger Zeit, uns um uns selbst zu kümmern. Wir vernachlässigen uns. Wir ignorieren unsere Bedürfnisse. Wir wollen weiterkommen. Und das geht irgendwann auf Kosten unserer Gesundheit.

Leider passiert das oft zu einem Zeitpunkt, zu dem unsere Hormonspiegel naturgemäß zu sinken beginnen und unser Körper sich dadurch verändert. Eine einfache Lösung besteht darin, unser schlechtes Befinden auf unsere Hormone zu schieben. Natürlich spielen die Hormone dabei auch eine Rolle; aber man kann hormonelle Probleme nicht mit Hormonen behandeln. Oft bewirkt es sogar mehr Schaden als Nutzen, den Körper mit zusätzlichen Hormonen vollzupumpen.

Jetzt ist eine ganzheitliche Vorgehensweise gefragt: Sie müssen sich darüber klar werden, *wer* Sie als Frau sind, und dann einen selbstkritischen Blick auf die Lebensgewohnheiten werfen, durch die Sie in Ihre jetzige Lage gekommen sind. Durch eine Änderung Ihres Lebensstils mit mehr Selbstfürsorge und Ritualen, bei denen ätherische Öle eine wichtige Rolle spielen, können Sie sich selbst heilen. Sie kennen sich besser als jeder andere Mensch; aber Sie müssen auch herausfinden, worauf Ihr jetziger schlechter Gesundheitszustand zurückzuführen ist, was Sie tun können, um das Problem zu beheben, und sich darüber klar werden, welche Auslöser bei Ihnen zu Beschwerden führen.

Wenn Sie also jemand fragt, ob Sie unter Hormonstörungen leiden, brauchen Sie deshalb nicht beleidigt zu sein. Hormone spielen in unserem Leben eine wichtige Rolle. Sie halten unseren Körper funktionsfähig – und spielen eben leider auch ab und zu verrückt.

Wir müssen auf das sich ständig verändernde hormonelle Gleichgewicht in unserem Körper achten; und das ist individuell verschieden. Es gibt kein Allheilmittel, das jeder Frau hilft; doch mit einem festen Fundament aus täglichen Selbstfürsorgeritualen und ätherischen Ölen werden Sie genau die Hilfe finden, die Sie brauchen. Man muss nur bereit sein, ein bisschen Zeit und Mühe zu investieren. Es ist höchste Zeit, die Ärmel hochzukrempeln und Ihren Körper wieder in den Griff zu bekommen!

Ein paar Grundkenntnisse über Hormone

Beim Thema Hormone geht es nicht nur um Monatsblutungen und Hitzewallungen. Hormone sind chemische Botenstoffe, die in unserem Körper ständig am Werk sind. Sie beeinflussen und regulieren alles –Körpertemperatur und Herzschlag, Blutzucker und Fruchtbarkeit, Stimmung und Schlafrhythmus. Die enge Vernetzung aller Systeme unseres Körpers macht es nahezu unmöglich, ein Hormon oder Symptom gesondert zu betrachten und für alle unsere Probleme verantwortlich zu machen, denn der Körper ist etwas sehr Komplexes. Während meiner langjährigen ärztlichen Praxis habe ich immer wieder festgestellt, dass Frauen normalerweise auf mehrere Hormone achten müssen. Sie müssen sich über Ihre individuelle Situation klar werden! Nur so können Sie einen maßgeschneiderten Gesundheitsplan für sich selbst erstellen, um Unausgewogenheiten zu beheben und einen »Neustart« zu ermöglichen.

Viele Menschen wissen gar nicht, dass Hormone ihr Bestes tun, um unseren Körper in einem Zustand der Homöostase (des Gleichgewichts) zu halten, indem sie wichtige Informationen aus dem Gehirn an verschiedene Organe weiterleiten. Im Grunde genommen verursacht alles, was wir tun, hormonelle Schwankungen.

Wie entstehen Hormone?

Unser endokrines System (Hormonsystem) besteht aus vielen verschiedenen Drüsen, die auf verschiedene Aufgaben spezialisiert sind, und ist für die Herstellung und Ausschüttung von Hormonen zuständig. Manche Organe enthalten Endokrinozyten, die ebenfalls Hormone produzieren, obwohl das nicht ihre Hauptaufgabe ist. So wissen die meisten Menschen zwar, dass unser Fortpflanzungssystem Hormone produziert; doch manchmal ignorieren wir die Tatsache, dass auch Nebennieren, Schilddrüse und Bauchspeicheldrüse an der Hormonproduktion beteiligt sind. Das Gleiche gilt für Herz, Nieren, Magen, Darm, Leber und Haut; und interessanterweise spielt auch unser Fettgewebe eine Rolle bei der Bildung und Freisetzung bestimmter Hormone.

In diesem Buch geht es in erster Linie um Hormone, die mit Stoffwechsel, Fortpflanzung, Schilddrüse und der HPA-Achse (Hypothalamus-Hypophysen-Nebennieren-Achse, auf Englisch: **h**ypothalamic-**p**ituitary-**a**drenal axis) zu tun haben, zumal diese auch am ehesten dazu neigen, im Lauf der Zeit aus dem Gleichgewicht zu geraten. Eine Normalisierung dieser Hormone scheint den Körper gewissermaßen zu »entrümpeln«, sodass er sich selbst heilen kann. Hochwertige ätherische Öle und wichtige Lebensstiländerungen unterstützen ihn dabei.

Unsere Fortpflanzungshormone

Die Zeit der Menstruation ist unsere fortpflanzungsfähige Phase. Darauf folgt die perimenopausale Phase, in der die Hormonspiegel allmählich sinken, bis wir schließlich in die Menopause (Wechseljahre) kommen, die laut klinischer Definition eintritt, nachdem wir ein ganzes Jahr lang keine Monatsblutung (Menstruation) hatten. Das Fortpflanzungssystem funktioniert zwar auch vor der Pubertät und nach der Menopause, aber auf andere Weise. Vielleicht wurde es als »Fortpflanzungssystem« bezeichnet, weil seine primäre und unglaublichste Aufgabe darin besteht, neue Menschen in die Welt zu setzen. Unter optimalen Bedingungen sollte ein gesundes Fortpflanzungssystem folgendermaßen funktionieren:

Östrogen

Östrogen wird hauptsächlich von den Eierstöcken gebildet und ist ein Oberbegriff für drei verschiedene Hormone: Östron, Östradiol und Östriol. Diese drei Hormone wirken sich unmittelbar auf Wachstum und Entwicklung der Frau aus und regulieren ihr Fortpflanzungssystem – nämlich den Menstruationszyklus. Östrogen wird außerdem von der fetoplazentaren Einheit (also der Einheit von Fötus und Plazenta) während der Schwangerschaft und in kleineren Mengen von der Nebennierenrinde und auch in den männlichen Hoden produziert.

Progesteron

Die Progesteronproduktion findet vor allem an drei verschiedenen Orten statt: in den Eizellen während der Menstruation, in der Plazenta während der Schwangerschaft und in den Nebennieren. Progesteron ist in erster Linie für die Vorbereitung der Gebärmutter auf die Empfängnis und Einnistung der befruchteten Eizelle in die Gebärmutterschleimhaut zuständig, trägt aber auch zur Regulation des Menstruationszyklus und dazu bei, den Embryo lebensfähig zu erhalten. Wenn eine neue Eizelle gebildet wird und im Follikel heranzureifen beginnt (was einmal pro Monat geschieht), werden sowohl Östrogen als auch Progesteron produziert.

Testosteron

Obwohl es sich dabei in erster Linie um ein männliches Hormon handelt, wird Testosteron auch in den weiblichen Eierstöcken und Nebennieren gebildet. Es wirkt sich auf Knochenstärke und Muskelmasse aus und ist für das sexuelle Verlangen der Frau unentbehrlich.

Welche Rolle spielen die Fortpflanzungshormone für die Fruchtbarkeit?

Östrogen und Progesteron sind dafür zuständig, optimale Bedingungen für die Fortpflanzung zu schaffen. Östrogen macht die Gebärmutterschleimhaut von Tag 1 bis ungefähr Tag 14 des Monatszyklus – bevor die Eizelle für eine mögliche Befruchtung aus dem Eierstock ausgestoßen wird – weich und dick. Außerdem gibt dieses Hormon dem Körper das Signal, ein bisschen Fett zu speichern, damit er den wachsenden Fötus schützend umhüllen kann, falls es zu einer Befruchtung kommt. Progesteron wird nach dem Eisprung vom Gelbkörper (dem Zellhaufen, in dem zuvor die Eizelle herangereift war) gebildet und beherrscht die zweite Zyklushälfte (Luteal- oder Gelbkörperphase). Seine Hauptaufgabe besteht darin, diese »gemütliche« Gebärmutterschleimhaut für die Einnistung einer befruchteten Eizelle intakt zu halten. In diesem Fall steigt der Progesteronspiegel weiter an, bis die Plazenta weit genug entwickelt ist, um das ungeborene Kind zu versorgen (etwa zwölf Wochen nach Beginn der Schwangerschaft).

Jede Frau kommt mit einer begrenzten Anzahl von Eizellen zur Welt. Diese werden allmonatlich für eine mögliche Befruchtung und Einnistung in der Gebärmutter aus dem Eierstock freigesetzt. Findet keine Empfängnis statt, so sinkt der Progesteronspiegel, was zur Abstoßung der Gebärmutterschleimhaut führt – und die Menstruation beginnt.

Leider leiden viele Frauen unter prämenstruellem Syndrom (PMS) oder unter schmerzhaften Monatsblutungen mit quälenden Beschwerden, die sie für ihre »normale« Hormonfunktion halten; doch das stimmt nicht. Wenn die genannten Prozesse in Ihrem Körper auf normale Weise ablaufen, sind Sie beschwerdefrei; doch wenn die Hormone (und damit sind nicht nur die Fortpflanzungshormone gemeint) aus dem Gleichgewicht geraten, können Schmerzen und Beschwerden entstehen.

Was passiert während der Perimenopause mit den Fortpflanzungshormonen?

Im Alter von etwa 40 Jahren (manchmal auch schon mit 35) beginnt sich der Körper bei den meisten Frauen zu verändern. Das ist die Perimenopause, in der die fortpflanzungsfähige Zeit der Frau sich dem Ende zuneigt. Jetzt verlangsamt sich die Östrogenproduktion für das Fortpflanzungssystem allmählich; es reifen nicht mehr jeden Monat Eizellen in den Eierstöcken heran, und die Menstruation kann unregelmäßig werden. Diese Veränderungen, die mit dem normalen Alterungsprozess einhergehen, durchläuft unser Körper allmählich über einen Zeitraum von vier bis zehn Jahren. Die letzten zwei Jahre vor der Menopause sind der Zeitpunkt, zu dem die meisten Frauen die größte Veränderung bemerken, da die Fortpflanzungshormonspiegel in Vorbereitung auf das vollständige Ausbleiben der Monatsblutung jetzt kontinuierlicher sinken als vorher.

Während dieser Zeit kommt es im weiblichen Körper zu verschiedenen Veränderungen, die auf den Rückgang der Östrogenproduktion zurückzuführen sind. Da Östrogen sich positiv auf die Knochendichte auswirkt, ist es für Frauen jetzt sehr wichtig, auf ihre Knochengesundheit zu achten. Außerdem geht unser Körper jetzt auch anders mit Energie um, und sein Kalorienbedarf verändert sich. Jetzt müssen wir darauf achten, unserem Körper die richtige Nahrung zuzuführen, um einer Gewichtszunahme und übermäßiger Fettspeicherung vorzubeugen.

Was passiert während der Menopause mit den Fortpflanzungshormonen?

Wenn Sie ein Jahr lang keine Periode hatten, befinden Sie sich offiziell in der Menopause, also auf dem Höhepunkt der perimenopausalen Veränderungen. Jetzt hört die Hormonproduktion in den Eierstöcken ganz auf, aber die Nebennieren produzieren weiterhin Hormone, um verschiedene Bedürfnisse Ihres Körpers zu erfüllen. In diesem Stadium nehmen die perimenopausalen Symptome normalerweise ab und verschwinden irgendwann. Nach der Menopause haben Frauen ein höheres Risiko für chronische Krankheiten wie beispielsweise Herzerkrankungen und Osteoporose/Osteopenie.

Die Schilddrüsenhormone

Ihre Schilddrüse, die wegen ihrer besonderen Form auch den Namen »Schmetterlingsdrüse« trägt, sitzt an der Vorderseite des Halses und steuert Hunderte von Funktionen, vor allem Stoffwechsel, Wachstum und den Reifungsprozess des Körpers. Um richtig funktionieren zu können, braucht die Schilddrüse eine gesunde Ernährung und Jod, ein Spurenelement, das der Körper nicht selbst herstellen kann. Jod aus der Nahrung wird in das Eiweiß Thyreoglobulin umgewandelt, und dieses wird dann wiederum in T4 (Thyroxin) und andere Hormone verwandelt.

Thyreotropin (TSH)

Dieses von der Hirnanhangdrüse (Hypophyse) produzierte Hormon stimuliert die Bildung von Thyroxin (T4) und Trijodthyronin (T3).

Trijodthyronin (T3)

T4 wird über die Leber und andere Gewebe in T3 umgewandelt, die aktive Form des Schilddrüsenhormons, die Stoffwechselprozesse, Gewicht, Energie, Gedächtnis, Cholesterinspiegel, Muskelkraft, Herzfrequenz, Menstruationszyklus und vieles andere beeinflusst.

Thyroxin (T4)

T4 wird von der Schilddrüse direkt ins Blut abgegeben und ist ein inaktives Schilddrüsenhormon, das als Speicherhormon für T3 dient. Unterschiedlich hohe T4-Spiegel im Körper führen entweder zur Produktion oder zur Einstellung der Produktion von TSH.

Reverses T3 (rT3)

Eine inaktive Form von T3 entsteht, wenn der Körper beim Umwandlungsprozess von T4 zu T3 Energie spart. Niedrige Werte können zu einer Hypothyreose (Schilddrüsenunterfunktion) führen, während zu viel rT3 die Rezeptoren von T3 blockiert.

Was bewirken Schilddrüsenhormone?

Optimale T3- und T4-Werte erhöhen unseren Grundumsatz (GU), sodass unser Körper auf Hochtouren läuft. Körpertemperatur und Herzfrequenz steigen, und der Energieverbrauch unseres Körpers beschleunigt sich. Die Schilddrüse nutzt gespeicherte Energie aus Leber und Muskeln, um Körperfunktionen wie beispielsweise Wachstum und Entwicklung zu unterstützen.

Unser Hypothalamus, ein Teil des Zwischenhirns, der oft als »Thermostatsystem« bezeichnet wird, fungiert als Regler für den Thermostat unseres Körpers, die Hypophyse. Wenn unsere Körpertemperatur (unsere T3- und T4-Werte) zu stark absinkt, setzt der Hypothalamus das TSH-Releasing-Hormon (TRH) frei, um der Hypophyse zu signalisieren, dass sie jetzt lieber ein bisschen heizen sollte. Als Reaktion darauf schüttet die Hypophyse TSH aus, das wiederum die Produktion von T4 auslöst und unsere Körpertemperatur erhöht. Die Hypophyse registriert diese Veränderung und fährt die Produktion von TSH zurück. So bleibt das System im Gleichgewicht.

Die HPA-Achsen-Hormone

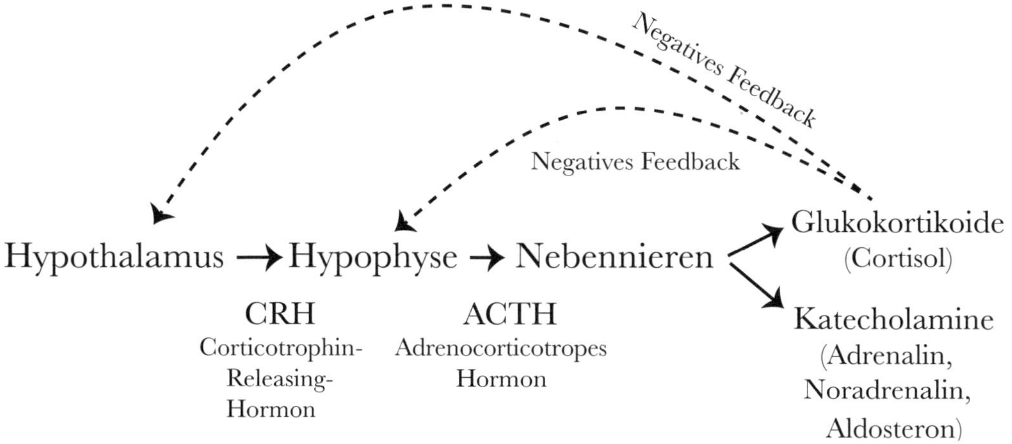

Hypothalamus

Der Hypothalamus reguliert das autonome Nervensystem und sendet Nachrichten direkt aus dem Gehirn an verschiedene Teile unseres Körpers, zum Beispiel an die Schilddrüse, die Hypophyse, die Nebennieren und andere Organe. Er erhält unsere Schlafzyklen und ein angemessenes Energieniveau aufrecht, reguliert unsere Körpertemperatur und beeinflusst Appetit und Durst, Körpergewicht, Stimmungen (beispielsweise Wut und Angst), Blutdruck und sexuelles Verlangen.

Hypophyse

Die Hypophyse sitzt an der Hirnbasis und ist mit dem Hypothalamus verbunden. Sie gilt als die »Meisterdrüse« unseres Körpers, produziert viele verschiedene Hormone, regt Schilddrüse und Nebennierenrinde zur Hormonproduktion an und beeinflusst außerdem unser Fortpflanzungssystem und unsere Nierenfunktion.

Nebennieren

Die paarigen Nebennieren sitzen auf den Nieren und schütten Hormone aus, die zur Regulation von Blutzucker, Energiespeicherung, Immunsystem und Stoffwechsel beitragen. Von Steroiden über Stress bis hin zur Sexualität – die Nebennieren sorgen dafür, dass unser Körper auf jedes Szenario vorbereitet und in Sicherheit ist.

Was bewirken die HPA-Achsen-Hormone?

Die Komplexität der Systeme unseres Körpers verblüfft mich immer wieder aufs Neue, und die HPA-Achse fasziniert den Wissenschaftsfreak in mir ganz besonders! Die Wechselwirkung und das Zusammenspiel so winziger Moleküle unseres Körpers zeigen, welche Kraft in den kleinen Dingen liegt. Aber das empfindliche Gleichgewicht dieses Zusammenspiels ist leider auch sehr anfällig für Überlastung und kann sogar völlig aus dem Gleichgewicht geraten.

Die HPA-Achse ist für viele verschiedene Körpervorgänge zuständig: Sie beeinflusst Verdauung, Immunsystem, Energiespeicherung und -verbrauch, aber auch unsere Stimmung und unsere emotionalen Reaktionen. Eine ganz besondere Spitzenleistung erbringen jedoch die Nebennieren mit ihrer Fähigkeit, auf Stress zu reagieren.

Die Hauptfunktion der HPA-Achse besteht darin, dafür zu sorgen, dass unser Körper bei Einwirkung eines potenziellen Stressors aktiviert wird – eine kurzfristige Stressreaktion. All das beginnt im Hypothalamus, der den Stressor wahrnimmt und CRH (Corticotrophin-Releasing-Hormon) ausschüttet, um der Hypophyse zu signalisieren, dass eine potenzielle Bedrohung vorliegt. Die Hypophyse reagiert darauf mit der Produktion von ACTH (Adrenocorticotropes Hormon) und versetzt so die Nebennieren in Aktion. Diese reagieren wiederum auf den Stressor, indem sie den Körper zur Ausschüttung verschiedener Hormone anregen, die unserem Schutz dienen.

Das Katecholamin (Stresshormon) Adrenalin erhöht Herzfrequenz und Blutdruck und bereitet uns auf ein mögliches Kampf-oder-Flucht-Szenario vor: Wir kämpfen entweder mit dem Tiger oder rennen um unser Leben. Außerdem erweitert es unsere Atemwege und verstärkt auf diese Weise den Luftstrom, um unseren Körper für einen etwaigen Kampf mit Sauerstoff zu versorgen. Ferner produzieren die Nebennieren auch das Glukokortikoid Cortisol, das den Blutzuckerspiegel erhöht, um uns noch mehr Energie für den Kampf zu liefern – mit Hilfe des Adrenalins, das die Leber bei der Umwandlung von Glykogen (gespeicherter Energie) in Glukose (Kraftstoff für den Körper) unterstützt. Außerdem lenkt es die Aufmerksamkeit des Körpers von Systemen weg, die zu diesem Zeitpunkt für unser Überleben unnötig sind, sodass Verdauung und Fortpflanzung in den Hintergrund treten; denn jetzt kommt es nur noch darauf an, unser Leben zu retten.

Wenn wir den Eindruck haben, dass der Stressor wieder verschwunden ist, löst unser Körper ein negatives Feedback der Nebennieren an die Hypophyse und den Hypothalamus aus, sodass diese ihre Produktion von ACTH und CRH verlangsamen. Das bringt den Körper wieder in ein normales Gleichgewicht, und das Leben geht weiter.

Wie kommt es zu Unausgewogenheiten im Hormonhaushalt, und woran erkennt man sie?

Obwohl unser Körper ständig von allen Seiten mit Stress bombardiert wird, sind es seine inneren Reaktionen darauf, die oft zu Unausgewogenheiten in unserem Hormonhaushalt führen. In meiner langjährigen Praxis habe ich festgestellt, dass Stress die Hauptursache für dieses hormonelle Ungleichgewicht bei Frauen ist, weil alle unsere Systeme miteinander vernetzt sind. Was ursprünglich als komplizierter Mechanismus gedacht war, um unseren Körper in Topkondition zu halten, kann leicht in ein Chaos ausarten, das zu verschiedensten Beschwerden führt und uns die ratlose Frage stellen lässt: Wie konnte es nur dazu kommen?

Genau diese Frage stellte die 38-jährige Rita, eine alleinerziehende Mutter, mir schon wenige Minuten nach Betreten meiner Praxis. Sie litt unter chronischer Müdigkeit, wirkte erschöpft und wie in Panik, und es fiel ihr schwer, morgens aus dem Bett zu kommen. Sie hatte kaum noch genug Energie, um am Morgen das Mittagessen für ihre Tochter vorzubereiten und pünktlich zur Arbeit zu kommen, wo ein anspruchsvoller Job auf sie wartete – ein Beruf, in dem sie sich überfordert und nicht richtig gewürdigt fühlte. An die Stelle von Selbstfürsorge und gesunder Ernährung waren lange Abende im Büro und Kaffeepausen bei Starbucks getreten. Nachdem wir Ritas Hauptproblem auf die Spur gekommen waren, arbeiteten wir gemeinsam daran, ihren Körper wieder auf Kurs zu bringen und dafür zu sorgen, dass sie wieder mehr Energie hatte.

Wenn wir uns die Aufgabe der HPA-Achse vor Augen halten, kurzfristige Stresssituationen zu meistern, und an den Dauerstress unseres heutigen Lebens denken, können wir uns leicht vorstellen, was für Auswirkungen diese Konstellation auf unseren Körper hat. Statt den Stress zu bewältigen und unsere hormonellen Reaktionen darauf dann mithilfe der oben beschriebenen negativen Feedbackschlaufe wieder zu verlangsamen, wird unser Hypothalamus durch ständige Stressreize überfordert. In unserer modernen Welt kann Stress alles Mögliche sein – von täglichen Autofahrten durch dichten Verkehr über einen anstrengenden, verantwortungsvollen Job bis hin zu Werbespots, die uns daran erinnern, dass wir noch nicht für unseren Ruhestand vorgesorgt haben. Aber auch eine Bemerkung eines Kollegen kann uns in ein Gefühlschaos aus Sorgen oder Frustration stürzen.

Chronischer Stress = Nebennierenstress

Dieser Dauerstress, der von allen Seiten auf uns einstürmt, versetzt unsere HPA-Achse permanent in Aktion, bis sie hoffnungslos überfordert ist und es einfach nicht mehr schafft. Dann hat unser mit viel zu viel Cortisol überschwemmter Körper das Gefühl, sich im Kriegszustand zu befinden: An jeder Ecke lauern Gefahren. Dadurch wird die vorübergehende Abschaltung von Systemen, die für unser Überleben unnötig sind, zum Dauerzustand, der eine Vielfalt verschiedener Symptome auslöst:

- Unser heruntergefahrener Stoffwechsel versetzt uns in den Hungermodus, um Energie für bevorstehende »Kämpfe« zu sparen. In diesem Zustand brauchen wir weniger Kalorien, essen aber trotzdem oft weiterhin alles, was sich in unserer Reichweite befindet. Dadurch wird das Abnehmen sehr viel schwieriger.
- Wir nehmen um die Körpermitte herum zu, um Energie zu speichern (die berühmten »Rettungsringe«); aber auch rund um wichtige Organe sammelt sich Fett an, und unser Fettgewebe nimmt insgesamt zu. So entsteht mehr Bauchfett.
- Unsere Muskelmasse nimmt ab, weil der Körper sie angreift, um sich Glukose für seine Energieversorgung zu beschaffen, die er braucht, um die »Gefahr« zu bekämpfen.
- Wir leiden immer öfter unter Fressattacken, weil wir durch Essen ein unerfülltes Bedürfnis (hinter dem unser ständiger Stress oder unsere emotionale Dauerbelastung steckt) erfüllen müssen. Wenn auch noch die Gewohnheit vieler Menschen hinzukommt, Essen so schnell wie möglich in sich hineinzuschaufeln, weil danach schon wieder die nächste Aufgabe auf sie wartet, wird Essen zum Überlebensmechanismus.
- Die oben beschriebene Pseudohungersnot führt zu nächtlichen Heißhungerattacken und einem unwiderstehlichen Verlangen nach »Wohlfühl-Lebensmitteln«; denn wenn unser Leben bedroht ist, brauchen wir vor allem Kohlenhydrate und Zucker als Treibstoff.
- Vermehrter Zuckerkonsum überlastet den Körper und führt zu unnatürlichen Blutzuckerspitzen und Unterzuckerungszuständen, ähnlich den Höhen und Tiefen eines Drogenabhängigen.
- Die Fortpflanzung wird zugunsten des Überlebens auf Eis gelegt, weil der Körper einem Baby nicht erlauben würde, auf eine Welt zu kommen, wo es keine Nahrung gibt und überall Gefahren lauern. So kommt es zu Unfruchtbarkeit, unregelmäßigen Perioden, PMS-Symptomen und vielen anderen Problemen.
- Erschöpfung und »Gehirnnebel« durch chronischen Stress und Schlafmangel werden zur Normalität.

Und diese Stressfaktoren kehren immer wieder. Die oben beschriebenen Symptome sind nur der Beginn eines aus dem Gleichgewicht geratenen Hormonhaushalts und können letztendlich zu noch viel gravierenderen Problemen wie Typ-2-Diabetes, Autoimmunstörungen und Herz-Kreislauf-Erkrankungen führen.

Nun möchte ich kurz auf die Zusammenhänge eingehen, die ich in Teil III dieses Buches besprechen werde, in dem es um die fünf Säulen eines gesunden Lebens geht.

Das erste wichtige Thema ist Nährstoffmangel. Wenn Sie Ihren Körper nicht mit dem richtigen »Treibstoff« versorgen, bekommt er nicht die Nährstoffe, die er braucht, um optimal zu funktionieren. Wenn dann auch noch Bewegungsmangel hinzukommt, haben Sie ein echtes Problem. Denn Sie brauchen körperliche Aktivität, um Ihre Muskulatur und Ihren Körper gut in Form zu halten und für eine normale Herzfrequenz zu sorgen (vor allem, um übermäßigen Stress zu bekämpfen).

Aber das ist noch lange nicht alles, denn es gibt auch Faktoren, die sich negativ auf Ihren Körper auswirken und über die Sie keine Kontrolle haben. Zum Beispiel lauern heutzutage überall Umweltgifte: in der Luft, im Trinkwasser, in Ihrer Nahrung, in den Behältern, in denen Sie Ihre Lebensmittel lagern und kochen, in den Produkten, die Sie auf Ihre Haut auftragen, und in den Medikamenten, die Sie vom Arzt verschrieben bekommen oder in der Apotheke kaufen.

Was bedeutet das konkret? Sie stecken in einer gefährlichen Situation – aber geben Sie die Hoffnung nicht auf! Es gibt nämlich eine Möglichkeit, solche Schäden rückgängig zu machen, Ihren Körper wieder ins Gleichgewicht zu bringen und Ihre Batterien neu aufzuladen. Dadurch können Sie wieder vitaler werden und ein ganz neues Selbstgefühl gewinnen.

Braucht mein »System« einen Neustart?

Wenn Sie dieses Buch gekauft und immer noch nicht beiseitegelegt haben, lautet die Antwort auf diese Frage wahrscheinlich »Ja«. Oder Sie wissen zumindest, dass mit Ihnen etwas nicht stimmt – dass es da ein Problem gibt, das dringend gelöst werden muss. Ich weiß das. Denn auch ich war einmal in dieser Situation. Und jetzt kommt die gute Nachricht: Sie KÖNNEN dieses Problem lösen! Gibt es konkrete Anzeichen und Signale, an denen Sie erkennen, ob Ihr Hormonhaushalt durcheinandergeraten ist? Ja!

Ich habe einen Selbsttest entwickelt, den ich all meinen Patientinnen vorlege, um festzustellen, wie stark ihr Körper bereits durch hormonelle oder sonstige Probleme in Mitleidenschaft gezogen worden ist. Für die meisten kommen die Ergebnisse dieses Tests sehr überraschend. Wie oft haben meine Patientinnen mir schon versichert, kerngesund zu sein, aber dann trotzdem fast alle (wenn nicht sogar alle) Kästchen angekreuzt!

Wenn man bedenkt, wie verschmutzt unsere Umwelt ist, wie viele Chemikalien unsere Lebensmittel enthalten und wie ungesund wir uns oft ernähren, ist es fast unmöglich, gar keine gesundheitlichen Probleme zu haben. Es gibt einfach zu viele äußere Faktoren, die gegen uns arbeiten. Angesichts dieser »mildernden Umstände« sollten Sie sich also lieber darum bemühen, den bestmöglichen Gesundheitszustand zu erreichen. Ein erster Schritt besteht darin, darüber nachzudenken, wie gut Sie sich tagtäglich um Ihr eigenes Wohlbefinden kümmern. Und wenn Sie dann etwas an Ihrer Lebensweise ändern und sich dabei von der Kraft und Wirksamkeit ätherischer Öle unterstützen lassen, werden Sie Erfolg haben.

Der große Hormon-Selbsttest soll Ihnen eine Momentaufnahme der Unausgewogenheiten in Ihrem Hormonhaushalt vermitteln, damit Sie anfangen können, Ihren Körper mit ätherischen Ölen, Selbstfürsorgeritualen und gesünderen Lebensgewohnheiten wieder auf Kurs zu bringen. Bevor Sie mit Teil II dieses Buches beginnen, machen Sie zunächst den Test auf Seite 290.

Welche Rolle spielt der Arzt oder Heilpraktiker?

Es ist sehr wichtig, dass Ihr persönlicher Gesundheitsberater Ihre hormonellen Probleme kennt und Sie im Umgang damit unterstützt, ohne sie zu verharmlosen oder gar als Banalität abzutun. Wenn Sie von ihm nicht die nötige Unterstützung erhalten, bitten Sie Freunde oder Kollegen, Ihnen einen anderen Arzt zu empfehlen. Denken Sie daran: Sie müssen sich für Ihr eigenes Wohlbefinden einsetzen! Sie haben ein Recht auf eine fachgerechte Untersuchung und Beurteilung Ihres Gesundheitszustands. Viele Menschen haben nicht den Mut, auf diesem Recht zu bestehen, weil wir es nicht gewohnt sind, unsere Gesundheit selbst in die Hand zu nehmen – höchste Zeit, damit anzufangen!

Manche Ärzte verbinden die Schulmedizin nahtlos mit einem ganzheitlichen Behandlungsansatz – doch leider trifft das bei Weitem nicht auf alle Mediziner zu. Also müssen Sie sich vielleicht an anderer Stelle um Unterstützung in Bereichen wie Ernährung, ätherische Öle, Nahrungsergänzungsmittel und einem natürlichen Ausgleich Ihres Hormonhaushalts bemühen. Ergreifen Sie die Initiative und suchen Sie sich frühzeitig ein Team von Beratern, bei denen Sie sich gut aufgehoben fühlen! Ein solches Team kann Ihnen sehr weiterhelfen, wenn es in der Lage ist, Ihnen eindeutige Informationen und Empfehlungen zu Ihrer Behandlung und den nötigen Lebensstiländerungen zu geben. Suchen Sie nach Ärzten für Funktionelle Medizin, Heilpraktikern, Chiropraktikern und anderen ganzheitlichen Gesundheitsdienstleistern. Die meisten dieser Therapeuten sollten in der Lage sein, die nötigen Untersuchungen zu veranlassen, die Ergebnisse mit Ihnen zu besprechen und entsprechende Empfehlungen abzugeben.

Ich empfehle allen Menschen, die das Gefühl haben, dass ihr Hormonhaushalt durcheinandergeraten ist, solche Untersuchungen durchführen zu lassen. Recherchieren Sie und machen Sie sich über jede einzelne dieser Untersuchungsmethoden kundig, falls Ihnen dann wohler dabei zumute ist! Sie können sich nur dann auf unsere gemeinsame Reise zu einem ausgewogeneren, erfolgreicheren Leben einlassen, wenn Sie hundertprozentig von diesem Programm überzeugt sind.

Das Erfolgsrezept Ihrer Untersuchungen besteht darin, Hormonspiegel über einen längeren Zeitraum zu messen. Verbesserungen stellen sich nicht von heute auf morgen ein, Sie brauchen also schon ein bisschen Geduld. Bitten Sie Ihren Therapeuten für Funktionelle oder Integrative Medizin, folgende Untersuchungen zu veranlassen:

- Vollständiges Blutbild
- Schilddrüse: TSH, freies T3, freies T4, reverses T3 (rT3), TPOAb, Anti-TG-Antikörper

- Nebennieren: Morgens (vor 9 Uhr) zuallererst das Serumcortisol messen; viermal täglich Cortisol im Speichel untersuchen; freies und Gesamttestosteron und Dehydroepiandrosteron (DHEA)
- Progesteron an Zyklustag 21–23 (falls Sie Ihre Menstruation noch haben)
- Nüchterninsulin und -blutzucker, HDL und Hämoglobin A1c (HbA1c)
- IGF-1 (Wachstumshormon)
- 25-Hydroxy-Vitamin D, Vitamin B_{12}, Folsäure

Achten Sie bei der Beurteilung der Testergebnisse auf die »Normbereiche«. Besprechen Sie diese mit dem Arzt oder Therapeuten Ihres Vertrauens und denken Sie daran: Nur weil Ihr Wert in den »Normbereich« fällt, bedeutet das noch lange nicht, dass er auch für *Sie* normal ist! Jedes Ergebnis am oberen oder unteren Ende des Normbereichs sollte hinterfragt werden.

Was können ätherische Öle bewirken?

Während meiner Tätigkeit als Ärztin habe ich für meine Patientinnen eine Vielzahl von Behandlungsverfahren recherchiert, studiert und empfohlen und mit keiner Methode solch sensationelle Erfolge erzielt wie mit ätherischen Ölen. Wegen ihrer sehr starken sofortigen Wirkung werden diese Öle schon seit Jahrhunderten eingesetzt. Ich werde nie vergessen, wie ich zum ersten Mal Wildorangenöl schnupperte und meine Stimmung sich durch diesen Duft sofort hob!

Doch bevor wir uns damit befassen, was ätherische Öle alles leisten können, möchte ich Ihnen zunächst einmal erklären, was sie nicht können.

Obwohl ätherische Öle sehr spezifische Eigenschaften haben und aus unzähligen wirksamen Inhaltsstoffen bestehen, sind sie keine Hormone! Ätherische Öle können nicht zu Hormonen werden. Sie können keine Hormone produzieren. Und sie können auch keine Hormone ersetzen. So funktioniert die Natur nun einmal nicht.

Aber die Natur hat uns diese erstaunlichen Wundermittel in die Hand gegeben, die unseren Körper beeinflussen und bei seiner Selbstheilung unterstützen können. Mit anderen Worten: Man kann hormonelle Probleme auch ohne Hormonpräparate behandeln, und ätherische Öle können dabei helfen. Nutzen Sie sie als Werkzeuge zur Erreichung Ihres Endziels: eines gesunden Hormonhaushalts. Mit ätherischen Ölen allein werden Sie allerdings nicht an dieses Ziel kommen. Sie müssen auch auf einen gesunden Lebensstil achten! Er ist das unverzichtbare Fundament eines guten Gesundheitszustands.

Hormonelle Probleme ohne Hormonersatz behandeln – mit ätherischen Ölen

Die erstaunliche Wirkung ätherischer Öle kann Ihrem Körper helfen, seine Hormonsysteme wieder in ein stabiles Gleichgewicht zu bringen. Wissenschaftliche Untersuchungen fördern immer wieder neue bahnbrechende Erkenntnisse zutage und zeigen, wie die Inhaltsstoffe dieser Öle sich auf den Körper auswirken. Manchmal denke ich, dass wir damit ein bisschen spät dran sind, schließlich sind diese Geschenke der Natur schon seit Jahrtausenden im Einsatz, vor allem in der fernöstlichen Medizin. Aber besser spät als nie!

Ätherische Öle allein reichen nicht aus: Die fünf Säulen eines gesunden Lebens

Ich staune immer wieder über die Fähigkeit unseres Körpers, auch unter Stress noch zu funktionieren und sich selbst zu heilen. Wann haben Sie sich das letzte Mal Sorgen darüber gemacht, ob eine Schnittwunde an Ihrem Finger sich wieder schließen und abheilen wird? Wahrscheinlich noch nie! Unsere Zellen bewirken solche Heilungsprozesse ganz von selbst, ohne dass wir darüber nachdenken müssen.

Wie Sie sich sicherlich vorstellen können, sind die verschiedenen Elemente des menschlichen Körpers auf sehr komplizierte Art und Weise miteinander vernetzt. Wenn wir uns dann auch noch die Komplexität unseres Hormonhaushalts dazudenken, wird uns klar, dass unser Körper ein echtes Wunder ist!

Doch all das schaffen Ihre Zellen nicht allein; Sie müssen ihnen dabei helfen. Mit gesunden täglichen Lebensgewohnheiten und der dafür erforderlichen Konsequenz kann man sein Wohlbefinden und vor allem die Funktionsweise seines Körpers enorm verbessern. Es ist ein großer Unterschied, ob man sich den ganzen Tag über müde und aufgedreht zugleich fühlt oder über unendlich viel Energie verfügt!

Wie Sie bereits wissen, habe ich auf die harte Tour gelernt, dass ungesunde Lebensgewohnheiten zu einem erheblichen zellulären Ungleichgewicht führen können, wenn man es damit zu weit treibt. Wahrscheinlich ist das der Grund, warum Sie dieses Buch gerade lesen!

Die im Folgenden skizzierten und in Kapitel 15 nochmals ausführlich beschriebenen fünf Säulen eines gesunden Lebens bieten uns in jeder Hinsicht Unterstützung und halten uns in schwierigen Zeiten bei Kräften und im Gleichgewicht. Doch wenn wir mit der Zeit anfangen, sie zu vernachlässigen, fangen sie an, zu bröckeln und vielleicht sogar gegen uns zu arbeiten. So entstehen Probleme, die oft erst dann ans Tageslicht kommen, wenn es für eine einfache Lösung bereits zu spät ist. Je länger Sie diesen inneren Zerstörungsprozess ignorieren, trotz Ihrer Beschwerden so weitermachen wie bisher oder diese Symptome naiverweise vielleicht sogar als »normal« hinnehmen, desto schwerer wird es Ihnen fallen, auf die Neustart-Taste zu drücken und wieder gesund zu werden.

Wenn unser Körper aus dem Gleichgewicht geraten und schlecht versorgt ist, scheint es fast so, als begänne er, sich gegen die Veränderungen zu wehren, die wir in Gang zu setzen versuchen. Deshalb lässt sich dieses Problem nicht über Nacht lösen. Zwar kann man seine Beschwerden durch Anwendung ätherischer Öle sofort lindern, doch die Öle allein nützen nichts, wenn Sie nichts gegen die Eisberge unter der Meeresoberfläche tun! Mit ätherischen Ölen allein können Sie nur einen leichten Verband um Ihre Probleme wickeln und Ihr unmittelbares Bedürfnis nach Linderung Ihrer Beschwerden erfüllen, so wie viele rezeptfreie Medikamente unsere Symptome nicht beheben, sondern einfach nur unterdrücken.

Nur mit einer Kombination aus ätherischen Ölen und Änderungen Ihres Lebensstils kommen Sie wieder auf den richtigen Weg – aber auch nur dann, wenn Sie wirklich bereit sind, diese Änderungen vorzunehmen und ihnen Zeit zum Wirken zu lassen. Die Erkenntnis, dass in diesen fünf Bereichen etwas verändert werden muss, ist der erste Schritt zu Ihrem Neustart in ein Leben, in dem Sie zu Ihrem bestmöglichen Ich werden. Alles braucht seine Zeit. Schließlich kann Ihr Körper keine Wunder wirken!

Säule 1: Ernährung

Das Problem

Wenn wir unserem Körper nicht den richtigen Treibstoff liefern, weil wir uns falsch oder unausgewogen ernähren, geraten wir unwissentlich in eine Abwärtsspirale hormoneller Ungleichgewichte, aus der wir nur schwer wieder herauskommen.

Durch Vollwertkost und Nahrungsergänzungsmittel können Sie eine unausgewogene Ernährung und die daraus entstandenen Nährstoffmängel wieder ausgleichen und Ihren Körper ins Gleichgewicht bringen. Dabei wird Ihnen nichts anderes weiterhelfen als die Erkenntnis, dass das, *was* Sie essen, genauso wichtig ist wie die Frage, *wie viel* Sie essen. Betrachten Sie Lebensmittel als Informationen für Ihren Körper – man muss seinen Zellen und Organen die richtigen Informationen vermitteln!

Wie können ätherische Öle helfen?

Ätherische Öle können Ihnen helfen, Ihrem Heißhunger auf ungesunde Lebensmittel zu widerstehen. Sie können Ihren Körper beim Abbau von Übergewicht unterstützen und Ihre allgemeine Vitalität steigern. Deshalb geht es in Kapitel 8 um das Thema Gewichtszunahme durch einen unausgewogenen Hormonhaushalt. In Kapitel 13 werde ich auf Verdauungsprobleme eingehen, mit denen Sie vielleicht ständig zu kämpfen haben. Und das 14-Tage-Rettungsprogramm in Teil III ist die ultimative Lösung, mit deren Hilfe Sie Ihre Ernährungsweise von Grund auf verändern können, damit Ihre Nahrung nicht gegen, sondern für Sie arbeitet und Ihre Bedürfnisse auf eine Art und Weise befriedigt, die Ihrem Körper guttut.

Säule 2: Bewegung

Das Problem

Wenn der Hormonhaushalt aus dem Gleichgewicht geraten ist, kann man dieses Problem mithilfe seines normalen Bewegungsprogramms oft nicht beheben; manchmal geht es einem dadurch sogar noch schlechter.

Wie können ätherische Öle helfen?

Ätherische Öle helfen Ihrem Körper nicht nur, sich von den Symptomen hormoneller Probleme zu erholen, sondern sich im Lauf der Zeit auch wieder zu zentrieren. Außerdem können sie Ihren Körper bei der Vor- und Nachbereitung Ihrer Bewegungseinheiten unterstützen und die Regeneration nach dem Training beschleunigen.

In Kapitel 5 geht es darum, welche weitreichenden Schäden stressbedingt erhöhte Cortisolwerte auf Dauer in Ihrem Körper anrichten können; in Kapitel 6 gehe ich auf das Thema Energie und Müdigkeit und in Kapitel 8 auf Gewichtszunahme und Heißhungerattacken ein. Die Rolle der weiblichen Geschlechtshormone wird in Kapitel 9 behandelt; und im 14-Tage-Rettungsprogramm in Teil III dieses Buches lernen Sie die besten Übungen zur Bewältigung Ihres Hormonchaos kennen.

Säule 3: Stressmanagement

Das Problem

Dauerhaft erhöhte Cortisolwerte und andere zu hohe Hormonspiegel können Ihre Körpersysteme schwächen, sodass früher oder später größere gesundheitliche Probleme auftreten.

Wie können ätherische Öle helfen?

Studien zufolge kann das Inhalieren ätherischer Öle bei zu hohen Cortisolwerten den Geist beruhigen und den Körper entspannen.

In Kapitel 5 erfahren Sie, welchen Schaden Stress anrichtet; in Kapitel 11 geht es darum, wie das emotionale Auf und Ab im Leben einer Frau Sie in eine hormonelle Abwärtsspirale führen kann; und in Kapitel 12 gehe ich auf das Thema kognitive Fähigkeiten ein und erkläre, wie und warum Gehirnnebel und mangelndes Konzentrationsvermögen Ihr Leben beeinträchtigen.

Säule 4: Senkung der Giftstoffbelastung

Das Problem

Viele Menschen sind entsetzt, wenn sie erfahren, wie Giftstoffe ihre Zellfunktion beeinträchtigen können, vor allem, wenn ihr Körper bereits jahrzehntelang schädlichen Chemikalien und Toxinen ausgesetzt war.

Überzeugende wissenschaftliche Untersuchungen weisen auf den Zusammenhang zwischen gefährlichen Toxinen und Kunststoffen in Körperpflegeprodukten und chronischen Krankheiten, Reproduktionstoxizität (Beeinträchtigung der Sexualfunktion und Fruchtbarkeit durch Giftstoffe), Autoimmunstörungen, Allergien und Krebs hin.

Wie können ätherische Öle helfen?

Veränderungen Ihrer Ernährungsweise können dazu beitragen, Ihren Körper von Giftstoffen aus der Nahrung zu befreien. Trotzdem sollten Sie es zu Ihrer obersten Priorität erheben, Ihr Lebensumfeld auch von möglichst vielen anderen Giftstoffen zu befreien. (Das gilt auch für Toxine in Körperpflegeprodukten und Kosmetika!) Deshalb ist es so wichtig, dass Sie lernen, eigene Pflegeprodukte herzustellen, die frei von schädlichen Giftstoffen sind, Ihre Raumluft durch Diffusion ätherischer Öle zu reinigen und sich ganz allgemein die Wirksamkeit solcher Öle zunutze zu machen, um die negativen Auswirkungen von Umweltgiften nach Möglichkeit rückgängig zu machen. In Kapitel 8 erkläre ich, warum Giftstoffe in der Nahrung sich sogar auf Ihr Gewicht auswirken können, und in Kapitel 14 gehe ich auf die negativen Auswirkungen toxischer Substanzen ein und zeige Ihnen, wie man Schönheits- und Reinigungsprodukte aus natürlichen Zutaten selbst herstellt.

Säule 5: Selbstfürsorgerituale

Das Problem

In einer Welt, in der von uns Frauen erwartet wird, dass wir mehr oder weniger alles bewältigen (und zwar oft auf Kosten unserer eigenen Gesundheit), macht man als Frau leicht den Fehler, sich zuerst um alle anderen Menschen zu kümmern und erst ganz zuletzt an sich selbst zu denken. Wenn Sie nicht Ihr bestmögliches Ich sind, liegt das wahrscheinlich daran, dass Sie alles vernachlässigen, was Sie eigentlich ins Gleichgewicht zu bringen versuchen.

Wie können ätherische Öle helfen?

Stellen Sie sich vor, wie es sich auf die Erfüllung all Ihrer Wünsche und Sehnsüchte auswirken könnte, wenn Sie sich wirklich von innen heraus wohlfühlen würden! Wenn Sie sich ein bisschen mehr Zeit für sich selbst nehmen, können Sie auch besser für andere Menschen und Dinge in Ihrem Leben sorgen. Ätherische Öle können Ihnen helfen, zu diesem inneren Gleichgewicht zu finden.

In Kapitel 7 erfahren Sie, wie Sie Ihren Schlaf verbessern können, in Kapitel 10 geht es um Ihr sexuelles Verlangen und darum, wie Sie die Atmosphäre in Ihrem Schlafzimmer wieder zum Knistern bringen können. In Kapitel 11 dreht sich alles um emotionale Gesundheit: Sie erfahren, was Sie für innere Stärke und positives Denken tun können, vor allem, wenn Ihre Beschwerden fälschlicherweise als psychische Probleme diagnostiziert wurden, obwohl sie in Wirklichkeit durch einen unausgewogenen Hormonhaushalt entstanden sind. Und in Kapitel 15 verrate ich Ihnen noch mehr über das Thema Selbstfürsorgerituale.

Ätherische Öle haben mein Leben von Grund auf verändert

In diesem Buch erzähle ich von meinen eigenen Kämpfen mit einem durcheinandergeratenen Hormonhaushalt und beschreibe, auf was für einem brüchigen gesundheitlichen Fundament mein Leben früher beruhte. Sie sollen wissen, dass Sie mit diesem Problem nicht allein dastehen und nicht die Einzige sind, die heimlich, still und leise vor sich hin leidet. Aber Sie können Ihre zunehmenden Beschwerden nicht länger unter den Teppich kehren und auch die neuen Symptome, die bei Ihnen früher oder später zwangsläufig auftreten werden, nicht einfach ignorieren. Die Hilfe, nach der Sie suchen, finden Sie auf den Seiten dieses Buches. Ich kann mir ein Leben ohne tägliche Anwendung ätherischer Öle inzwischen gar nicht mehr vorstellen! Ich verliebte mich sofort in ihre erstaunliche Kraft und ihre sofortige Wirkung auf meinen Körper, die auf Zellebene ansetzt. Auch Ihnen können ätherische Öle die Linderung bringen, nach der ich mich so lange gesehnt hatte, und gleichzeitig die Selbstheilungskräfte Ihres Körpers stärken.

Im Gegensatz zu vielen rezeptfreien, aber auch verschreibungspflichtigen Mitteln wirken ätherische Öle nicht nur systemisch auf den ganzen Körper, sondern man kann sie zum Glück auch ziemlich häufig anwenden. Sie brauchen also nicht erst eine halbe Stunde zu warten, bis ein Medikament sich in Ihrem ganzen Körper ausgebreitet hat. Außerdem werden Ihre Beschwerden durch ätherische Öle nicht einfach nur unterdrückt, sondern die Öle unterstützen Ihren Körper bei seinem Heilungsprozess von innen heraus. Allerdings erfordern ätherische Öle erst einmal einen grundlegenden Neustart Ihres Systems, um wirken zu können: Sie müssen den Grundursachen und -symptomen auf die Spur kommen, die Sie am meisten quälen. Außerdem müssen Sie sich angewöhnen, sich selbst an die erste Stelle zu setzen, und anfangen, an die Wichtigkeit von Selbstfürsorge zu glauben.

Ich habe es mir zur Aufgabe gemacht, Frauen dazu zu bringen, dass sie ihren eigenen Körper lieben und respektieren. Dank der erstaunlichen Wirksamkeit ätherischer Öle konnte ich Tausenden von Frauen zu persönlichen Erfolgen verhelfen. Egal an welchem Punkt Ihres Lebens Sie gerade stehen – Sie brauchen Unterstützung bei Ihrem Selbstheilungsprozess und Zeit für mehr Selbstfürsorge. Nur dann werden Sie wirklich in der Lage sein, anderen Menschen Ihr Bestes zu geben und sich den Beschäftigungen, die Sie am meisten lieben, hundertprozentig zu widmen. Und jetzt geht's los! Wir wollen unser gesundheitliches Fundament wiederaufbauen, unseren Beschwerden einen Fußtritt versetzen, die durch ungesunde Lebensweise und mangelnde Selbstfürsorge entstandenen Lücken in unserem Leben schließen und entdecken, wie fantastisch es uns geht, wenn wir unser Leben wieder ins Gleichgewicht bringen und unsere Batterien neu aufladen!

Kapitel 2

Empfehlungen für die Anwendung ätherischer Öle

Der Einstieg in die Welt der ätherischen Öle kann verwirrend sein. Dabei gibt es eindeutig eine Lernkurve; daher ist es für Anfänger eine wichtige Starthilfe, die Besonderheiten der einzelnen Öle kennenzulernen, bevor man richtig loslegt.

Als ich zum ersten Mal mit ätherischen Ölen in Berührung kam, war ich auf Anhieb begeistert vom frischen, beflügelnden Duft des Wildorangenöls. Phototoxizität, Verdünnung und die Frage, ob man diese Öle einnehmen soll oder nicht – solche Themen wären mir damals nie in den Sinn gekommen! Bei mir war es wirklich Liebe auf den ersten Blick. Inzwischen weiß ich, dass man immer erst genau recherchieren sollte, bevor man ein neues ätherisches Öl anwendet.

Bevor Sie sich auf Ihre Entdeckungsreise in die Welt ätherischer Öle begeben, sollten Sie unbedingt über die richtige Auswahl und Anwendung und ein paar Sicherheitsvorkehrungen Bescheid wissen. Lassen Sie mich Ihre Reiseleiterin sein, die Ihnen dieses wichtige Grundwissen vermittelt!

Die Wahl des richtigen Öls

Heute scheinen ätherische Öle überall wie Pilze aus dem Boden zu schießen: von den verschiedensten Marken, mit unterschiedlichsten Werbeversprechen – und natürlich steht auf jeder Flasche, dass es sich um »reines« Öl handelt. Aber ich kann Ihnen versichern: Das stimmt nicht! Die Kennzeichnungen auf den Ölen können sehr verwirrend und für den Laien nicht transparent sein, was dazu führt, dass man eventuell stark verfälschte Öle kauft, mit denen man nicht die gewünschten Erfolge erzielt und die dem Körper mit den in der Flasche lauernden Lösungsmitteln oder Chemikalien womöglich sogar schaden können. Solche Öle sind vielleicht billiger; doch billige Öle entsprechen nicht den Qualitätsmaßstäben, die ich an meine ätherischen Öle anlege.

Bitte beachten Sie auch, dass die Empfehlungen für Ölmischungen, die Behandlungsprogramme und meine sonstigen Ratschläge in diesem Buch nur für hochwertige ätherische Öle – also ausdrücklich nicht für naturidentische Öle, synthetische Öle, Parfümöle oder Aromaöle – von angesehenen, vertrauenswürdigen Herstellern gelten, die sich an bestimmte Qualitätsstandards halten. (Wenn Sie für meine Anwendungsvorschläge weniger hochwertige Öle verwenden, wird das Ergebnis einfach nicht so positiv sein, sodass Sie damit nur Ihre Zeit und Ihr Geld vergeuden. Aber verlassen Sie sich nicht einfach auf meine Aussagen! Recherchieren Sie ruhig selbst, um sich die nötigen Grundkenntnisse über ätherische Öle anzueignen und einen vertrauenswürdigen Hersteller zu finden, der sich an die notwendigen Sicherheits- und Qualitätsstandards hält.)

Doch woran erkennen Sie, was für ein Öl Sie vor sich haben, wenn Sie sich nicht sicher sind? Machen Sie zunächst den Papiertest: Geben Sie einen Tropfen des Öls auf ein Blatt Papier und lassen Sie es eine Stunde lang verdunsten. Wenn dabei ein Ring oder Rückstand zurückbleibt, handelt es sich um ein verfälschtes Öl. Dieser Test funktioniert bei den meisten ätherischen Ölen wie beispielsweise Pfefferminz-, Zitronen- und Lavendelöl. Bitte beachten Sie, dass er sich nicht für Myrrhenöl, Patschuliöl und die seltenen »Absolues« wie Jasmin, Rose oder Vanille eignet, die aufgrund der Empfindlichkeit dieser Pflanzen unter Verwendung von Lösungsmitteln hergestellt werden müssen.

Die Hersteller, von denen ich am meisten halte und deren Produkte ich empfehlen kann, achten genau auf die Anbauregion und Erntezeit der Ursprungspflanzen und auf die richtige Destillation (einschließlich der richtigen Temperatur und Zeitdauer). Ich halte es für bedenklich, dass es dafür keine genaueren Vorschriften gibt; deshalb legen die Firmen meines Vertrauens ihre Qualitätsstandards selbst fest. Bei hochwertigen ätherischen Ölen sollten Sie die meisten der unten stehenden Fragen mit »Ja« beantworten können:

- Gibt der Hersteller an, woher die Ursprungspflanzen seiner Öle stammen?
- Achtet er darauf, dass die Pflanzen zur Reifezeit geerntet werden, um eine möglichst hohe Qualität zu gewährleisten?
- Überprüft er die Wirksamkeit und Reinheit seiner Öle anhand von Testverfahren?
- Hat er zum beiderseitigen Nutzen Partnerschaften mit regionalen Erzeugern und Ernteunternehmen aufgebaut?
- Sind seine Geschäftspraktiken solide, und ist sein Führungsteam vertrauenswürdig?
- Werden zur Qualitätssicherung sowohl gaschromatographische als auch massenspektrometrische Tests durchgeführt? (Beide Untersuchungen sind erforderlich, um zu überprüfen, ob das Öl die richtigen Substanzen enthält, und sicherzustellen, dass das Endprodukt frei von Verunreinigungen ist.)
- Wird das Öl auf mikrobielle Eigenschaften hin untersucht?

Außerdem gibt es verschiedene Möglichkeiten, zu überprüfen, ob es sich bei den Produkten, die Sie bereits im Haus haben, um hochwertige ätherische Öle handelt, und um die Öle zu bewerten, die Sie gern kaufen möchten.

Zehn Garantien für hochwertige ätherische Öle

1. **Namen:** Der deutsche und der botanische (lateinische) Name der Ursprungspflanze sollten deutlich lesbar auf dem Etikett vermerkt sein. Wenn das Öl verdünnt ist, sollte dies ebenfalls auf dem Etikett stehen, und das Trägeröl sollte genannt sein. Bei Ölmischungen sollten alle darin enthaltenen ätherischen Öle mitsamt ihren deutschen und lateinischen Namen sowie sämtliche Trägeröle aufgeführt sein.

2. **Verwendungszweck:** Auf jeder Flasche sollte der Verwendungszweck des jeweiligen Öls stehen (also ob es sich für therapeutische Zwecke eignet und ob es für die Aromatherapie, die innerliche oder äußerliche Anwendung bestimmt ist).
3. **Inhaltsstoffe:** Auf dem Fläschchen bzw. der Verpackung sollten die wichtigsten Inhaltsstoffe jedes Öls und seine gesundheitlichen Wirkungen aufgeführt sein. Unternehmen, die hochwertige ätherische Öle herstellen, haben in der Regel eigene interne Qualitätsstandards, die vorschreiben, welche Maßnahmen ergriffen werden müssen, um sicherzustellen, dass ihre Öle rein und wirksam sind.
4. **In Fläschchen mit Deckel abgefüllt:** Das Fläschchen sollte aus dunklem (bernsteinfarbenem oder kobaltblauem) Glas bestehen, um das Öl vor Sonneneinstrahlung zu schützen. Es sollte dicht verschlossen, aufrecht gelagert bzw. aufrecht zum Verkauf aufgestellt und mit einem Öffnungsreduzierer versehen sein (einem Kunststoffeinsatz, der den Inhalt vor Oxidation durch Lufteinwirkung schützt und dafür sorgt, dass das Öl nur tropfenweise aus der Flasche herauskommt). Tropfer sollten erst nach dem Kauf des Öls auf die Flasche gesetzt werden.
5. **Größe:** Hochwertige ätherische Öle werden normalerweise in 5-, 10- oder 15-ml-Fläschchen mit Öffnungsreduzierer verkauft. Eine 15-ml-Flasche enthält ungefähr 250 Tropfen. Das hört sich vielleicht nicht nach viel an; doch da Sie nur ein bis zwei Tropfen Öl pro Rezept benötigen, hält ein Fläschchen in der Regel schon eine ganze Weile. Wenn Sie den Preis pro Tropfen berücksichtigen, sind ätherische Öle nicht teuer.
6. **Preis:** Bei Ölen, die alle denselben Preis haben, sollten bei Ihnen die Alarmglocken klingeln! Anbau, Ernte und Extraktionsverfahren unterscheiden sich von Öl zu Öl. Außerdem braucht man für die Öle auch unterschiedliche Mengen an Pflanzenmaterial, daher sollten sich auch die Preise voneinander unterscheiden. Zum Beispiel benötigt man für die Produktion eines 5-ml-Fläschchens ätherischen Rosenöls ungefähr 48 Kilo Rosenblütenblätter – und wir alle wissen, dass Rosen nicht billig sind!
7. **Verfallsdatum:** Bei den meisten hochwertigen ätherischen Ölen ist ein Verfallsdatum angegeben. Das Verfallsdatum gibt Ihnen zumindest einen Hinweis darauf, wie lange eine Flasche schon beim Händler im Regal steht.
8. **Hersteller:** Kennen Sie den Firmennamen? Oder haben Sie ihn recherchiert und erscheint Ihnen der Hersteller des Öls vertrauenswürdig? Können Sie die Fragen auf Seite 33 mit »Ja« beantworten?
9. **Sensorischer Eindruck:** Machen Sie die Schnupperprobe. Hat das Öl einen frischen, sauberen, ausgewogenen Duft? Hinterlässt es Rückstände auf Ihrer Haut? Oder wird es schnell von der Haut aufgenommen und hinterlässt nichts weiter als einen sauberen Duft? Wenn Sie den Geruch als störend empfinden oder das Öl nicht in Ihre Haut einzieht, ist Vorsicht geboten.
10. **Wirksamkeit:** Wie viel von dem Öl brauchen Sie, um die gewünschte Wirkung zu erzielen? Wenn Sie mehr als ein oder zwei (mit Trägeröl verdünnte) Tropfen benötigen, ist das Öl von minderer Qualität. Das Gleiche gilt, wenn Sie viel Öl verwenden und gar keine Wirkung spüren oder unerwünschte Nebenwirkungen wie beispielsweise Hautreizungen auftreten.

Neben den Produkten von doTerra, die ich auf meiner Website (www.drmariza.com/essential-oils/) empfehle, sind renommierte Anbieter hochwertiger naturreiner ätherischer Öle im deutschsprachigen Raum beispielsweise Primavera, Neumond, Taoasis, Farfalla, Feeling, Jophiel oder Maienfelser.

Wie werden ätherische Öle angewendet?

Wie bereits erwähnt, kann man ätherische Öle auf drei verschiedene Arten anwenden: als Aromatherapie, äußerlich oder innerlich. Nicht jedes Öl eignet sich für alle drei Verwendungszwecke; also lesen Sie auf dem Etikett des Fläschchens nach, wie das betreffende Öl anzuwenden ist, oder halten Sie sich dabei an meine Empfehlungen. Alle Rezepte in diesem Buch sind für einen der drei oben genannten Verwendungszwecke bestimmt. Denken Sie daran, dass die Menschen verschieden sind! Daher können ätherische Öle auch unterschiedliche Reaktionen hervorrufen. Wahrscheinlich werden Sie erst einmal ein bisschen experimentieren müssen, um herauszufinden, für welchen Zweck Sie die verschiedenen Öle oder Ölmischungen am liebsten verwenden möchten; aber lassen Sie sich durch diesen Zeitaufwand nicht entmutigen!

Es gibt drei Hauptkategorien, in die man ätherische Öle je nach ihrer Wirkung einordnet: beruhigend/entspannend, stimmungsaufhellend/belebend und erdend/ausgleichend. Das sind die Wirkungen, mit denen man bei der Anwendung eines bestimmten ätherischen Öls rechnen kann, und mit diesen Begriffen beschreibe ich die in diesem Buch empfohlenen Öle auch.

Wie immer sollten Sie Ihre Anwendung ätherischer Öle vorher mit einem vertrauenswürdigen Arzt für Integrative Medizin oder einem Experten für ätherische Öle besprechen, vor allem, wenn Sie bereits unter Vorerkrankungen leiden. Hören Sie dabei auf Ihr Bauchgefühl! Wenn Ihr Arzt bei der Frage nach ätherischen Ölen genervt die Augen verdreht, gehen Sie lieber woandershin! Suchen Sie sich einen Arzt mit einem ganzheitlichen Behandlungsansatz, der auch alternativen und fernöstlichen Therapieverfahren aufgeschlossen gegenübersteht, wenn Ihr jetziger Arzt davon nichts wissen will. Sie sind der Chef – nehmen Sie Ihre Gesundheit selbst in die Hand!

Ätherische Ölmischungen

Es ist zwar sehr sinnvoll, mit einem einzelnen ätherischen Öl zu arbeiten, doch mit mehreren Ölen lassen sich noch viel stärkere Wirkungen erzielen. Nach jahrelanger Erforschung der wirksamsten Ölkombinationen habe ich Behandlungsprogramme entwickelt und getestet, die ich bei meinen Patientinnen seither mit großem Erfolg einsetzen konnte. Diese Programme werden sicherlich auch Ihnen helfen. Mein Buch enthält viele Rezepte für ätherische Ölmischungen, und jedes dieser Öle wurde aus einem ganz bestimmten Grund ausgewählt – unter Berücksichtigung seiner besonderen Inhaltsstoffe und Mischeigenschaften mit den anderen Ölen der jeweiligen Kombination.

Egal ob Sie diese ätherischen Öle inhalieren, in Ihrer Wohnung vernebeln, auf die Haut auftragen oder einnehmen: Geben Sie nicht schon nach der ersten Anwendung auf! Ihr Körper braucht zu unterschiedlichen Zeiten verschiedene Heilmittel; außerdem kann es sein, dass die Öle an einer bestimmten Stelle aufgetragen oder in einer bestimmten Reihenfolge übereinandergeschichtet werden müssen. Geben Sie jedem Öl die Chance, Ihnen genau dann zu helfen, wenn Sie es am dringendsten brauchen.

Aromatherapie

Die einfachste Anwendungsmethode für ätherische Öle ist die Aromatherapie. Aufgrund ihres flüchtigen Charakters können ätherische Öle schnell verdunsten und sich ausbreiten und gelangen auf diese Weise über die Lunge direkt in den Riechkolben in Ihrem Gehirn, wo sie die Geruchsrezeptoren stimulieren. Mitralzellen leiten die Signale aus dem Riechkolben dann ans limbische System, das Emotionen, Gedächtnis, Schlaf und den Hormonhaushalt beeinflusst, und an andere Hirnregionen weiter.

Noch erstaunlicher ist die Tatsache, dass diese Öle mit einem einzigen Atemzug ins Blut aufgenommen werden, durch den ganzen Körper hindurchwandern und ihre Wirkung genau da entfalten, wo sie am dringendsten gebraucht werden. Je länger die Öle direkt mit der Luft in Berührung kommen, umso intensiver werden ihre Wirkung und ihr Aroma. Nachdem die ätherischen Öle ihre Wirkung auf den ganzen Körper ausgeübt haben, werden sie über Nieren, Lunge und die Poren Ihrer Haut wieder ausgeschieden. Und was besonders wichtig ist: Sie können direkt auf das endokrine System einwirken, das für einen Großteil unserer Hormonproduktion und für die HPA-Achse zuständig ist, und Ihnen auf diese Weise zu dem körperlichen und seelischen Gleichgewicht verhelfen, das Sie brauchen.

Es gibt mehrere Möglichkeiten zur aromatherapeutischen Anwendung ätherischer Öle: direkte Inhalation, indirekte Inhalation, Aromalampen und Diffuser. Und auch wenn Sie die Öle äußerlich anwenden, kommen Sie zusätzlich in den Genuss einer Aromatherapie! Probieren Sie am besten alle Methoden aus, um herauszufinden, welche Ihnen am meisten zusagt. Vielleicht werden Sie feststellen, dass Sie bestimmte Ölmischungen lieber in Ihrer Wohnung vernebeln, während Sie von anderen am liebsten gleich einen tiefen Atemzug nehmen. Wie gesagt: Die Menschen sind verschieden!

Direkte Inhalation

Wenn Sie ein Fläschchen öffnen und das darin enthaltene Öl einatmen, dringen diese intensiven Aromen mühelos in Ihren Körper ein und wirken sich auf Ihre Emotionen, Ihre Stimmung und andere Systeme aus. Aber achten Sie darauf, die Flasche nicht zu nah an Nase oder Augen zu halten, da die Dämpfe sehr stark sein können. Als Faustregel gilt: Halten Sie das Fläschchen zunächst eine Armlänge von sich weg und ziehen Sie es dann langsam näher zu sich heran. Atmen Sie dabei tief ein und machen Sie dann eine kleine Pause, um die Wirkung zu beurteilen. Denken Sie daran, Ihre Sinne nicht zu schnell mit zu starken Aromen zu überlasten, solange Sie noch nicht wissen, wie das betreffende Öl auf Sie wirkt! Direkte Inhalation sollte stets die erste Anwendungsmethode für ein neues Öl sein.

Wenn bei Ihrem ersten Test alles gut gelaufen ist, können Sie als Nächstes einen Patch-Test mit dem Öl durchführen (siehe Seite 45). Falls Ihre Haut darauf nicht negativ reagiert, können Sie das Öl aus den Händen inhalieren. Dazu geben Sie ein bis zwei Tropfen in Ihre Handflächen, reiben diese leicht aneinander, legen die Hände dann trichterförmig über Mund und Nase und atmen tief ein.

Indirekte Inhalation

Bei dieser Methode gibt man ein bis zwei Tropfen eines ätherischen Öls auf einen strategisch platzierten Gegenstand (zum Beispiel einen Wattebausch oder ein Stück Stoff), der eine langsamere, anhaltendere Freisetzung des Aromas ermöglicht. Sie können zum Beispiel einen Wattebausch und eine hölzerne Wäscheklammer an einem Ventilator oder einer Belüftungsöffnung befestigen, ein paar Tropfen Öl direkt auf den Filter Ihrer Klimaanlage geben oder mit Öl getränkte Filzstückchen in Ihr Auto, Ihre Schubladen, Ihre Sporttasche oder Geldbörse legen. Einer meiner Lieblingstricks besteht darin, ein bis zwei Tropfen eines ätherischen Öls auf das Halstuch zu geben, das ich an diesem Tag trage, um eine besonders lang anhaltende Wirkung zu erzielen. Dann bekomme ich immer wieder zu hören, wie gut ich dufte, und auch die Menschen um mich herum bekommen etwas von meiner Aromatherapie mit.

Eine andere Möglichkeit besteht darin, Aromaschmuck zu tragen – von Lavaperlen, Diffuser- oder Tonanhängern bis hin zu schicken Lederarmbändern. Warum soll man seinen Schmuck nicht mit ätherischen Ölen beduften, die wirksamer und wohltuender sind als jedes Parfüm? Solche Schmuckstücke eignen sich auch hervorragend als Geschenk, vor allem für Menschen, die dringend ein bisschen Auftrieb durch ätherische Öle gebrauchen können.

Vernebeln

Dafür verwendet man normalerweise kleine Geräte namens Diffuser: Diese vernebeln die ätherischen Öle zu einem feinen Dampf, der auch größere Räume erfüllt. Obwohl viele Menschen einen länger anhaltenden Duft bevorzugen, empfehle ich, ätherische Öle immer nur eine Stunde lang zu vernebeln und dann eine Pause einzulegen, um Ihren Systemen einen Neustart zu ermöglichen. Bei vorbestehenden Atemwegserkrankungen sollten Sie Vorsicht walten lassen und lieber erst einmal mit Ihrem behandelnden Arzt über die Anwendung eines Diffusers sprechen. Viele Patienten mit Atemwegserkrankungen haben damit schon große Erfolge erzielt; trotzdem ist es besser, auf Nummer sicher zu gehen, vor allem, wenn Sie auch noch andere Medikamente zur Behandlung Ihrer Erkrankung einnehmen.

Ich verwende am liebsten einen Ultraschalldiffuser, der eine Mischung aus Wasserdampf und ätherischem Öl mithilfe von Ultraschallschwingungen fein zerstäubt. Auf diese Weise können die Ölpartikel sieben Stunden lang in der Luft schweben und eingeatmet werden. Dazu braucht man nur vier bis sechs Tropfen hochwertiges ätherisches Öl in etwa 250 ml Wasser zu geben und auf den Knopf zu drücken.

Bitte beachten Sie unbedingt die Gebrauchsanleitung zur Anwendung und Pflege Ihres Geräts! Die Rezepte für die Diffuser-Ölmischungen in diesem Buch wurden alle für Ultraschalldiffuser erstellt.

Bei anderen Diffusern wird Luft durch eine ölgetränkte Membran geblasen, doch diese erfüllen ihre Aufgabe nicht so gut wie ein Ultraschalldiffuser. Außerdem sollte man auf gar keinen Fall einen Diffuser mit einem Heizelement verwenden, das mit dem Öl in Berührung kommt und dieses womöglich in seine chemischen Inhaltsstoffe aufspaltet, was die Wirksamkeit der Öle beeinträchtigen kann. Verwenden Sie nach Möglichkeit auch keinen Luftbefeuchter oder Vaporizer, da die Bestandteile solcher Geräte nicht für die Anwendung ätherischer Öle bestimmt sind. Die Öle können die Kunststoffe zersetzen, sodass Giftstoffe in die Luft gelangen, und die Bestandteile des Geräts letztendlich sogar zerstören.

Anwendung von Wasserdampf im Haus

Bei richtiger Anwendung kann Wasserdampf ein natürlicher Diffuser für ätherische Öle sein. Wenn Sie ein paar Tropfen ätherisches Öl in eine Tasse mit heißem Wasser geben und dann tief einatmen, können Sie auch ohne Gerät in den Genuss der therapeutischen Wirkung eines Diffusers kommen. Oder versuchen Sie es einmal mit einer dampfend heißen Dusche! Schon ein paar Spritzer Öl öffnen die Atemwege, erwecken Ihre Sinne zum Leben und bringen Sie wieder ins Gleichgewicht – dazu brauchen Sie nur Wasser und ätherische Öle in ein 60-ml-Sprühfläschchen zu geben und in Ihrer Duschkabine aufzubewahren, um das Spray jederzeit anwenden zu können. Ein Rezept dazu finden Sie in Kapitel 6.

Äußerliche Anwendung

Bei der äußerlichen Anwendung ätherischer Öle auf der Haut können sich die chemischen Inhaltsstoffe des Öls mit dem natürlichen Hauttalg verbinden und in den Körper aufgenommen werden. Auf diese Weise dringen die Öle tief in den Körper ein – vom Lymphsystem bis ins Weichgewebe. Wenn die ätherischen Öle über das Blut in die Organe aufgenommen und anschließend wieder ausgeschieden werden, profitieren nicht nur Ihre Muskeln, sondern auch das umliegende Gewebe und alle anderen umliegenden Körperbereiche von ihren positiven Wirkungen. Außerdem kommen Sie durch das Auftragen der Öle auf Ihre Haut gleichzeitig auch in den Genuss einer Aromatherapie, da Sie ihren Duft einatmen.

Pur oder verdünnt?

Denken Sie daran: Reine, hochwertige therapeutische ätherische Öle sind so wirksam, dass man nur einen Tropfen (oder noch weniger) braucht, um den größtmöglichen Nutzen daraus zu ziehen. Daher sprechen wir bei der äußerlichen Anwendung normalerweise von zwei verschiedenen Formen ätherischer Öle: pur oder verdünnt.

Pur bedeutet, den Tropfen Öl direkt aus der Flasche auf die Haut aufzutragen. Obwohl es mehrere ätherische Öle gibt, die ich bedenkenlos pur anwende, wie beispielsweise Lavendel oder Weihrauch, empfehle ich normalerweise immer, ätherische Öle in verdünnter Form zu verwenden, um festzustellen, wie Ihr Körper darauf reagiert. Falls Sie doch einmal ein Öl pur auf Ihre Haut aufgetragen haben sollten, können Sie es mit einem der auf Seite 41–42 genannten empfehlenswerten Trägeröle nachträglich schnell verdünnen, falls bei Ihnen eine negative Reaktion auftreten sollte.

Verdünnung bedeutet, das ätherische Öl mit einem hochwertigen Trägeröl zu vermischen, um zu verhindern, dass es zu schnell verdunstet, und damit Sie es auf einen größeren Bereich Ihrer Haut auftragen können. Außerdem tragen Trägeröle zur Vorbeugung unerwünschter Hautreaktionen bei. Öle stoßen zwar Wasser ab, sind aber mit anderen natürlichen Ölen und Fettstoffen lipophil, das heißt, sie lassen sich gut für die äußerliche Anwendung miteinander kombinieren und vermischen.

Zu meinen Lieblingsträgerölen gehören: rohes, kalt gepresstes, unraffiniertes Kokosöl (fest) aus biologischem Anbau, fraktioniertes Kokosöl (flüssig), Jojobaöl, Traubenkernöl und Süßmandelöl. Jojobaöl eignet sich am besten für die Anwendung im Gesicht, da es in seiner Zusammensetzung unserem natürlichen Hauttalg am nächsten kommt. Kokos- und Süßmandelöl verwende ich wegen ihres leichten Dufts und ihrer zusätzlichen positiven Auswirkungen auf den Körper besonders häufig. Nähere Informationen zu Trägerölen finden Sie auf Seite 41–42.

Wo soll man ätherische Öle anwenden?

Die Rezepte in diesem Buch enthalten auch Empfehlungen dazu, wie und an welchen Stellen des Körpers die Öle angewendet werden sollen. Obwohl das lediglich Vorschläge für Anwendungsorte sind, die Sie zuallererst ausprobieren sollten, hören Sie ruhig auch auf Ihr Bauchgefühl und experimentieren Sie, um die Stelle (oder Stellen) Ihres Körpers zu finden, an der sich die Öle bei Ihnen am positivsten auswirken. Das Wissen um Ihren Körper ist der Schlüssel zu jeder erfolgreichen Arbeit mit ätherischen Ölen! Normalerweise gebe ich meinen Patientinnen jedoch stets folgende Empfehlungen:

Da, wo es nötig ist: Generell gilt, dass man ätherische Öle direkt dort auftragen sollte, wo das Öl benötigt wird (oder zumindest in der Nähe dieser Stelle). Wenn Sie beispielsweise unter Muskelverspannungen im Rücken leiden, können Sie verdünntes Pfefferminzöl direkt in die schmerzende Stelle einmassieren. Wenn man jedoch Spannungskopfschmerzen hinter den Augen lindern möchte, würde man die Öle niemals direkt auf die Augen auftragen, sondern an Stellen in Augennähe, beispielsweise auf der Stirn oder an den Schläfen, weil die Öle nach der Aufnahme dorthin gelangen, wo sie gebraucht werden.

Pulspunkte: Hinter den Ohren, am Hals, an Schläfen, Handgelenken, Fußknöcheln und über der Herzregion – all das sind sogenannte Pulspunkte, wo man den Herzschlag am stärksten spürt. Sie ermöglichen eine schnelle Aufnahme der ätherischen Öle ins Blut, eignen sich aber auch besonders gut für aromatherapeutische Zwecke. Sie brauchen nicht alle Pulspunkte gleichzeitig mit ätherischen Ölen einzureiben, obwohl manche Frauen damit die beste Wirkung erzielen. Experimentieren Sie mit einzelnen Ölen und verschiedenen Ölmischungen, um festzustellen, was bei Ihnen am besten wirkt! Bei mir liegt ein magischer Punkt direkt hinter den Ohren – auf diese Weise spüre ich die positiven Wirkungen der Aromatherapie den ganzen Tag, während mein Körper gleichzeitig von den ins Blut aufgenommenen Inhaltsstoffen der Öle profitiert. Andere schwören darauf, die Öle auf ihre Fußknöchel aufzutragen, vor allem bei Ölen, die der Förderung eines erholsamen Nachtschlafs dienen. Denken Sie daran, die Ergebnisse schriftlich zu dokumentieren, um im Lauf der Zeit die besten Lösungen für Ihre individuellen Bedürfnisse zu finden.

Füße, Ohren und Handgelenke: An diesen Stellen sind die Poren am größten, sodass das Öl besonders schnell aufgenommen werden kann. Die Fußsohlen, die in der fernöstlichen Medizin als »Pipeline zum Körper« bekannt sind, werden in der Reflexzonentherapie schon seit Jahrhunderten genutzt, um bestimmte Bereiche des Körpers direkt zu beeinflussen. Eine Reflexzonentabelle zeigt Ihnen, welche Körperregionen den Reflexpunkten an Ihren Fußsohlen entsprechen; wenn Sie die Öle sanft in diese Punkte einmassieren, werden sie Ihnen besonders großen Nutzen bringen.

Anwendungsmethoden

Übereinanderschichten: Bei dieser Technik bringt man die Öle in einer bestimmten Reihenfolge nacheinander auf die Haut auf: Das heißt, Sie tragen zunächst ein Öl auf, reiben es ein, warten ein paar Sekunden und bringen dann das nächste auf. Diesen Vorgang wiederholen Sie so lange, bis alle Öle aufgetragen sind.

Ich rate zwar nicht unbedingt dazu, diese Technik ohne Empfehlung und genaue Anleitung eines Experten auszuprobieren; doch es kann sehr wirksam sein, mehrere Öle, die gegen das gleiche Problem helfen, übereinander aufzutragen. Ein Trick dabei besteht darin, dasjenige Öl, das die Aufnahme der anderen Öle erleichtert (beispielsweise Pfefferminzöl) zuletzt aufzutragen.

Massage: Eine Massage trägt dazu bei, Stress oder Spannungen abzubauen, und eignet sich vor allem für Frauen nach einem langen, anstrengenden Tag. Außerdem sind Massagen eine wunderbare Möglichkeit, das sexuelle Verlangen zu steigern, da die sanften Berührungen zur Ausschüttung des Wohlfühlhormons Oxytocin führen. Für therapeutische Massagen empfehle ich eine Verdünnung auf 25 Prozent, also ein Tropfen ätherisches Öl auf drei Tropfen Trägeröl oder 25 Tropfen ätherisches Öl pro Teelöffel Trägeröl. Falls Sie keine ausgebildete Massagetherapeutin sind, rate ich Ihnen, bei einer solchen Massage mit langsamen, sanften Massagestrichen und leichtem Druck zu beginnen.

Kompressen: Bei dieser Behandlungsmethode macht man sich die Tatsache zunutze, dass Öl und Wasser sich gegenseitig abstoßen. Nachdem Sie die ätherischen Öle auf Ihre Haut aufgetragen haben, legen Sie einen feuchten warmen Waschlappen darüber, damit die Öle mithilfe des warmen Wassers tiefer in den Körper eindringen können. Dadurch verstärkt sich die aromatherapeutische Wirkung der Öle. Kompressen mit kühlem Wasser können zur Linderung von Hitzewallungen, Muskelkater und Schmerzen bei Schwellungen, Verstauchungen oder Prellungen beitragen.

Für eine intensive aromatherapeutische Wirkung in Kombination mit tiefer Atmung empfehle ich das **T-Shirt-Zelt:** Tragen Sie die ätherischen Öle auf Ihr Dekolleté auf, stecken Sie die Nase unter Ihr T-Shirt und praktizieren Sie Ihre gewohnten Tiefenatmungstechniken. Ich empfehle, dabei abwechselnd ein paarmal im Zelt und ein paarmal außerhalb des Zelts tief durchzuatmen, bis Sie eine Linderung verspüren. Dann wirken die Öle durch direkte Absorption auf Ihre Körpersysteme, und durch das Einatmen kommen Sie gleichzeitig in den Genuss einer Aromatherapie.

Bäder: Probieren Sie es doch einmal mit einem beruhigenden Bittersalzbad als abendliches Selbstfürsorgeritual! Geben Sie zuerst 60g Bittersalz ins warme Badewasser und rühren Sie mit der Hand im Wasser herum, bis es sich aufgelöst hat. Dann fügen Sie drei bis sechs Tropfen ätherische Öle hinzu. Ohne Bittersalz schwimmen die Öle einfach nur auf der Wasseroberfläche herum (und schließlich kann es auch nicht schaden, dass Bittersalz aus Magnesium hergestellt wird, denn dieser Mineralstoff ist eine gute Einschlafhilfe). Baden Sie höchstens 20 Minuten lang in diesem Wasser und spülen Sie es dann wieder von Ihrer Haut ab. Denken Sie daran, Ihrem Körper vor und insbesondere nach dem Baden genügend Flüssigkeit zuzuführen.

Innerliche Anwendung

In der Aromatherapie-Community ist die Einnahme ätherischer Öle nach wie vor ein heiß diskutiertes, umstrittenes Thema. Ich würde höchstens die Einnahme hochwertiger, reiner therapeutischer ätherischer Öle empfehlen, die ausdrücklich für die innerliche Anwendung bestimmt sind. Manche Öle haben eine besonders starke Wirkung; daher sollten Sie sich erst für eine Einnahme entscheiden, nachdem Sie einen Arzt oder Heilpraktiker Ihres Vertrauens um Rat gefragt haben, der Erfahrung in der Anwendung solcher Öle hat. Nicht alle ätherischen Öle werden für die Einnahme als Nahrungsergänzungsmittel empfohlen – also denken Sie daran, vorher gründlich zu recherchieren! In Teil II dieses Buches finden Sie ein paar Richtlinien für die innerliche Anwendung ätherischer Öle für bestimmte Zwecke; doch diese Empfehlungen gelten nur für hochwertige Öle.

Ich persönlich gebe gern einen Tropfen eines ätherischen Öls in mein selbst gemachtes aromatisiertes Wasser oder meine grünen Smoothies, um den Geschmack zu verbessern, aber auch weil sie das Immunsystem stärken und den Hormonhaushalt ins Gleichgewicht bringen. Ich verwende auch oft Kräuteröle in der Küche, nachdem ich überprüft habe, ob es sich dabei auch wirklich um lebensmitteltaugliche ätherische Öle handelt.

Die Einnahme ätherischer Öle während der Schwangerschaft oder Stillzeit ist nicht zu empfehlen, es sei denn, ein Arzt oder Aromatherapeut hat Ihnen grünes Licht dafür gegeben.

Welches Zubehör sollte man stets im Haus haben?

Wenn man sich in der Terminologie zum Thema ätherische Öle nicht auskennt, kann dieser Fachjargon schon ziemlich verwirrend sein. Bestimmtes Zubehör sollten Sie bereits vorrätig haben, bevor Sie sich auf Ihre Entdeckungsreise in die Welt der ätherischen Öle begeben. Auf den folgenden Seiten finden Sie eine Liste der Hilfsmittel, die man meiner Meinung nach stets griffbereit haben sollte, vor allem für die Rezepte in diesem Buch.

Trägeröle

Ein Trägeröl ist ein unverzichtbarer Bestandteil Ihres Zubehörs für die Anwendung ätherischer Öle. Das kann irgendein neutrales Pflanzen-, Nuss- oder Kernöl sein, das sich gut mit ätherischen Ölen vermischt, sodass man sie damit verdünnen kann. Aber kaufen Sie keine mit Lösungsmitteln extrahierten Trägeröle, bei denen während des Raffinationsprozesses chemische Substanzen zugesetzt werden, sondern halten Sie stattdessen lieber Ausschau nach kalt gepressten oder expellergepressten Ölen. Hier meine Lieblingsträgeröle:

- **Kalt gepresstes unraffiniertes Bio-Kokosöl:** Bei Zimmertemperatur ist Kokosöl milchig weiß und halbfest (wie Pflanzenfett), verflüssigt sich aber bei leichter Erwärmung zu einem durchsichtigen Öl. Unraffiniertes Öl hat noch den unverfälschten Kokosduft, den viele Menschen lieben; aber denken Sie daran, dass dieser sich mit dem Geruch der ätherischen Öle verbindet, mit dem Sie das Kokosöl kombinieren!
- **Kalt gepresstes raffiniertes Bio-Kokosöl:** Das ist die duftfreie Variante des oben beschriebenen Kokosöls. Es hat den Vorteil, das Aroma Ihrer ätherischen Öle nicht zu beeinträchtigen.
- **Fraktioniertes Kokosöl (FCO):** Dieses ist bei Zimmertemperatur stets flüssig und mein Öl der Wahl zum Verdünnen und für die Herstellung von Roll-on-Ölmischungen. Ich kaufe meines in einem Pumpfläschchen, weil es sich dann besonders leicht abfüllen lässt.
- **Jojobaöl:** Da dieses Öl unserem natürlichen Hauttalg in seiner chemischen Zusammensetzung am nächsten kommt, verwende ich es besonders gern für die Herstellung von Produkten, die aufs Gesicht aufgetragen werden. Jojobaöl ist natürlich fettfrei, zieht leicht in die Haut ein, ist lange haltbar und eignet sich für eine Vielzahl von Hautpflegeprodukten.
- **Süßmandelöl:** Auch dieses Öl ist einer meiner Favoriten als Trägeröl für Roll-on-Ölmischungen. Süßmandelöl ist reich an Vitamin B und E, hat aber eine kürzere Haltbarkeitsdauer als andere Trägeröle. Falls Sie gegen Baumnüsse allergisch sind, sollten Sie es nicht verwenden.
- **Traubenkernöl:** Dieses grünliche, sehr leichte Öl mit nussigem Duft eignet sich gut für Massageölmischungen.

Behälter

Ihre ätherischen Öle sollten in dicht verschlossenen, dunklen Glasfläschchen mit einem Öffnungsreduzierer verkauft bzw. geliefert werden, um den Durchfluss des Öls einzudämmen und sicherzustellen, dass es nur tropfenweise herauskommt. Doch für Ihre Ölmischungen möchten Sie vielleicht Behälter in einer anderen Größe verwenden. Diese sollten ebenfalls aus dunklem Glas sein und der einfacheren Handhabung halber beispielsweise mit einem Öffnungsreduzierer oder Tropfer versehen sein.

Dram-Fläschchen

Diese kleinen Fläschchen eignen sich gut für Ölproben oder für unterwegs und fassen in der Regel 1 bis 2 ml. Meistens werden winzig kleine Öffnungsreduzierer zur Portionierung kleinerer Tropfen separat mitgeliefert. Diese Reduzierer lassen sich zwar leicht in die Fläschchen hineindrücken, aber nur schwer wieder herausholen, sodass die meisten Anwender auf das Nachfüllen von Dram-Fläschchen verzichten und stattdessen einfach eine neue Flasche verwenden. Manche Pipetten passen in die kleinen Löcher und ermöglichen ein einfaches Nachfüllen. Ich trage immer ein paar mit ätherischen Ölen gefüllte Dram-Fläschchen als Schlüsselanhänger bei mir, um auch unterwegs jederzeit mit Ölen versorgt zu sein.

Tropfer

Tropfer sind ein guter Ersatz für den Öffnungsreduzierer und den Deckel Ihrer ätherischen Ölfläschchen, und man kann damit mühelos die richtigen Mengen für Rezepte abmessen. Aber achten Sie beim Kauf von Tropfern darauf, dass die Glasröhrchen die richtige Größe für Ihre Flaschen haben! Und verwenden Sie jeden Tropfer stets für ein und dasselbe und nicht für mehrere verschiedene Fläschchen. Vielleicht sind diese Tropfer nur eine persönliche Vorliebe von mir, aber ich bin der Meinung, dass sie sich sehr gut für die Zusammenstellung von Roll-on-Ölmischungen und auch für das Abfüllen von Dram-Fläschchen eignen.

Aromatherapie-Inhalatoren

Diese torpedoförmigen kleinen Kunststoffbehälter werden in ein Nasenloch gesteckt. So können Sie mühelos Ihre ganz persönliche Ölmischung inhalieren: Einfach den Deckel öffnen, die Spitze an ein Nasenloch halten, das andere Nasenloch zuhalten und einatmen. Das ist eine gute, diskrete Methode zur Inhalation ätherischer Öle.

Ihr persönlicher Aromatherapie-Inhalator

- Aromatherapie-Inhalator
- Baumwolldocht
- Glasteller oder -schüssel
- Pinzette
- Ätherische Öle nach Wahl

Nehmen Sie den Baumwolldocht aus dem Inhalator und legen Sie ihn auf einen Glasteller mit Rand oder in eine Schüssel. Wählen Sie ein ätherisches Öl oder eine Ölmischung und stellen Sie die Fläschchen bereit. Insgesamt sollten etwa 15 Tropfen auf den Docht gegeben werden. Wenden Sie den Docht mit einer Pinzette hin und her, damit er das gesamte Öl aufsaugt. Dann ergreifen Sie ihn mit der Pinzette, setzen ihn in den Inhalator ein und schrauben den Deckel wieder drauf – und schon kann es losgehen!

Pipetten

Einwegplastikkolben für die schnelle Verteilung ätherischer Öle auf andere Gefäße bezeichnet man als Pipetten. Sie sind preiswert und eignen sich hervorragend für diesen Zweck, falls Sie nicht so viel Geld für die teureren Tropfer ausgeben möchten. Achten Sie darauf, für jedes Öl eine eigene Pipette zu verwenden und Ihre Pipetten nicht durcheinanderzubringen!

Roll-on-Fläschchen

Diese Fläschchen fassen normalerweise 5 bis 10 ml, sind aus Glas, haben einen kleinen Plastikdeckel, und ihre Öffnung ist mit einer Roll-on-Kugel versehen. Das sind meine Lieblingsölmischungsbehälter zur einfachen Anwendung für unterwegs.

Um die Öle aufzutragen, kippen Sie das Fläschchen, um die Kugel anzufeuchten, und rollen diese dann direkt über Ihre Haut. Viele Roll-on-Fläschchen sind aus durchsichtigem Glas, weil die darin enthaltenen Öle normalerweise nicht lange aufbewahrt werden, es gibt aber auch welche aus dunklem Glas. Achten Sie darauf, dass das Öl in der Flasche nicht trüb wird, was bei häufigem Gebrauch durch abgestorbene Hautzellen, die in die Flasche zurückgerollt werden, passieren kann! Trübes Öl sollte durch neues ersetzt werden.

Ihr persönliches Roll-on-Fläschchen

- Roll-on-Fläschchen
- Ätherische Öle nach Wahl
- Trägeröl nach Wahl

Schrauben Sie den Deckel ab und heben Sie die Kugel mit Daumen und Zeigefinger heraus. Stellen Sie die Glasflasche auf eine ebene Fläche und füllen Sie sie vorsichtig mit Ihrer Roll-on-Ölmischung und einem Trägeröl. Dann drücken Sie die Kugel vorsichtig wieder in die Glasflasche zurück und schrauben den Deckel fest. Schütteln Sie das Fläschchen vor dem Gebrauch, damit sich die Öle miteinander vermischen.

Sicherheitsmaßnahmen für den Umgang mit ätherischen Ölen

Zu Ihrer Sicherheit sollten Sie einige Dinge beim Umgang mit ätherischen Ölen beachten.

Seien Sie ehrlich zu Ihrem Arzt!

Am besten ist es, Ihrem Arzt für Integrative Medizin gegenüber ganz offen und ehrlich zu sein. Da er Ihre medizinische Vorgeschichte kennt, kann er Sie vielleicht in der richtigen Anwendung ätherischer Öle beraten, vor allem, wenn Sie unter Vorerkrankungen leiden oder verschreibungspflichtige Medikamente einnehmen. Allerdings kennen viele Ärzte sich mit ätherischen Ölen nicht aus und werden Ihnen daher vielleicht von ihrer Anwendung abraten. Ein gut ausgebildeter Heilpraktiker, Akupunkteur, Kräuterheilkundler oder Aromatherapeut kann Sie kompetent beraten.

Verdünnung

Wenn Sie Ihre Öle mit einem Trägeröl verdünnen, können Sie sie nicht nur auf ein größeres Hautareal auftragen, sondern schützen Ihre Haut gleichzeitig vor möglichen Überempfindlichkeitsreaktionen. Bei Erwachsenen sollten hochwertige ätherische Öle immer auf mindestens 25 Prozent verdünnt werden (das entspricht 25 Tropfen ätherischem Öl pro Teelöffel Trägeröl). Manche hautempfindlichere oder phototoxische Öle sollten sogar noch stärker verdünnt werden (nähere Informationen dazu finden Sie nachstehend).

Öl stößt Wasser ab

Auch für ätherische Öle gilt, was Sie schon in der Grundschule gelernt haben – nämlich dass Öl und Wasser sich nicht miteinander vermischen: Sie stoßen sich von Natur aus ab, was zum Problem wird, wenn man ein ätherisches Öl abzuwaschen versucht – denn dadurch reibt man das Öl nur noch tiefer in die Haut ein und verschlimmert so das Problem. Stattdessen sollte man ätherische Öle immer mit einem Trägeröl verdünnen, um weitere Hautreizungen oder eine Kreuzkontamination zu vermeiden. Alle 15 Minuten weiter mit Trägeröl verdünnen, bis die Reizung nachlässt!

Andererseits ist diese wasserabstoßende Eigenschaft aber auch sehr hilfreich, wenn ein Öl tiefer in die Haut eindringen soll: Für solche Zwecke ist eine feuchte Kompresse (siehe Seite 40) am besten geeignet.

Patch-Test

Man sollte jedes neue ätherische Öl erst einmal auf mögliche Hautreizungen testen, bevor man es in einer Rezeptur verwendet. Geben Sie zu diesem Zweck einen Tropfen des Öls in einen Teelöffel Trägeröl und reiben Sie diese Mischung in Ihre Fußsohlen ein. Dann warten Sie 24 Stunden ab, um zu sehen, ob eine unerwünschte Reaktion auftritt. Falls nicht, tragen Sie das Öl an einer anderen Hautstelle auf und warten wiederum ab. Nicht vergessen: Falls es tatsächlich zu einer Hautreaktion kommen sollte, versuchen Sie nicht, das ätherische Öl abzuwaschen, sondern verdünnen Sie es mit einem Trägeröl!

Phototoxizität/Lichtempfindlichkeit

Die Inhaltsstoffe phototoxischer Öle verursachen in Verbindung mit Sonnenlicht Hyperpigmentierung, Blasen oder Sonnenbrände, die Narben hinterlassen können. Ein Beispiel für Phototoxizität ist die Anwendung von Zitronensaft zur Aufhellung der Haare im Sommer als natürliche Alternative zu teuren, giftigen Chemikalien. Leider kann sich diese Vorgehensweise negativ auf die Haut auswirken. Ich empfehle, phototoxische Öle nicht auf sonnenexponierte Hautbereiche (oder falls Sie hinterher direkter Sonneneinstrahlung oder UV-Strahlung ausgesetzt sein werden) aufzutragen, vor allem im Sommer oder in Gegenden mit heißem Klima. Zitrusöle sind für ihre Phototoxizität berüchtigt, daher sollten Sie die damit behandelten Hautstellen anschließend mindestens 12 bis 72 Stunden lang nicht dem Sonnenlicht aussetzen. Bei den phototoxischsten Ölen – Bergamotte (die Nr. 1 in dieser Kategorie), Zitrone, Limette, Grapefruit, Wildorange und sämtliche kalt gepressten Zitrusöle – ist besondere Vorsicht geboten. Halten Sie sich bei der Anwendung dieser Öle (egal ob einzeln oder in Ölmischungen) an die Empfehlungen in diesem Buch. Im Allgemeinen sollte man sie bei äußerlicher Anwendung in einem Verdünnungsverhältnis von mindestens 1:4 (Verdünnung auf 25 Prozent) auftragen.

Potenziell phototoxische ätherische Öle

- Anis
- Bergamotte
- Bitterorange
- Dill
- Engelwurz
- Feigenblatt-Absolue
- Grapefruit
- Ingwer
- Koriander
- Kreuzkümmel
- Limette
- Mandarine (*Citrus reticulata*)
- Orange
- Sellerie/Sellerieblatt/Selleriesamen
- Tagetes
- Wildorange
- Yuzu
- Zitrone
- Zitronenverbene

Reaktionen

Wenn eine unerwünschte Reaktion oder Überempfindlichkeit gegenüber einem bestimmten ätherischen Öl auftritt, liegt das fast immer daran, dass das Öl vorher nicht ausreichend verdünnt wurde. Manchmal kommt es nur deshalb zu einer Erstreaktion, weil das ätherische Öl zu stark war, sodass man es in höherer Verdünnung trotzdem anwenden kann. Übrigens kann nur dann eine unerwünschte Reaktion auftreten, wenn das Öl ein pflanzliches Eiweiß enthält; die meisten Eiweiße werden aber im Rahmen des Destillationsprozesses entfernt.

Wenn Sie wissen, dass Sie gegen eine bestimmte Pflanze oder Blume oder ein bestimmtes Gewürz allergisch sind, lassen Sie im Umgang mit dem ätherischen Öl dieser Pflanze äußerste Vorsicht walten: Es kann nämlich sein, dass Sie dann bereits auf seinen Geruch reagieren, auch wenn Sie gar nicht mit dem Öl in Berührung kommen.

Denken Sie im Fall einer unerwünschten Reaktion daran, das Öl nicht mit Wasser abzuwaschen; verdünnen Sie es im Lauf der nächsten Stunden auf Ihrer Haut so lange mit Trägeröl, bis die Hautreizung wieder abgeklungen ist. Bei Fragen sollten Sie sich stets an Ihren Arzt oder Heilpraktiker wenden.

Öle, die Hautreizungen hervorrufen

Bestimmte ätherische Öle können bei allen Menschen (auch bei Nichtallergikern) Hautreaktionen hervorrufen und müssen daher immer verdünnt werden. Solche Öle lassen sich in zwei Kategorien unterteilen: heiße und kühle. Heiße Öle verursachen ein wärmendes Gefühl, das leicht in ein Brennen übergehen kann, wenn man sie nicht richtig verdünnt. Kühlende Öle rufen ein kaltes, prickelndes Gefühl hervor, das sehr beruhigend wirken, aber eben auch sehr unangenehm für die Haut werden kann.

Heiße oder kühle ätherische Öle sollte man niemals unverdünnt auf die Haut auftragen. Halten Sie sich stets an die Verdünnungsempfehlungen für das jeweilige Öl und achten Sie darauf, dass es bei der äußerlichen Anwendung nicht zu einer Kreuzkontamination von einem Körperteil auf den anderen kommt. Zum Beispiel sollten Sie nach dem Auftragen dieser Öle keine Schleimhäute (vor allem nicht die Augen oder das Innere von Mund oder Nase) berühren.

Normalerweise empfehle ich für jedes der unten stehenden Öle eine Verdünnung auf mindestens 10 Prozent, also nur ein paar Tropfen in einem Teelöffel Trägeröl.

Heiße Öle

- Cassia
- Gewürznelke
- Oregano
- Ysop
- Zimt
- Zimtrinde

Kühle Öle

- Eukalyptus
- Grüne Minze
- Kampfer
- Ocotea
- Pfefferminze
- Thymian
- Wintergrün
- Zitronengras

Kapitel 3

Die 15 wichtigsten ätherischen Öle für einen ausgewogenen Hormonhaushalt

Wenn Sie ätherischen Ölen eine Chance geben, Ihnen zu helfen, werden sie wahrscheinlich bald zu einem festen Bestandteil Ihres täglichen Lebens werden. Und wenn Sie diese Öle regelmäßig jeden Tag anwenden, werden Sie damit die gewünschten Erfolge erzielen und Ihren Organismus wieder ins Gleichgewicht bringen.

Allerdings sollten Sie daran denken, dass ätherische Öle bei jedem Menschen ein bisschen anders wirken. Also probieren Sie verschiedene Anwendungsmethoden und -stellen und verschiedene Kombinationen aus und variieren Sie auch die Tageszeiten, zu denen Sie die Öle anwenden. So kommen Sie Ihren individuellen Präferenzen am ehesten auf den Grund.

Ätherische Öle sind echte Geschenke der Natur, die wir zu unserem Vorteil nutzen können. Wenn Sie sich an die Tipps in diesem Kapitel halten, können Sie Ihre Entdeckungsreise in die Welt der ätherischen Öle noch positiver gestalten.

Mein Täschchen mit ätherischen Ölen für unterwegs

Ich vergesse nie mein Täschchen mit ätherischen Ölen, wenn ich aus dem Haus gehe – die Öle sind inzwischen schon so etwas wie ein Teil von mir selbst geworden! Solche Taschen sehen nicht nur hübsch aus, sondern sind gleichzeitig auch praktisch; sie sind so etwas Ähnliches wie Schminktäschchen mit elastischen Laschen für die Ölfläschchen. Erhältlich sind sie im Fachhandel oder im Internet (suchen Sie einfach nach »Tasche für ätherische Öle«).

Ich benutze diese Öle den ganzen Tag über. Sie riechen wunderbar und sind nicht nur herrlich erfrischend, sondern auch genau auf meine Bedürfnisse zugeschnitten. Ich habe stets verschiedene Ölmischungen dabei, um Verspannungen zu lösen, mir einen Energieschub zu geben, Heißhungerattacken zu bekämpfen und etwas gegen Muskelkater zu tun. Meine fünf Lieblingsöle für die Einzelanwendung sind Wildorange, Pfefferminze, Lavendel, Muskatellersalbei und Neroli.

Eine meiner Lieblingsölmischungen ist die Roll-on-Mischung »Du schaffst das!« (Seite 86), eine großartige Kombination aus Pfefferminze, Rosmarin, Wildorange, Basilikum und Weihrauch; Letzteres ist wohl eines der wirksamsten Öle, die es gibt. Pfefferminze öffnet nicht nur die Atemwege, sondern steigert außerdem Energie und Konzentration. Dieses Öl ist wie pure Energie in einer Flasche und wirkt ausgesprochen motivierend auf mich. Es ist eines meiner Wundermittel, wenn ich einmal einen schlechten Tag habe – und selbst ein extrem aktiver Mensch wie ich hat hin und wieder Zeiten, in denen er sich schlapp und müde fühlt oder am liebsten alles auf die lange Bank schieben würde. Einmal an meinem Pfefferminzölfläschchen geschnuppert, und schon bin ich wieder auf dem Damm!

Auf die Behandlung bestimmter Krankheiten und sonstiger gesundheitlicher Probleme gehe ich in Teil II dieses Buches ein. Etwaige Sicherheitsmaßnahmen sind bei jedem der unten beschriebenen Öle aufgeführt.

Basilikum (*Ocimum basilicum*)

Wichtigster Inhaltsstoff: Linalool
Eigenschaften: beruhigend/entspannend
Sicherheitsmaßnahmen:

- Nicht bei Epilepsie und in der Schwangerschaft oder Stillzeit anwenden.
- Kann sich auf die Blutgerinnung auswirken und sollte daher nicht angewendet werden, wenn Sie unter einer Gerinnungsstörung leiden.

Bergamotte (*Citrus bergamia*)

Wichtigste Inhaltsstoffe: Limonen, Linalylacetat
Eigenschaften: stimmungsaufhellend/belebend

Sicherheitsmaßnahmen:

- Extrem phototoxisch – nach äußerlicher Anwendung mindestens 72 Stunden lang Sonnenlicht oder UV-Strahlung meiden!
- Nicht anwenden, wenn Sie Medikamente einnehmen, die die Empfindlichkeit gegenüber Sonnenlicht verstärken.
- Kann den Blutzuckerspiegel senken, also Vorsicht bei Diabetikern!

Geranie (*Pelargonium graveolens*)

Wichtigste Inhaltsstoffe: Citronellol, Citronellylformat, Geraniol
Eigenschaften: beruhigend/entspannend

Hawaiianisches Sandelholz (*Santalum paniculatum*)

Wichtigste Inhaltsstoffe: α-Santalol, β-Santalol, Lanceol
Eigenschaften: erdend/ausgleichend

Jasmin-Absolue (*Jasminum grandiflorum*)

Wichtigste Inhaltsstoffe: Benzylacetat, Benzylbenzoat
Eigenschaften: beruhigend/entspannend
Sicherheitsmaßnahmen:

- Das in dem Öl enthaltene Benzylacetat kann leichte allergische Reaktionen verursachen.

Lavendel (*Lavandula angustifolia*)

Wichtigste Inhaltsstoffe: Linalool, Linalylacetat
Eigenschaften: beruhigend/entspannend

Muskatellersalbei (*Salvia sclarea*)

Wichtigste Inhaltsstoffe: Linalylacetat, Linalool
Eigenschaften: beruhigend/entspannend
Sicherheitsmaßnahmen:

- Verursacht Gebärmutterkontraktionen und sollte daher in der Schwangerschaft vermieden werden; während der Wehen kann man das Öl jedoch anwenden.

Neroli (*Citrus × aurantium*)

Wichtigste Inhaltsstoffe: Linalool, Linalylacetat, Nerolidol
Eigenschaften: beruhigend/entspannend
Sicherheitsmaßnahmen:

- Nicht anwenden, wenn Sie einen MAO-Hemmer gegen Depressionen oder sonstige psychische Probleme einnehmen.

Pfefferminze (*Mentha piperita*)

Wichtigste Inhaltsstoffe: Menthol, Menthon, 1,8-Cineol

Eigenschaften: stimmungsaufhellend/belebend

Sicherheitsmaßnahmen:

- Wenn Sie sich wegen Bluthochdruck in ärztlicher Behandlung befinden, sollten Sie mit der Anwendung dieses Öls vorsichtig sein.
- Das Gleiche gilt, wenn Sie ein Medikament zur Behandlung von Verdauungsstörungen einnehmen.
- Nicht innerhalb von drei Stunden nach Einnahme eines Eisenpräparats anwenden.
- Während der Schwangerschaft oder Stillzeit ist dieses Öl mit Vorsicht anzuwenden, da es den Milchfluss hemmen kann.
- Nicht in Gegenwart von Kindern unter sechs Jahren anwenden, weil das Öl aufgrund seines hohen Mentholgehalts die Atmung verlangsamen kann.

Römische Kamille (*Anthemis nobilis*)

Wichtigste Inhaltsstoffe: 4-Methylamylangelat, Isobutylangelat, Isoamyltiglat

Eigenschaften: beruhigend/entspannend

Sicherheitsmaßnahmen:

- Nicht während der Schwangerschaft oder Stillzeit anwenden.

Rosmarin (*Rosmarinus officinalis*)

Wichtigste Inhaltsstoffe: 1,8-Cineol, α-Pinen, Kampfer

Eigenschaften: regenerierend und erdend/ausgleichend

Sicherheitsmaßnahmen:

- Nicht während der Schwangerschaft oder Stillzeit anwenden.
- Wenn Sie sich wegen Epilepsie, Bluthochdruck oder einer Blutungsstörung in ärztlicher Behandlung befinden, sollten Sie mit der Anwendung dieses Öls vorsichtig sein.

Thymian (*Thymus vulgaris*)

Wichtigste Inhaltsstoffe: Thymol, Para-Cymen, γ-Terpinen

Eigenschaften: erdend/ausgleichend

Sicherheitsmaßnahmen:

- Aufgrund des hohen Thymolgehalts vor der äußerlichen Anwendung mit einem Trägeröl verdünnen.
- Nicht anwenden, wenn Sie wegen einer Gerinnungsstörung in ärztlicher Behandlung sind oder waren, da dieses Öl das Blutungsrisiko erhöhen kann.

Ylang-Ylang (*Cananga odorata*)

Wichtigste Inhaltsstoffe: Germacren, Caryophyllen

Eigenschaften: beruhigend/entspannend

Zeder (*Juniperus virginiana*)

Wichtigste Inhaltsstoffe: α-Cedren, Cedrol, Thujopsen
Eigenschaften: erdend/ausgleichend
Sicherheitsmaßnahmen:

- Nicht während der Schwangerschaft anwenden.

Zitrone (*Citrus limon*)

Wichtigste Inhaltsstoffe: Limonen, β-Pinen, γ-Terpinen
Eigenschaften: stimmungsaufhellend/belebend
Sicherheitsmaßnahmen:

- Phototoxisch – vor der äußerlichen Anwendung verdünnen und bis zu 12 Stunden nach der Anwendung Sonnenlicht oder UV-Strahlung meiden.

Die 5 wichtigsten ätherischen Öle für den Hormonhaushalt bei Frauen im gebärfähigen Alter

- Fenchel
- Muskatellersalbei
- Lavendel
- Thymian
- Ylang-Ylang

Die 5 wichtigsten ätherischen Öle für den Hormonhaushalt bei Frauen in der Perimenopause/Menopause

- Geranie
- Lavendel
- Muskatellersalbei
- Pfefferminze
- Rosmarin

Kapitel 4

Warum es so wichtig ist, eigene Rituale zu entwickeln

In unserem modernen Leben müssen wir Frauen oft die Last der ganzen Welt auf unseren Schultern tragen und es allen Menschen recht machen (oder fühlen uns zumindest dazu verpflichtet). Liebe, Mitgefühl, Verständnis – das sind die Eigenschaften, die von uns erwartet werden, und wir verbiegen uns förmlich, um Familie, Freunde, Kollegen und überhaupt so ziemlich alle Menschen, die uns auf unserem Weg begegnen, zu unterstützen und zu umsorgen. Nur uns selbst nicht.

Warum bringen wir uns selbst nicht genauso viel Mitgefühl entgegen wie unseren Mitmenschen? Worauf warten wir noch? Es ist höchste Zeit, umzudenken und uns nicht nur um andere, sondern auch um uns selbst zu kümmern.

Sich jeden Tag ein bisschen Zeit für die Erfüllung Ihrer eigenen Bedürfnisse zu nehmen, mag Ihnen egoistisch erscheinen, aber ich kann Ihnen versichern, dass genau das Gegenteil der Fall ist: Wir können unseren Mitmenschen nicht zum Erfolg verhelfen, wenn wir nicht selbst in Topform sind. Und wenn wir die Bedürfnisse anderer Menschen ständig über unsere eigenen stellen – wenn wir es nicht über uns bringen, auch einmal »Nein« zu sagen, oder uns einreden, unter Druck erst richtig zur »Hochform« aufzulaufen –, vernachlässigen wir unsere eigenen Bedürfnisse. Und die negativen Konsequenzen dieses Verhaltens tragen wir selbst.

Denn das führt zu allen möglichen Beschwerden und gesundheitlichen Problemen: Zum Beispiel kann es Stimmungsschwankungen, Schlafstörungen und eine ungesunde Gewichtszunahme verursachen und unseren Hormonhaushalt durcheinanderbringen. Doch oft ignorieren wir sogar diese Symptome immer noch, machen einfach so weiter wie bisher und versuchen, den äußeren Schein zu wahren, als hätten wir alles im Griff.

Lassen Sie sich nicht bis an die Grenze Ihrer Belastbarkeit treiben! Lassen Sie das Fundament Ihrer Gesundheit nicht so brüchig werden, dass Sie sich selbst nicht mehr wiedererkennen.

Sie sind wichtig. Ihr Leben ist wichtig. Ihre emotionale Gesundheit ist wichtig. Ihr gesunder Hormonhaushalt ist wichtig. Alles, was Sie und Ihr Leben betrifft, ist wichtig.

Sie verdienen es, sich selbst mit der gleichen Liebe und dem gleichen Mitgefühl zu behandeln wie den Rest der Welt. Wenn Sie sich Zeit für Selbstfürsorgerituale mit ätherischen Ölen nehmen, werden Sie sich mitten im Chaos Ihres täglichen Lebens trotzdem immer noch wohl in Ihrer Haut fühlen. Wenn Sie sich jeden Tag aufs Neue ins Gleichgewicht bringen, neu fokussieren und Ihr Leben neu überdenken, können Sie mit Ihrem Körper, Ihrem Geist und Ihrer Seele in harmonischem Einklang bleiben.

Was sind Selbstfürsorgerituale?

Jeder Bereich unseres Lebens ist von Ritualen geprägt – vom morgendlichen Aufstehen bis hin zum Abwasch, von saisonalen Ereignissen bis hin zu Festtagsritualen, vom Ablauf unserer Mahlzeiten bis hin zum Einkauf im Supermarkt. Ob es Ihnen nun bewusst ist oder nicht: Ihr Tagesablauf ist voller persönlicher Rituale, die Sie im Lauf Ihres Lebens entwickelt haben.

Bei den Ritualen, die ich Ihnen in diesem Buch vorstellen möchte, geht es darum, sich bestimmte feste Abläufe anzugewöhnen, die Körper und Geist stärken und ins Gleichgewicht bringen, um mehr Balance und Freude in Ihr Leben hineinzubringen. Jeder muss selbst entscheiden, welche Rituale sich für ihn am besten eignen; denn das ist von Mensch zu Mensch verschieden. Der einzige gleichbleibende Faktor sind die ätherischen Öle, die uns dabei unterstützen. Alle Kapitel in Teil II dieses Buches enthalten Selbstfürsorgerituale, die Sie sofort in Ihr Alltagsleben einbauen können, um Ihre Energie zu steigern und Ihre Welt zu verbessern.

»Liebe und Freude« – Ihre ganz persönliche Liste

Ich fordere meine Patientinnen immer wieder auf, ein Blatt Papier zur Hand zu nehmen und eine aus 20 Punkten bestehende Liste mit der Überschrift »Liebe und Freude« zu erstellen. Auf diese Liste sollen Sie alles schreiben, was Ihnen Liebe und Freude bringt! Unterteilen Sie die Liste in zwei Kategorien: In die linke Spalte schreiben Sie zehn Dinge, die Geld kosten, und in die rechte Spalte zehn Dinge, die kostenlos sind. Zum Beispiel würden in der linken Spalte meiner Liste Blumen, ätherische Öle und Massagen und in der rechten Spalte schöne Stunden mit meinem Mann, das Lesen eines guten Romans, Strandspaziergänge und Wanderungen stehen.

Manchen Frauen ist es anfangs ein bisschen unangenehm, eine solche Liste aufzustellen, weil man sie noch nie danach gefragt hat, was sie gerne tun oder was ihnen Freude macht. Doch wenn sie ihre Liste dann fertig haben, strahlen sie übers ganze Gesicht; denn dadurch ist ihnen klar geworden, dass es doch noch Liebe und Freude in ihrem Leben gibt. Also nehmen Sie sich ruhig Zeit für diese Liste, denn damit schenken Sie sich eine große Dosis Selbstfürsorge und Anerkennung Ihres eigenen Werts!

Wenn Sie über die 20 Punkte auf dieser Liste nachdenken und sie niederschreiben, bestärken Sie sich dadurch in dem Gedanken, dass es sinnvoll ist, etwas für sich selbst zu tun. Als Nächstes sollten Sie Ihre Liste genau unter die Lupe nehmen und sich überlegen, wie Sie Selbstfürsorgerituale entwickeln können, die genau auf Ihre persönlichen Bedürfnisse und Wünsche zugeschnitten sind, um Liebe und Freude zu einem festen Bestandteil Ihres täglichen Lebens zu machen. Ich empfehle Ihnen dringend, eine solche Liste zu erstellen und die in meinem Buch beschriebenen Rituale anhand dieser Liste so zu optimieren, dass sie genau Ihren Wünschen und Vorlieben entsprechen!

Sie haben es verdient!

Für diese Rituale gibt es einen ganz einfachen Grund: Sie haben sie sich verdient. Das Gefühl, keine Selbstfürsorge zu verdienen und uns nicht das Beste von dem gönnen zu dürfen, was das Leben zu bieten hat, ist ein großes Problem, das uns Frauen in unserer heutigen Gesellschaft plagt. Ich kann das sehr gut nachvollziehen, denn auch ich bin als junge Frau nur selten in meinem eigenen Wert bestätigt worden. Aufgrund dieses Mangels an liebevoller Unterstützung stürzte ich mich kopfüber in ein aktives Leben, denn ich dachte: Wenn ich die Arbeit nicht mache – und zwar mehr Arbeit, als irgendjemand das Recht hatte, von mir zu verlangen –, bin ich eine Versagerin.

Trotzdem war es nicht so, dass ich eines Tages aufwachte und meinen Kopf nicht mehr vom Kissen heben konnte – es dauerte Jahre, bis ich an diesen Punkt kam und zusätzlich auch noch unter vielen anderen Symptomen und Beschwerden litt, die ich zu lange ignoriert hatte. Doch die ätherischen Öle haben meine Welt von Grund auf verändert.

Als ich die Wirksamkeit dieser Öle entdeckte, wurde mir klar, dass ich sie mir nicht für Situationen aufzuheben brauchte, in denen ich sie bitter nötig hatte, sondern sie täglich anwenden konnte. Vor über zehn Jahren habe ich einige Rituale entwickelt, die sich problemlos jeden Tag praktizieren lassen und die heute ein wichtiger Bestandteil meines Lebens sind. Ich empfehle Ihnen, sich die Beschreibungen dieser Rituale genau durchzulesen und sie ebenfalls in Ihr Leben einzubauen! Ich möchte nicht in die Gefahrenzone meiner alten ungesunden Lebensgewohnheiten zurückfallen, und dank meiner Rituale kann ich das vermeiden, denn sie sorgen dafür, dass ich mein Leben unter Kontrolle behalte. Anfangs musste ich sie bewusst und gezielt in meinen Alltag integrieren, doch inzwischen haben sie sich zu festen Gewohnheiten entwickelt.

Bevor Sie mit Ihren Ritualen beginnen

Gehen Sie die Sache langsam an! Wenn Sie alle in diesem Buch beschriebenen Rituale, die Ihnen gefallen, in Ihren Alltag einzubauen versuchen, wird Ihnen das nicht die Ruhe und Selbstliebe bringen, nach der Sie sich sehnen, sondern nur noch mehr Stress erzeugen. Also gehen Sie lieber in kleinen Schritten vorwärts, um sich nicht zu überfordern.

Wählen Sie zunächst nur ein einziges Ritual aus. Beginnen Sie mit dem Ritual, das Sie am meisten anspricht. Viele Frauen entscheiden sich zuerst einmal für ein Abendritual, weil sie sich damit am Ende des Tages entspannen und von der Hektik ihres Alltagslebens abschalten können. Integrieren Sie dieses eine Ritual in Ihren Tag, und sobald sie sich ein Leben ohne dieses Ritual nicht mehr vorstellen können, gehen Sie zum nächsten über.

Bereiten Sie sich gründlich vor. Achten Sie darauf, Ihre ätherischen Öle, Rezepturen und Gebrauchsanleitungen parat zu haben, damit Ihnen das Ritual so leicht die möglich von der Hand geht. Stellen Sie alles bereit, was Sie brauchen, und lassen Sie sich dann einfach in Ihr Ritual hineinfallen. Irgendwann wird es Ihnen zur zweiten Natur werden; aber Sie können sich das Leben sehr erleichtern, wenn Sie alle dafür nötigen Materialien griffbereit haben, damit Sie das Ritual nicht unterbrechen müssen, um aufzustehen und nach irgendetwas zu suchen.

Ätherische Öle für unterwegs. Tragen Sie Ihre Öle stets bei sich. Wenn ich bei der Arbeit bin, liegt stets ein kleiner Vorrat an ätherischen Ölen ganz in meiner Nähe auf meinem Schreibtisch, ich habe sie ständig in Reichweite. Außerdem habe ich in meiner Handtasche einen Schlüsselanhänger mit ätherischen Ölen für die Anwendung unterwegs; und wie Sie inzwischen wissen, trage ich auch mein Täschchen mit Roll-on-Flaschen stets in meiner Handtasche mit mir herum. Auch Sie sollten einen Weg finden, Ihre Öle immer bei sich zu tragen, um Ihre Rituale sofort praktizieren zu können, wenn Sie sie gerade am dringendsten brauchen.

Genießen Sie es! Egal für welche Rituale Sie sich entscheiden – sie sollten weder stressig noch unbequem für Sie sein, sondern Ihnen Freude machen. Wenn Sie an einem Ritual keine Freude haben, verzichten Sie lieber darauf!

Ein Blick in meine Welt: Meine täglichen Rituale

Damit Sie nicht das Gefühl haben, mit ihrem Problem ganz allein dazustehen, möchte ich Ihnen nun die Selbstfürsorgerituale beschreiben, die mir persönlich am meisten helfen. Denken Sie daran: Das sind nur Vorschläge – es bleibt Ihnen überlassen, sie abzuwandeln und mit Ihrer eigenen positiven Einstellung aufzuladen. Die Entwicklung eigener Rituale sollte Ihnen die gleiche Freude, Liebe und innere Ruhe schenken wie mir!

Morgenritual: Der richtige Start in den Tag

Eines meiner Lieblingszitate stammt von Louise Hay: »Wie du deinen Tag beginnst, so lebst du ihn auch. Und wie du deinen Tag lebst, so verläuft dein ganzes Leben.«

Wenn Sie Ihren Morgen mit Selbstfürsorgeritualen beginnen, kann sich das auf Ihren ganzen Tag positiv auswirken. Denn dadurch gewinnen Sie innere Klarheit, fassen sinnvolle Ziele ins Auge und entwickeln genau die richtige innere Verfassung, um diese Ziele auch zu erreichen. Sie können Ihr Morgenritual so gestalten, wie Sie möchten – aber denken Sie daran, sich Zeit dafür zu nehmen, und lassen Sie sich darin nicht durch andere Aufgaben (beispielsweise die Vorbereitung der Kinder auf die Schule) unterbrechen. Nehmen Sie sich genügend Zeit, sich zu zentrieren und auf Ihre Rituale zu fokussieren – dann wird der Morgen für alle Personen in Ihrem Haushalt reibungsloser ablaufen!

Frauen, denen es schwerfällt, sich an ihre guten Vorsätze zu halten, erklären mir oft, dass dies oder jenes für sie einfach nicht machbar ist. Doch das sind normalerweise nur Alarmsignale, die darauf hindeuten, dass sie bestimmten Dingen aus dem Weg gehen oder Angst davor haben. Selbstfürsorgerituale können Ihnen dabei helfen, Ihren inneren Dämonen ins Auge zu blicken und sich selbst so zu lieben, wie Sie wirklich sind. Nutzen Sie Ihr Morgenritual, um eine Prioritätenliste für den bevorstehenden Tag festzulegen, und lassen Sie sich dabei von ätherischen Ölen helfen, um die anstehenden Aufgaben leichter bewältigen zu können!

Mit den nun folgenden Selbstfürsorgeritualen beginne ich jeden Morgen meinen Tag. Sie dauern nur 20 bis 30 Minuten und sind diesen Zeitaufwand auf jeden Fall wert.

Duschritual: Dazu verwende ich immer mein belebendes morgendliches Gute-Laune-Duschspray, um mich für den Tag in Form zu bringen.

Ätherisches Ölritual: Als Nächstes verneble ich Pfefferminz- und Wildorangenöl um mich herum, um mir einen sofortigen Energieschub zu geben, während ich meinen grünen Smoothie zubereite. Je nach Laune trage ich dann auch noch die Superfrauen-Roll-on-Ölmischung (Seite 246) auf meine Handgelenke und andere Pulspunkte auf, um mich weiblicher zu fühlen und mich auf die bevorstehenden Aufgaben einzustimmen.

Playlist-Ritual: Obwohl Musik in meinem ganzen Leben eine wichtige Rolle spielt, mache ich morgens nach dem Duschen immer ein richtiges Ritual daraus: Dann spiele ich eine meiner Playlists ab, während ich mich für die Arbeit fertig mache. Ich liebe Soul, vor allem Stevie Wonder, Aretha Franklin und Earth, Wind & Fire; wenn ich einen dieser Songs höre, bin ich immer sofort gut gelaunt.

Tagebuchritual: Mein Lieblingstagebuch heißt *Speed Dial the Universe,* eine fantastische Tagebuch-App auf Englisch in sechs Schritten, die einen bei der Umsetzung seiner Wünsche und Ziele unterstützt und bei der man nur noch die Lücken auszufüllen braucht. Tagebuch zu führen – in welcher Form auch immer –, hilft mir, meine Pläne und Ziele für den Tag festzulegen, und gehört wahrscheinlich zu den Ritualen, die mein Leben am stärksten verändert haben. Da mich das, was ich in mein Tagebuch schreibe, motiviert und inspiriert, hilft dieses morgendliche Tagebuchritual mir, in schwierigen Situationen zu innerer Klarheit zu finden oder einfach nur auf die richtige Art und Weise an meine Aufgaben heranzugehen. Es ist wie ein roter Faden für mein Leben; denn ich kann jederzeit einen bestimmten Tag in meinem Tagebuch aufschlagen, um herauszufinden, wo ich damals war und was für Gedanken mir durch den Kopf gegangen sind. Mein Tagebuch gibt mir die Möglichkeit, mich darauf zu konzentrieren, was ich für mich selbst tue. Ob Sie es glauben oder nicht: Ich führe nun schon seit zehn Jahren regelmäßig Tagebuch. Das ist für mich ein absolutes Muss.

To-do-Listen-Ritual: Ich liebe Listen! Sie helfen mir sehr dabei, Ordnung in meine Aufgaben zu bringen, und es ist ein ungeheuer befriedigendes Gefühl, die Punkte von der Liste zu streichen, die ich erledigt habe. Wenn ich weiß, dass ich viel zu tun habe, trage ich meine wichtigsten Aufgaben gleich morgens in mein Tagebuch ein. Dadurch brennen sie sich in mein Gedächtnis ein, sodass ich sie garantiert nicht wieder vergesse. Um mich darin zu bestärken, trage ich zusätzlich auch meine Roll-on-Mischung »Du schaffst das!« (Seite 86) auf – das sind genau die Öle, die mich begeistern und motivieren.

Planungsritual: Dadurch, dass ich mir morgens Zeit zum Planen nehme, spare ich tagsüber Zeit. Denn dank dieser genauen Planung finde ich für alles – Rituale, Mahlzeiten usw. – den richtigen Zeitpunkt. Ich plane alles im Voraus! Und ich kenne viele Frauen, denen es genauso geht wie mir – was nicht in ihrem Kalender steht, bekommen sie entweder nicht fertig oder sie vergessen es.

Inspirationsritual: Eines meiner Lieblingsrituale ist das Einatmen von Weihrauchöl, das der Inspiration und Konzentration dient. Danach widme ich mich ein paar Minuten lang meinem Dankbarkeitstagebuch.

Stärkende Tagesrituale, damit die Energie nicht nachlässt

Obwohl jeder Mensch andere Tagesrituale und eine andere Zeiteinteilung hat, gibt es doch ein paar Aktivitäten, auf die ich niemals verzichte – egal zu welcher Tageszeit oder wo ich gerade bin.

»Jede Stunde inhalieren«-Ritual: Dieses Ritual ist sehr einfach und dabei doch so wirksam, dass es eine ausgleichende Wirkung auf Ihren Cortisolspiegel hat und Ihr ganzes Leben entstresst. Stellen Sie den Wecker Ihres Handys so ein, dass er tagsüber jede Stunde klingelt. Sobald Sie den Klingelton hören, nehmen Sie sich ein bis zwei Minuten Zeit, um das ätherische Öl zu inhalieren, das Sie gerade brauchen. Gönnen Sie sich bei dieser Gelegenheit eine kurze Pause vom Alltag und praktizieren Sie Tiefenatmungstechniken.

»Natur als Nahrung für die Seele«-Ritual: Draußen in der Natur zu sein, macht mir ungeheuer viel Freude. Ich könnte mir ein Leben ohne lange Spaziergänge und Wanderungen gar nicht mehr vorstellen! Das ist nicht nur eine wunderbare Möglichkeit, sich Bewegung zu verschaffen; auch das Einatmen der frischen Luft und der Aufenthalt im Freien kann Ihnen ein neues Gefühl der Freude schenken, das Sie den ganzen Tag über begleitet.

Abendritual, um den Tag harmonisch ausklingen zu lassen

Ihr Abendritual ist genauso wichtig wie Ihr Morgenritual. Ich hoffe, dass Sie dieses hier praktizieren werden, denn es gehört zu den Ritualen, die am meisten Kraft und Lebensmut geben.

Spiegelritual: Schauen Sie in den Spiegel und sprechen Sie ein paar Ihrer positiven Bestätigungen vor sich hin. Sie wissen, dass Sie eine starke, kompetente und sexy Frau sind. Sagen Sie sich das so lange, bis Sie daran glauben. Programmieren Sie sich auf Erfolg, indem Sie sich in Ihren besonderen Leistungen und Fähigkeiten (oder was auch immer in Ihrer Welt die wichtigste Rolle spielt) bestärken. Halten Sie sich Ihre Stärken vor Augen! Ich sage mir zum Beispiel oft: »Ich habe hervorragende heilende Fähigkeiten. Ich helfe Tausenden von Menschen. Ich verzeihe mir selbst. Ich bin eine wunderbare Ehefrau.« (Letzteres muss ich mir ganz besonders oft bestätigen!) Gehen Sie liebevoll mit sich um. Beenden Sie Ihr Spiegelritual mit den Worten: »Ich liebe dich!« Das vergesse ich oft, weil ich mich selbst so negativ sehe (sicherlich kennen Sie dieses Gefühl). Am Anfang wird Ihnen das vielleicht albern vorkommen, doch es steigert tatsächlich das Selbstwertgefühl, wenn man sich selbst »Ich liebe dich« sagt. Glauben Sie mir: Danach werden Sie sich fantastisch fühlen! Es ist die beste Methode, um den Tag in positiver Stimmung ausklingen zu lassen.

Durch die Einbeziehung ätherischer Öle sind meine Rituale noch wirksamer geworden. Dank der sofortigen Wirkung dieser Öle konnte ich viele Probleme, mit denen ich in meinem Leben zu kämpfen hatte, langfristig lösen. Von ganz einfachen Dingen wie dem morgendlichen geistigen Kick bis hin zur komplizierten Arbeit an meinem durcheinandergeratenen Hormonhaushalt – ätherische Öle haben mich schon vor vielen Katastrophen bewahrt. Diese Rituale werden Ihnen nicht nur Kraft geben, sondern auch mehr Gleichgewicht und Wohlbefinden in Ihr Leben hineinbringen – sie sind eine ganz neue Art, Ihre Batterien wieder aufzuladen und Ihren Tag zu verschönern.

TEIL II

Ätherische Öle zur Behandlung hormonell bedingter Probleme

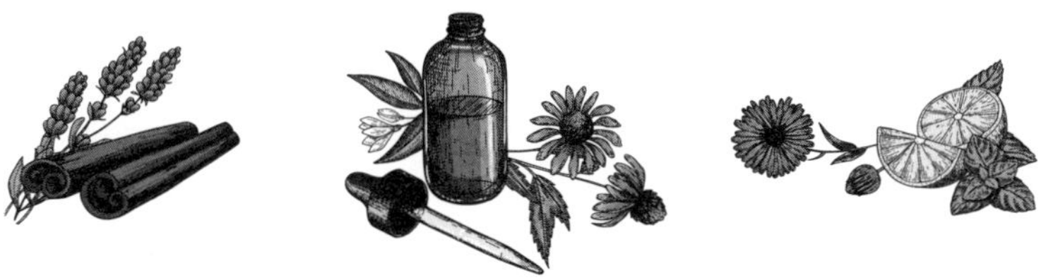

Kapitel 5

Stress

Als starke, ehrgeizige, engagierte Frau weiß ich, was es bedeutet, es jedem recht machen zu wollen. Schließlich habe ich das lange genug am eigenen Leib erlebt. Ich habe mich förmlich über diese Fähigkeit definiert – so lange, bis ich nicht mehr konnte. Und ich habe jahrelang an eine Lüge geglaubt. An welche Lüge? Dass ich erst so richtig zur Hochform auflaufe, wenn ich unter Druck stehe.

Das erklärte ich den Leuten, die besorgte Bemerkungen darüber machten, dass ich »ständig unter Strom« stünde, und meinen Professoren, die meinten, ich würde mir zu viel aufbürden. Dasselbe sagte ich auch zu meinen Vorgesetzten, von denen ich annahm, dass sie mich anders behandelten, weil ich eine Frau in einer von Männern dominierten Gesellschaft war – auch wenn das vielleicht gar nicht unbedingt immer stimmte. Und ich sagte es auch zu mir selbst, wenn ich ein Symptom an mir feststellte, das mir bis dahin noch nie aufgefallen war – und dann schob ich den Gedanken wieder beiseite und stürzte mich aufs Neue in mein, wie ich glaubte, »erfolgreiches« Leben.

Doch mit Mitte zwanzig wurden diese Beschwerden so stark und so zahlreich, dass ich sie nicht mehr ignorieren, geschweige denn bewältigen konnte, und ich begann mich hundeelend zu fühlen. Mein ganzes Leben war nur noch eine einzige Katastrophe! Aber raten Sie mal, was ich getan habe? Ich setzte mich nur noch mehr unter Stress und hielt mich weiterhin an mein Mantra »Ich laufe erst unter Druck so richtig zur Hochform auf«, als wäre das etwas Gutes.

Als ich mich dann dem gefürchteten 30. Geburtstag näherte, fühlte ich mich eher wie eine alte Dame als wie die dynamische und erfolgreiche Frau, für die meine Mitmenschen mich hielten. Aber es fiel mir immer schwerer, vor den Beschwerden, die mich Tag für Tag, Stunde für Stunde und Minute für Minute plagten, den Kopf in den Sand zu stecken. Erschöpft, von Migräneattacken gequält und unfähig, mein Pokerface aufzusetzen und einfach so weiterzumachen wie bisher, begann ich allmählich zu begreifen, in was für einen Zustand der Selbstsabotage ich da hineingeschlittert war – doch das war nicht mein wahres Ich. Ich musste endlich etwas gegen den Stress tun, der mein Leben beherrschte, denn ich hatte mehr zu geben, als mich Tag für Tag in derselben trostlosen Tretmühle abzurackern! Ich war ein wertvoller Mensch und verdiente die gleiche Fürsorge, die ich meinen Patienten so mühelos schenken konnte – nur mir selbst nicht. Endlich gestand ich mir die große Lebenslüge ein, die mich schon so lange in Richtung Verderben manövrierte.

Und raten Sie mal, was daraufhin passierte? Je liebevoller ich mich um mich selbst kümmerte, desto kompetenter wurde ich als Ärztin, Heilerin, Frau und Ehepartnerin.

Wie habe ich meinen Stress überwunden und die Kontrolle über mein Leben zurückgewonnen? Das war gar nicht so einfach. Es war ein langsamer Prozess, bei dem ich lernte, Verantwortung für mich selbst zu übernehmen, Stresssituationen nicht mehr länger zu ignorieren und mithilfe ätherischer Öle zu der gesunden, lebendigen Frau zu werden, von der ich wusste, dass sie in meinem Inneren schlummerte.

Wenn ich jetzt zurückblicke, wird mir klar, dass es für mich ein Augenblick der Offenbarung war, als ich begriff, dass das, was mich angeblich zur »Hochform« auflaufen ließ, negativer Stress war, der mich langsam, aber sicher kaputtmachte. Da wurde mir klar, dass nicht ich das Problem war, sondern der Stress. Ich suchte professionelle Hilfe, veränderte meine Lebensweise von Grund auf, machte mir die erstaunliche Wirksamkeit ätherischer Öle zunutze – und schon steckte ich mitten in einem tief greifenden Wandlungsprozess.

Da ich inzwischen weiß, wie es ist, von Stress beherrscht zu werden, begann ich auch meine Patientinnen danach zu fragen, und alle gaben daraufhin zu, gestresst zu sein. Auch sie hatten an die Lüge geglaubt, diesen Stress irgendwie in den Griff bekommen und überleben zu können. »Stress?«, fragten sie lachend zurück. »Ja, natürlich stehe ich unter Stress, aber wer tut das nicht? Wahrscheinlich habe ich zu viel um die Ohren – und ja, ich bin auch dauernd müde, aber wenn ich die Arbeit nicht mache, wer soll es denn dann tun? Meine Familie kommt für mich an erster Stelle, also mache ich einfach weiter so wie bisher!«

Und dann musste ich meinen Patientinnen die schlechte Nachricht beibringen: nämlich dass sie in zehn Jahren nicht mehr dazu in der Lage sein würden, für ihre Familie zu sorgen, denn die Beschwerden, unter denen sie jetzt litten, waren nur die Spitze des Eisbergs. Der Stress würde so lange an ihrer Substanz zehren, bis sie gar nicht mehr fähig wären, sich um sich selbst zu kümmern, geschweige denn um ihre Familie.

Dann stiegen diesen Frauen jedes Mal Tränen in die Augen. Sie waren nicht glücklich. Sie kämpften sich mehr schlecht als recht durchs Leben und litten darunter. Sie hatten das Gefühl, dass ihnen nicht genug Wertschätzung entgegengebracht wurde – weder von ihren Ehemännern oder Partnern noch von ihrer Familie und am Arbeitsplatz. Sie glaubten, das Leben sei Pflichterfüllung, und rieben sich darin auf. Und genau wie ich fühlten sie sich dabei hundeelend.

Und was noch schlimmer ist: Viele dieser Frauen – vor allem diejenigen, die bereits um die fünfzig oder darüber hinaus waren – hatten die Hoffnung bereits aufgegeben. Sie akzeptierten ihren momentanen Zustand als normal – und man hatte ihnen unmissverständlich erklärt, was »normal« in ihrem Alter bedeutete: dass sie sich auf unvermeidliche hormonelle Veränderungen einstellen mussten – Gewichtszunahme, schwache Libido, Hitzewallungen, Gehirnnebel, Erschöpfung. Im Grunde genommen hieß das: Sie mussten sich auf das Ende vorbereiten. Es war herzzerreißend. Diese Frauen glaubten an all die Lügen, die man ihnen von den vermeintlichen »Gesetzen« der Natur erzählt hatte – und dabei muss das gar nicht so sein!

Wie entsteht Stress?

Um die Auswirkungen von Stress zu verstehen, müssen Sie sich zunächst einmal klarmachen, was dabei in Ihrem Körper abläuft. Der menschliche Organismus ist so konstruiert, dass er auf eine bestimmte Art und Weise auf akuten Stress oder kurzfristige Stresssituationen reagiert, um sich zu schützen und zu überleben. Stresshormone stürmen auf ihn ein, schalten Systeme ab, die fürs Überleben nicht unbedingt gebraucht werden, und der Körper wechselt in den Kampf-oder-Flucht-Modus, um die Gefahr zu bannen und am Leben zu bleiben. Wenn diese Stressreaktion angemessen ist, bringt uns die damit einhergehende Aktivierung des Überlebensmodus in Sicherheit. Viele Menschen genießen den leichten Adrenalinschub, der dabei entsteht, sogar! Sobald der Stress bewältigt ist, kehren unsere Körpersysteme wieder in ihren Normalzustand – ein ausgewogenes Gleichgewicht – zurück.

Das Problem ist nur, dass unsere Welt im 21. Jahrhundert nicht mehr so funktioniert wie zur Zeit unserer Vorfahren. Säbelzahntiger und die Jagd nach Beutetieren versetzten die Menschen früher kurzfristig in Stress; doch heute geraten wir schon bei etwas so Banalem in Stress wie beispielsweise bei einer Fernsehwerbung, die uns daran erinnert, dass wir noch nicht für unseren Ruhestand vorgesorgt haben. Dabei spielt auch die Persönlichkeitsstruktur eine Rolle: Introvertierte Menschen machen sich vielleicht zu viele Sorgen und grübeln ständig über irgendetwas nach, während extrovertierte Menschen sich isoliert fühlen, wenn sie zu lange allein sind. Das versetzt unseren Körper in einen Zustand, den man als episodisch akuten Stress bezeichnet und der dazu führt, dass wir ständig auf der Hut sind.

Unabhängig vom Stressor oder Auslöser führt akuter Stress dazu, dass unser Körper den Blutfluss von unserem Verdauungs- und Fortpflanzungssystem abzieht und in die Extremitäten hineinlenkt, um sich auf einen heftigen Kampf vorzubereiten. Blutdruck und Herzfrequenz steigen, die Atmung läuft auf Hochtouren, und wir sind bereit, uns mit Klauen und Zähnen gegen die drohende Gefahr zu wehren. Aber irgendwann ist der Kampf dann auch wieder vorbei, sodass unser Körper sich beruhigen und wieder in seinen Normalzustand – seine innere Balance – zurückkehren kann. Andernfalls entsteht daraus eine chronische Stresskatastrophe.

Das Ignorieren von Stress ist der Hauptauslöser für Ihre hormonell bedingten Beschwerden, weil Stress so viele verschiedene Körperfunktionen bis hin zur Zellebene beeinflusst. Die Mitochondrien unserer Zellen sind winzig kleine Kraftwerke, ohne die unser Körper nicht richtig funktionieren könnte und die sich auf alles Mögliche auswirken – vom Zellstoffwechsel bis hin zur Hormonproduktion, vom Immunsystem bis hin zu unseren emotionalen Reaktionen usw. Die Hauptaufgabe der Mitochondrien besteht darin, unsere Nahrung in ATP (Adenosintriphosphat) – das Energiespeichersystem unseres Organismus – umzuwandeln. Dieser Prozess geht allerdings mit oxidativem Stress einher, und wenn unsere Zellen nicht genügend ATP produzieren, wird unser Körper unter Umständen anfällig für Gefahren von außen wie beispielsweise Infektionen, Krankheiten und Verletzungen. Doch ein noch größeres Problem entsteht, wenn chronischer Stress unseren Organismus mit noch mehr oxidativem Stress überlastet: Es kommt zum Zelltod. Und wenn Zellen absterben, altert unser Körper.

Wir verkomplizieren unsere Körperchemie zurzeit so, wie wir es noch nie zuvor getan haben – und stürzen uns damit in eine echte Krise. Nun werfen wir einmal einen Blick auf körperlichen, emotionalen/seelischen und chemischen/toxischen Stress.

Körperlicher Stress

Definition: Jede Form von Stress, die Ihren Körper betrifft. Wenn Sie Ihren Körper überlasten, indem Sie ständig zu viel zu tun haben, zu viele Erwartungen zu erfüllen versuchen und gleichzeitig auch noch verhindern, dass sein zirkadianer Rhythmus sich im Schlaf wieder erholen kann – und wenn dann auch noch eine ungesunde Ernährung dazukommt, die Ihrem Körper nicht die Energie liefert, die er als Treibstoff benötigt –, entsteht körperlicher Stress. Dieser kann sich durch die Auswirkungen von Krankheiten zusätzlich verschlimmern (vor allem, wenn es sich dabei um chronische Erkrankungen handelt), denn dadurch wird der Körper geschwächt und kann seine Aufgaben nicht mehr richtig erfüllen.

Symptome: Fehlendes sexuelles Verlangen, Schmerzen, Akne, Angstzustände, Veränderung des Appetits, Schmerzen im Brustkorb, Energiemangel, Schwindelgefühl, Mundtrockenheit, Müdigkeit, Erschöpfung, häufiges Krankwerden (Erkältungen, Herpes, Infektionen), Magen-Darm-Beschwerden, Haarausfall, Kopfschmerzen/Migräne, Herzklopfen, Konzentrationsstörungen, zu hohe Herzfrequenz, Schlafstörungen, Muskelverspannungen, Muskelkrämpfe, Panikattacken, Hautausschlag, Schwitzen ohne körperliche Anstrengung, Zähneknirschen oder Kieferpressen, Ticks oder nervöse Angewohnheiten, Tinnitus, Zittern, Gewichtszunahme oder -abnahme usw.

Emotionaler/seelischer Stress

Definition: Jede Form von Stress, die sich auf Ihre Stimmung oder psychische Verfassung auswirkt. Ständige Sorgen und ein Gefühl der Überforderung ohne gleichzeitige Fähigkeit zur Entspannung führen zu emotionalem und seelischem Stress. Das Gleiche gilt für psychisch belastende oder niederschmetternde Lebensereignisse wie beispielsweise Arbeitsplatzverlust, Bankrott, Unfälle, Verletzungen oder der Verlust eines geliebten Menschen.

Symptome: Aufregung, innere Unruhe, unsoziales Verhalten, Wut, Angst, Verwirrung, Depression, Gereiztheit, Gefühlsausbrüche, Schuldgefühle, Vergesslichkeit, Frustration, Feindseligkeit, Schlafstörungen, Reizbarkeit, Isolation, Einsamkeit, niedriges Selbstwertgefühl, ständige innere Dialoge, Nervosität, Überreagieren auf Situationen, zwanghaftes Verhalten, Gefühl der Überforderung, Unruhe, Selbstmordgedanken, innere Anspannung, Gefühl der Wertlosigkeit usw.

In ihrem Jahresreport 2017 »Stress in America« schreibt die American Psychological Association, dass 80 Prozent aller Amerikaner eigenen Angaben zufolge innerhalb eines Monats mindestens unter einem mit Stress zusammenhängenden Symptom gelitten haben; die häufigsten dieser Beschwerden waren Kopfschmerzen, das Gefühl der Überforderung, Nervosität und Angstzustände oder Depressionen. Die befragten Personen waren sich durchaus darüber im Klaren, wie sehr körperlicher und emotionaler Stress unserer Gesundheit schadet. Und wer klagte am meisten über Stress? Frauen.

Aber Sie haben Ihr Schicksal selbst in der Hand! Sie können die richtigen Entscheidungen treffen, um Ihr Leben zu entstressen und mithilfe ätherischer Öle mit Anmut und Leichtigkeit durchs Leben zu gehen.

Welche Hormone wirken sich auf Ihren Stresslevel aus?

Stress hat schwerwiegende Auswirkungen auf verschiedene Hormone.

Adrenalin und Cortisol

Die Cortisolwerte schwanken im Tagesverlauf. Normalerweise steigt der Cortisolspiegel die ganze Nacht über an, erreicht in den Morgenstunden seine Höchstwerte und sinkt in den Abendstunden wieder ab. Dieser diurnale Rhythmus (Tagesrhythmus) hilft dem Körper, in seinem natürlichen Gleichgewicht zu bleiben. Cortisol ist für unsere kognitive Funktion, einen ausgewogenen Stoffwechsel und viele andere Prozesse lebenswichtig.

Unter Einwirkung von Stressfaktoren beginnt unser Körper auf Hochtouren zu laufen. Wie Sie ja inzwischen wissen, spielen unsere Nebennieren bei der Stressregulation die wichtigste Rolle. In Stresssituationen schütten sie Adrenalin aus, das unseren Körper in den Kampf-oder-Flucht-Modus hineintreibt. Herzfrequenz und Blutdruck steigen, und unser Energieniveau erhöht sich, damit wir als Sieger aus dem bevorstehenden Kampf hervorgehen können. Als Nächstes schütten die Nebennieren Cortisol aus: Dieses Stresshormon erhöht den Blutzuckerspiegel, damit wir genügend Energie für den bevorstehenden Kampf haben. Da die Nebennieren nicht unterscheiden können, wodurch der Stress ausgelöst wurde, produzieren sie auf jeden Fall Cortisol. Wenn dann auch noch chronischer Stress hinzukommt, geraten Sie in einen Dauerteufelskreis der Nebennierenaktivierung mit ständig erhöhten Stresshormonspiegeln – eine HPA-Achsen-Regulationsstörung.

Zu den häufigsten Symptomen dieser HPA-Achsen-Regulationsstörung durch zu hohe Cortisolwerte gehören: ein Gefühl ständiger Überforderung durch unbewältigten Stress, Müdigkeit bei gleichzeitigem Aufgedrehtsein, Hautprobleme, Schlafstörungen, unerklärliche Stimmungsschwankungen, Gewichtszunahme, häufiges Kranksein, unregelmäßige Menstruationszyklen, Probleme mit dem sexuellen Verlangen usw. Das kann zu ernsthaften gesundheitlichen Problemen wie beispielsweise dem Cushing-Syndrom (einem ständig zu hohen Cortisolspiegel im Blut) führen.

T3 und T4

In Stresssituationen fährt unser Körper seine Schilddrüsenfunktion zurück, um möglichst viel Energie für den bevorstehenden Kampf zu sparen. In einer normalen akuten Stresssituation ist das auch durchaus sinnvoll, weil der Körper diese Energie für seine Kampf-oder-Flucht-Reaktion (oder seinen Heilungsprozess nach einem Kampf) benötigt. Problematisch wird es erst dann, wenn der Körper seine Schilddrüsenfunktion aufgrund von chronischem Stress ständig unterdrückt; denn das wirkt sich auf sämtliche Systeme der HPA-Achse aus.

Denken Sie daran, dass T4 normalerweise in T3 umgewandelt wird; nur ein kleiner Teil davon wird zu reversem T3, um Ihr System im Gleichgewicht zu halten. Ein erhöhtes Stressniveau führt zur Ausschüttung von TSH (Thyreotropin), sodass noch weniger freies T3 und mehr reverses T3 produziert wird, was wiederum dazu führt, dass Ihr Stoffwechsel sich verlangsamt, um Energie zu sparen – aber zu viel reverses T3 blockiert auch die Schilddrüsenhormonrezeptoren. Die andere wichtige indirekte Auswirkung der Nebennieren auf die Schilddrüsenfunktion läuft über ihren Einfluss auf den Blutzucker: Zu hohes oder zu niedriges Cortisol kann Hypoglykämien (Unterzuckerungen), Hyperglykämien (Überzuckerungen) oder beides verursachen. Blutzuckerschwankungen führen zu Symptomen einer Schilddrüsenunterfunktion, wenn man nichts dagegen tut.

Außerdem stört Cortisol das empfindliche Gleichgewicht der HPT-Achse (Hypothalamus-Hypophysen-Schilddrüsen-Achse), die Cortisol und Melatonin braucht, um die Schilddrüsenhormonspiegel auf gleichbleibendem Niveau halten zu können. Leider untersuchen viele Ärzte bei ihren Patientinnen nicht die Spiegel des reversen T3, sodass sie weiterhin unter ihren Beschwerden leiden.

Insulin

Wenn Ihr Körper in den Kampf-oder-Flucht-Modus gerät, bildet die Leber auch mehr Glukose, um Ihnen die nötige Energie zu liefern. Eigentlich sollte die überschüssige Glukose, die nicht für Kampf oder Flucht gebraucht wird, dann wieder vom Körper resorbiert werden. Doch Menschen mit erhöhtem Risiko für Typ-2-Diabetes und stressbedingte Hyperglykämien (Überzuckerungen) geht die Fähigkeit verloren, auf Insulin zu reagieren, bis sie irgendwann insulinresistent werden. Untersuchungen der National Institutes of Health haben gezeigt, dass wiederholte Insulinspitzen, wie sie bei einer Insulinresistenz häufig vorkommen, bei Patienten mit autoimmuner Schilddrüsenerkrankung den Zerstörungsprozess der Schilddrüse beschleunigen.

Östrogen und Progesteron

Chronischer Stress führt zu Anovulation (Ausbleiben des Eisprungs), Amenorrhö (Ausbleiben der Periode) und anderen Problemen und Unregelmäßigkeiten des Menstruationszyklus. Und wenn dann die Menopause näher rückt, beginnen die weiblichen Geschlechtshormonspiegel zu schwanken und abzunehmen. Jetzt können die Symptome, die dadurch entstanden sind, dass wir das Fundament unserer Gesundheit vernachlässigt haben, unseren Körper noch stärker belasten. Außerdem löst die Auseinandersetzung mit dem Alterungsprozess oft auch emotionalen Stress aus.

Emotionale Auslöser

Zu erkennen, was Sie emotional quält, und zu lernen, vorausschauend mit solchen Problemen umzugehen, kann der beste Schritt zur Senkung Ihres Stressniveaus sein. Wir haben alle schon einmal intensive emotionale Stresssymptome erlebt. Ich verlasse mich dabei immer stark auf meine Intuition – die innere Stimme, die mich leitet, das Bauchgefühl, das mich in beunruhigen Situationen innehalten lässt, das innerliche Zusammenzucken, das ich bei Alarmsignalen spüre. Zu lernen, diese Zeichen zu erkennen, statt sie zu ignorieren, ist der Schlüssel zu einem besseren Umgang mit Stress – denn dann können Sie anfangen, Ihren Stress zu bekämpfen, statt zuzulassen, dass er Sie bekämpft!

Wenn ich anfange, mich wegen jeder Kleinigkeit aufzuregen oder mir über völlig banale Dinge Sorgen zu machen, weiß ich, dass der Stress mich wieder mal im Griff hat. Das, was mich aufregt, hat vielleicht gar nichts mit dem eigentlichen Problem zu tun, aber es ist der Tropfen, der das Fass zum Überlaufen bringt – so wie damals, als mein Mann beschloss, eine neue Mandelmilchmarke zu kaufen. Wir probieren ständig neue Lebensmittel aus, und normalerweise bin ich immer sehr neugierig auf diese Experimente, doch an jenem Tag fühlte ich mich total überfordert und gestresst. Statt mich über seine Spontaneität zu freuen, hätte ich dem armen Mann am liebsten den Kopf abgerissen. Zum Glück wusste er, wie gestresst ich war, und es gelang ihm, mich zu beruhigen, indem er einfach zu dem Schränkchen hinüberging, in dem ich meine ätherischen Öle aufbewahre, mir meine Roll-on-Ölmischung gegen innere Anspannung (Seite 72) in die Hand drückte und sich dann langsam zurückzog. An seiner Reaktion erkannte ich, dass ich mit meiner Reaktion weit übers Ziel hinausgeschossen war, also setzte ich mich erst einmal hin und dachte darüber nach, warum eine banale Mandelmilch bei mir so eine überzogene Reaktion ausgelöst hatte!

Nehmen Sie sich nun einmal Zeit zum Nachdenken und beantworten Sie sich folgende Fragen:

- Was löst bei mir Stress oder starke Gefühlsausbrüche aus?
- Wie viel Stress kann ich verkraften?
- Welcher Stress nervt mich so, dass ich ihn nicht einfach hinter mir lassen und wieder »zur Tagesordnung übergehen« kann?
- Was könnte ich an meinem Leben ändern, um besser mit Stress fertigzuwerden?
- Woran kann ich nichts ändern, und was will ich tun, um diese Art von Stress zu bewältigen?

Erlauben Sie sich, nicht reaktiv, sondern proaktiv mit Ihrem Stress umzugehen. Versuchen Sie, mithilfe von Selbstfürsorgeritualen und ätherischen Ölen in Stresssituationen einen kühlen Kopf zu bewahren. Ändern Sie Ihre Lebensweise und orientieren Sie sich dabei an meinen Empfehlungen in Kapitel 1 dieses Buches. Und üben Sie sich in der Kunst der Eigenliebe, indem Sie sich Zeit für sich selbst nehmen!

Wie können Sie mit ätherischen Ölen Ihren Stress lindern?

Mit den im Folgenden genannten ätherischen Ölen können Sie inmitten der chaotischen Hektik des Lebens mit seinem endlosen Stress Tropfen für Tropfen zu innerer Ruhe finden.

Die besten ätherischen Öle gegen Stress

Bergamotte (*Citrus bergamia*)

- Vertreibt Angst und innere Anspannung und wirkt emotional aufbauend
- Reinigt Körper und Geist
- Baut Stress ab

Aromatherapie

- Bei starkem Stress im Diffuser vernebeln, um ruhiger zu werden
- Im Diffuser vernebeln, um mehr Selbstvertrauen und gleichzeitig ein Gefühl von Ruhe und innerem Frieden aufzubauen

Äußerliche Anwendung

- Mit Ihrem Lieblingsträgeröl verdünnen und als Massageöl auftragen
- Eine Gesichtsmaske aus Öl und griechischem Joghurt und/oder Rohhonig (beides aus biologischem Anbau) herstellen
- Beim Duschen in den Körper einmassieren
- Für eine erholsame Nachtruhe verdünnen und vor dem Schlafengehen auf die Fußsohlen auftragen

Warnhinweis: Nach äußerlicher Anwendung von Bergamotteöl direkte Sonneneinstrahlung oder UV-Strahlung vermeiden, da dieses Öl phototoxisch ist!

Lavendel (*Lavandula angustifolia*)

- Beruhigt Körper und Geist und fördert einen allgemeinen Zustand der Ruhe
- Verhilft zu erholsamem Nachtschlaf
- Baut Spannungen und Ängste ab

Aromatherapie

- 1–2 Tropfen auf Bettwäsche und Kopfkissen geben
- Vor dem Zubettgehen 3–4 Tropfen im Diffuser vernebeln

Äußerliche Anwendung

- Auf die Pulspunkte tupfen
- 1–2 Tropfen mit Ihrem Lieblingsträgeröl vermischen und vor dem Schlafengehen auf die Fußsohlen auftragen
- 2–3 Tropfen in ein Bad mit Bittersalz geben oder mit Ihrem aus natürlichen Zutaten bestehenden Lieblingsduschgel vermischen

Debras Geschichte

Als Debra zu mir kam, war sie 39 Jahre alt und machte sich Sorgen wegen verschiedener Symptome, die bei ihr ganz plötzlich aufgetreten zu sein schienen. Sie hatte im Laufe von drei Monaten fast fünfeinhalb Kilo zugenommen, obwohl sie vier- bis fünfmal pro Woche fünf Kilometer joggte. Außerdem konnte sie abends aufgrund von Ängsten schlecht einschlafen und hatte in ihrem Beruf als Börsenanalystin wegen der jüngsten Entlassungen mehr Stress als früher. Sie trank nachmittags mehr Eiskaffee als sonst, um trotz ihres Schlafmangels wach zu bleiben, vergaß aber trotzdem immer wieder Kleinigkeiten, zum Beispiel wo sie ihre Schlüssel hingelegt hatte.

Die Hormonuntersuchung zeigte, dass Debra unter chronischem Stress, erhöhten Cortisolwerten und einem abnormal hohen Östrogenspiegel litt.

Ich empfahl ihr folgende Selbsthilfemaßnahmen:

- Das Nachmittagstief mit einer Kombination aus Grüne-Minze-Öl und Wildorangenöl überbrücken
- Nach dem Abendessen die Roll-on-Ölmischung gegen Heißhungerattacken (Seite 120) auftragen, um spätabendlichem Heißhunger vorzubeugen
- Für einen besseren Schlaf zwei Stunden vor dem Schlafengehen die Diffusermischung »Tiefenentspannung« (Seite 103) vernebeln und direkt vor dem Zubettgehen Lavendel- und Vetiveröl auf Nacken und Füße auftragen
- Jeden Morgen ein Dankbarkeitstagebuch führen und sich dabei vom Duft ätherischen Wildorangenöls inspirieren lassen
- Dreimal pro Woche intensives Intervalltraining machen, um ihren Stoffwechsel anzukurbeln und mehr Fett zu verbrennen; außerdem zweimal pro Woche Yoga zum Stressabbau
- Kaffee durch Matcha-Grüntee ersetzen (das L-Theanin im grünen Tee baut Stress ab, ohne sedierend zu wirken)
- Zu allen Mahlzeiten mehr grünes Blattgemüse essen, um für einen gesunden Östrogenstoffwechsel zu sorgen
- Nahrungsergänzungsmittel: ein Multivitaminpräparat, 300 mg Magnesiumglycinat, 500 mg Ashwagandha, Tulsi-Tee am Morgen und 2000 mg Omega-3-Fettsäuren zur Senkung des Stressniveaus und Vermehrung der fettfreien Körpermasse

Schon innerhalb von drei Wochen hatte Debra wieder mehr Energie, vor allem um die Tagesmitte. Sie schlief jede Nacht mindestens sieben Stunden, nahm drei Kilo ab und fühlte sich bei der Arbeit weniger gestresst, vor allem nach ihren fünfminütigen Pausen mit der Roll-on-Ölmischung zum Stressabbau (Seite 72). Ihre spätabendlichen Heißhungerattacken waren verschwunden, außerdem hatte sie das Gefühl, dass ihr Gedächtnis sich verbessert hatte. Als ich sie fragte, wie es mit ihrer Energie stand, meinte sie: »Ich kann mir mein Leben ohne diese wunderbaren Öle gar nicht mehr vorstellen! Ich baue sie gerne in meinen Alltag ein, vor allem bei der Arbeit. Ich habe großes Vertrauen zu diesen Hilfsmitteln, die mir helfen, etwas für meinen Körper zu tun.«

Muskatellersalbei *(Salvia sclarea)*

- Beruhigt und entspannt Körper und Geist
- Lindert Muskelverspannungen und -krämpfe und fördert die Entspannung
- Fördert einen erholsamen Nachtschlaf durch Abschalten innerer Dialoge und Verstärkung der allgemeinen Ruhe

Aromatherapie

- 3–4 Tropfen im Diffuser vernebeln
- 1–2 Tropfen auf Kopfkissen oder Bettwäsche geben

Äußerliche Anwendung

- 1–3 Tropfen mit 1 TL Trägeröl vermischen und in die Bauchregion einmassieren
- 1–2 Tropfen mit Ihrem Lieblingsträgeröl vermischen und auf Fußsohlen oder Pulspunkte auftragen
- 2–3 Tropfen in ein Bad mit Bittersalz geben oder mit Ihrem aus natürlichen Zutaten bestehenden Lieblingsduschgel vermischen

Weihrauch *(Boswellia carterii, B. frereana und B. sacra)*

- Versetzt Sie in einen Zustand der Ruhe und Entspannung
- Wirkt sich bei innerlicher Einnahme positiv auf bestimmte Körpersysteme (Immunsystem, Nervensystem, Verdauung) und auf die Zellfunktion aus

Aromatherapie

- 3–4 Tropfen im Diffuser vernebeln
- 1 Tropfen in die Handflächen einreiben und tief einatmen
- 20 Tropfen Weihrauch-, 20 Tropfen Bergamotte- und 20 Tropfen Lavendelöl in ein 60-ml-Sprühfläschchen aus Glas geben und mit Aquadest oder Hamameliswasser auffüllen; schütteln und als Raumspray benutzen

Äußerliche Anwendung

- 1–2 Tropfen mit Ihrem Lieblingsträgeröl vermischen und auf die Fußsohlen auftragen
- Ihre Lieblingsfeuchtigkeitscreme mit dem Öl anreichern

Wildorange *(Citrus sinensis)*

- Belebt und beflügelt Körper und Geist
- Lindert Verdauungsbeschwerden
- Reinigt und stimuliert den Organismus, vor allem das Immunsystem

Aromatherapie

- 1–2 Tropfen im Diffuser vernebeln
- 1 Tropfen mit je 1 Tropfen Pfefferminz- und Weihrauchöl und Ihrem Lieblingsträgeröl vermischen, in den Handflächen verreiben und tief einatmen

Äußerliche Anwendung

- Eine Mischung aus Wildorangen-, Pfefferminz- und Weihrauchöl auf den Nacken auftragen
- Das Öl mit Ihrem Duschgel vermischen

- Mit einem Trägeröl verdünnen und zusammen mit Pfefferminzöl auf die Bauchregion auftragen

Warnhinweis: Nach äußerlicher Anwendung von Wildorangenöl direkte Sonneneinstrahlung oder UV-Strahlung meiden, da dieses Öl phototoxisch ist!

Zeder (*Juniperus virginiana*)

- Beruhigt und erdet Körper und Geist, fördert Vitalität und Entspannung
- Verhilft zu emotionalem Gleichgewicht und allgemeinem Wohlbefinden
- Lässt den Körper zu natürlicher Ruhe und Zuversicht finden

Aromatherapie

- 2–4 Tropfen im Diffuser vernebeln
- 2 Tropfen in Kombination mit 2 Tropfen Lavendelöl im Diffuser vernebeln

Äußerliche Anwendung

- Beim Training oder beim Meditieren/Beten 1–3 Tropfen mit 1 TL Trägeröl vermischen und in den Brustkorb einmassieren
- Bei starkem Stress oder Panikattacken in die Pulspunkte einmassieren

Warnhinweis: Nicht für die innerliche Anwendung zu empfehlen!

Ätherische Ölmischungen

Die folgenden Ölmischungen eignen such gut zur Bekämpfung von Stress.

Diffusermischungen für die Aromatherapie

Diffusermischung »Neustart und Regeneration«

2 Tropfen Zedernöl
2 Tropfen Wildorangenöl
1 Tropfen Ylang-Ylang-Öl

Diffusermischung »Chillen und relaxen«

3 Tropfen Lavendelöl
2 Tropfen Muskatellersalbeiöl
2 Tropfen Zedernöl

Diffusermischung »Erdung und Beruhigung«

2 Tropfen Bergamotteöl
2 Tropfen Weihrauchöl
2 Tropfen Lavendelöl

Inhalatormischungen für die Aromatherapie

Inhalatormischung »Wieder auf die Beine kommen«

4 Tropfen Bergamotteöl
4 Tropfen Ylang-Ylang-Öl
4 Tropfen Lavendelöl
3 Tropfen Wildorangenöl

Inhalatormischung »Zen«

4 Tropfen Muskatellersalbeiöl
4 Tropfen Wildorangenöl
4 Tropfen Weihrauchöl
3 Tropfen Zedernöl

Konzentrationsfördernde und stimmungsaufhellende Inhalatormischung

4 Tropfen Rosmarinöl
3 Tropfen Bergamotteöl
3 Tropfen Wildorangenöl
2 Tropfen Pfefferminzöl
1 Tropfen Weihrauchöl

Raum- und Körperspray für die Aromatherapie

Stressabbauspray

10 Tropfen Wildorangenöl
8 Tropfen Lavendelöl
5 Tropfen Muskatellersalbeiöl
45 ml Aquadest

Die Öle in ein 60-ml-Sprühfläschchen aus Glas geben und mit Wasser auffüllen. Das Fläschchen verschließen und schütteln, damit sich die Zutaten miteinander vermischen. Die Mischung in die Luft oder auf den Körper sprühen.

Roll-on-Ölmischungen zur äußerlichen Anwendung

Roll-on-Ölmischung zum Stressabbau

12 Tropfen Lavendelöl
9 Tropfen Weihrauchöl
9 Tropfen Mandarinenöl
Trägeröl nach Wahl

Die Öle in ein 10-ml-Roll-on-Fläschchen aus Glas geben und mit dem Trägeröl auffüllen. Kugel und Deckel wieder aufsetzen und das Fläschchen vorsichtig schütteln, um die Öle miteinander zu vermischen. Die Mischung auf Fußsohlen, Nacken oder Handflächen auftragen.

Roll-on-Ölmischung gegen innere Anspannung

10 Tropfen Lavendelöl
10 Tropfen Muskatellersalbeiöl
10 Tropfen Pfefferminzöl
Trägeröl nach Wahl

Die Öle in ein 10-ml-Roll-on-Fläschchen aus Glas geben und mit dem Trägeröl auffüllen. Kugel und Deckel wieder aufsetzen und das Fläschchen vorsichtig schütteln, um die Öle miteinander zu vermischen. Die Mischung auf Handgelenke, Fußknöchel, Nacken und sämtliche verspannten Körperregionen auftragen und anschließend einmassieren. Immer wenn sich wieder ein Gefühl innerer Anspannung einschleicht, halten Sie Ihre Handgelenke unter die Nase und atmen das Aroma tief ein.

Roll-on-Ölmischung »Motivation und neue Kraft«

10 Tropfen Wildorangenöl
10 Tropfen Pfefferminzöl
7 Tropfen Ylang-Ylang-Öl
3 Tropfen Basilikumöl
Trägeröl nach Wahl

Die Öle in ein 10-ml-Roll-on-Fläschchen aus Glas geben und mit Trägeröl auffüllen. Kugel und Deckel wieder aufsetzen und das Fläschchen vorsichtig schütteln, um die Öle miteinander zu vermischen. Die Mischung auf die Handgelenke, hinter die Ohren und auf den Nacken auftragen. Immer wenn Sie das Gefühl haben, schnell neue Kraft tanken zu müssen, halten Sie Ihre Handgelenke unter die Nase und atmen das Aroma tief ein.

Selbstfürsorgerituale gegen Stress

Mit täglichen Selbstfürsorgeritualen zur Stressbekämpfung trainieren Sie Ihren Körper und Geist darauf, sich auf sich selbst zu konzentrieren, inmitten der Hektik Ihres Alltagslebens zu innerer Ruhe zu finden und sich in chaotischen Situationen neu zu fokussieren und wieder Kraft zu tanken. Lesen Sie die Beschreibungen dieser Rituale genau durch, wählen Sie diejenigen aus, die Sie besonders ansprechen, und nehmen Sie sie in Ihr tägliches Stressabbauprogramm auf. Doch zunächst einmal sollten Sie sich vor Augen halten, dass Sie selbst an erster Stelle stehen: Planen Sie in Ihrem Kalender feste Termine ein, an denen Sie sich ausschließlich Ihrer Selbstfürsorge widmen!

Lassen Sie sich durch nichts von der Einhaltung dieser Auszeiten abhalten. Auch wenn Sie sich zunächst nur ein paar Minuten pro Tag Zeit für sich selbst nehmen – Ihr Körper und Ihr Geist brauchen diese kleinen Auszeiten, um sich wieder besser fokussieren zu können und Vitalität zurückzugewinnen. Diese Selbstfürsorgetermine sind wie eine kurze Verschnaufpause vom Leben mit seinem ganzen Stress. Also lesen Sie ein Buch, schauen Sie sich ein paar lustige Katzenvideos an, schwelgen Sie bei einem Spaziergang oder einer Wanderung in der Schönheit der Natur, entspannen Sie sich bei einem heißen Bad oder probieren Sie ein neues Kochrezept aus – oder was auch immer Ihnen ein Lächeln aufs Gesicht zaubert! Es kommt nur darauf an, irgendetwas zu tun, das Sie begeistert, und dabei völlig ungestört zu sein.

Kleine Auszeit

Bauen Sie dieses Ritual in Ihre täglichen Tiefenatmungsübungen ein und gönnen Sie sich dazu eine Diffuser- oder Inhalatormischung, um noch bessere Ergebnisse zu erzielen. Atmen Sie einfach tief ein, indem Sie Ihr Zwerchfell dehnen und Ihren Bauch herausstrecken, und halten Sie nach dieser Einatemphase fünf Sekunden lang den Atem an. Dann atmen Sie langsam aus und ziehen den Bauchnabel dabei in Richtung Wirbelsäule. Nachdem Sie die ganze Luft aus Ihrer Lunge herausgelassen haben, halten Sie wieder die Luft an und seien Sie einfach im jetzigen Augenblick. Wiederholen Sie das fünf- bis zehnmal, um einen Zustand der inneren Ruhe zu erreichen, bei dem Ihr Cortisolspiegel sinkt. Schieben Sie dieses Ritual immer dann ein, wenn Sie es brauchen – egal wo Sie gerade sind. So eine kleine Auszeit eignet sich ganz hervorragend zum Meditieren oder Beten! Sobald Sie die Tiefenatmungstechnik besser beherrschen, können Sie trainieren, diese kleinen Auszeiten immer länger auszudehnen.

Lachritual

Viele Menschen sagen, dass Lachen die beste Medizin ist, und Ergebnisse von Untersuchungen der Mayo-Klinik geben ihnen recht: Lachen baut Stress ab, senkt den Cortisolspiegel und versorgt den Körper mit mehr Sauerstoff, sodass Sie sich besser entspannen können. Also: Finden Sie immer wieder einen Grund, um herzhaft zu lachen! Lachen hilft beim Abschalten vom Alltagsstress.

Stressabbau durch Bewegung

Wie Sie in Kapitel 6 noch erfahren werden, ist körperliche Aktivität gesund für Herz und Kreislauf, erhöht die Leistungsfähigkeit des Gehirns, baut Spannungen ab und trägt zur Senkung des Cortisolspiegels bei. Das Erfolgsrezept besteht darin, Bewegung zum Spannungsabbau zu nutzen – Ihr Sport sollte kein Stress für Sie sein, sondern eine Möglichkeit, sich von der Last der Welt zu befreien. Also suchen Sie nach einer körperlichen Aktivität, die Ihnen wirklich Spaß macht! Nehmen Sie an einem Tanzkurs teil oder veranstalten Sie eine kleine Tanzparty in Ihrer Küche, probieren Sie es einmal mit Hot Yoga, bauen Sie Ihre innere Anspannung ab, indem Sie auf ein Kissen einboxen, steigen Sie auf einen Berg oder machen Sie ganz einfach einen Spaziergang.

Meditations- und Atmungsrituale

Geist-Körper-Übungen wie Yoga oder Tai-Chi trainieren den Körper auf sanfte Weise und beruhigen gleichzeitig den Geist. Besonders gerne mag ich geführte Meditations-Apps, die mich behutsam durch den Prozess der Meditation und/oder Tiefenatmung führen. Verstärken Sie diese Wirkung durch eine beruhigende Diffuser-Ölmischung oder indem Sie die Roll-on-Ölmischung »Zen« auf Ihre Handgelenke auftragen, und gönnen Sie sich eine Selbstfürsorgeauszeit, in der Sie einfach nur innehalten und nachdenken. Außerdem empfehle ich »GPS for the soul«, eine App, die Ihre Herzfrequenzvariabilität (HRV) – das Intervall zwischen den Herzschlägen, ein Indikator für Ihre Belastbarkeit – mit der Handykamera misst. Diese bahnbrechende Technologie senkt Ihren Cortisol- und DHEA-Spiegel, indem sie Ihren Geist darauf trainiert, negative Denkmuster auszuschalten.

Massageritual

Eine therapeutische Massage senkt den Cortisolspiegel und fördert die Tiefenentspannung und die Ausschüttung der Neurotransmitter (Nervenbotenstoffe) Dopamin und Serotonin – das ist einer der Gründe, warum man sich danach so wohlfühlt. Durch ätherische Öle können Sie diese positive Wirkung noch verstärken.

Stressabbauende Playlist

Genau wie Lachen wirkt sich auch Musik positiv auf das Stressniveau aus – je nachdem, was man hört. Laute, aggressive Musik kann einem durch Mark und Bein gehen, während beruhigende, rhythmische Musik (beispielsweise klassische Musik, New-Age-Musik oder einfach nur Naturgeräusche) Sie aus Ihrem Stress herausholt und Ängste abbaut. Kluge Ärzte und Zahnärzte bieten ihren Patienten Kopfhörer und eine Auswahl verschiedener Musikstücke an, um sie vor medizinischen Eingriffen zu beruhigen.

Sie können Ihren Stress so gering wie möglich halten, indem Sie sich eine eigene beruhigende Playlist erstellen, die Sie dann jeden Tag hören. Bei diesen Melodien wird Ihr Körper sich sehr schnell entspannen. Viele Mütter kennen dieses Erfolgsgeheimnis bereits: Sie beruhigen ihre Babys mit Schlafliedern, die sie ihnen schon im Mutterleib immer wieder vorgespielt haben.

Genieß die Natur

Zu den besten stressabbauenden Ritualen, die ich mir gönne, gehören Wanderungen! Der Aufenthalt an der frischen Luft regeneriert mich, gibt mir neue Kraft und die Möglichkeit, mich zu entspannen – auch wenn es nur für 20 Minuten ist. Egal wie schwer mein Tag war oder welche Aufgaben mich erwarten, wenn ich nach Hause komme – die Natur hilft mir immer, Stress abzubauen und meinen Kopf wieder frei zu bekommen. Nehmen auch Sie sich ein bisschen Zeit, wieder mit der Natur in Kontakt zu kommen! Lassen Sie sich von der Sonne bescheinen, die Ihre Vitamin-D-Speicher wieder auffüllt, und denken Sie darüber nach, in was für einer wunderbaren Welt wir leben.

Kapitel 6

Energie und Müdigkeit

In der Schule war ich das Mädchen, das sich freiwillig für jede außerschulische Aktivität meldete und trotzdem immer nur Einsen im Zeugnis hatte, das sich fest vornahm, Jahrgangsbeste zu werden, und nicht ruhte, bis es dieses Ziel erreicht hatte. Ich war entschlossen, alles zu schaffen und es allen recht zu machen. Schon im Alter von 17 Jahren spielte ich die unermüdliche Superfrau, und alle haben mir diese Rolle abgenommen.

Zehn Jahre später sagten immer noch alle, die mich kennenlernten, ich hätte eine unglaubliche Energie. Auch sie glaubten an die Fassade, die ich meinen Mitmenschen vorgaukelte – und ich selbst natürlich auch. Bis ich schließlich zusammenbrach – ein klassischer Fall von chronischem Müdigkeitssyndrom.

Um diese Zeit herum schnupperte ich zum ersten Mal an ätherischem Wildorangenöl und bildete mir ein, meinen täglichen Zucker- und Koffeinkonsum einfach durch eine Flasche Zitrusöl ersetzen zu können – meine neue »Energiebombe«. Doch bald stellte ich fest, dass ätherische Öle einem zwar über so manches Tief hinweghelfen können, dass ich aber auch meinen Lebensstil von Grund auf ändern musste, um die natürliche Energie zurückzugewinnen, die ich so dringend brauchte.

Wie kommt es zu Energiemangel und quälender Müdigkeit?

»Ich brauche einfach nur mehr Energie« – diese Aussage höre ich von fast allen meinen Patientinnen, und sie ist eines der größten Probleme, mit denen Frauen heutzutage konfrontiert sind, wenn sie sich zu viel aufbürden. Leider gibt es dafür keine einfache Lösung, denn sobald man an seine Grenzen stößt und anfängt, unter ständiger Müdigkeit und Energielosigkeit zu leiden, müssen die Ursachen dieses Problems sofort behandelt werden. Aber es gibt Hoffnung – und es gibt gute Lösungen!

Ihr langfristiges Ziel sollte darin bestehen, ein gleichbleibendes Energieniveau aufrechtzuerhalten, um allen Lebenslagen gewachsen zu sein. Kein Rezept oder Kapitel dieses Buches wird alle Ihre Probleme lösen – Sie müssen schon bereit sein, Zeit und Mühe in Ihre eigene Gesundheit zu investieren, um Ihre frühere Energie zurückzugewinnen, und das umfassende 14-Tage-Rettungsprogramm in Teil III dieses Buches mit täglicher Anwendung ätherischer Öle, gesunder Ernährung, Nahrungsergänzungsmitteln, körperlicher Aktivität und Selbstfürsorge wird den Grundstein für Ihren Regenerationsprozess legen.

Welche Hormone wirken sich auf Ihr Energieniveau aus?

Hormone haben eine synergistische Wirkung auf den Körper. Wenn Ihr Hormonhaushalt aus dem Gleichgewicht gerät, leidet Ihr Energieniveau darunter. Die beste Lösung für dieses Problem lautet Prävention: Sie müssen sich gut um Ihren Körper kümmern und Stress nach Möglichkeit von sich fernhalten. Das wirkt Wunder und versorgt Sie mit der Energie, die Sie brauchen.

Cortisol und Adrenalin

Kurzfristig putscht Adrenalin den Körper auf, um Sie vor potenziellen Stressoren zu schützen und Energie für die Kampf-oder-Flucht-Reaktion bereitzustellen. Außerdem schütten die Nebennieren in solchen Situationen auch Noradrenalin aus, wodurch der Körper vorübergehend stärker und wacher wird und förmlich vor Energie strotzt.

Wie im vorigen Kapitel besprochen, setzen chronischer Stress und zu hohe Cortisolwerte einen Dominoeffekt in Gang, der verheerende Auswirkungen auf die HPA-Achse hat und zu Nebennierenschwäche und den damit einhergehenden Beschwerden führt. Zusätzlich zu den Vorschlägen in Kapitel 5 gibt es auch noch spezielle Formen von körperlichem Training, das nachweislich den Cortisolspiegel senkt, wenn man es richtig praktiziert, und auf das ich in Kapitel 15 noch näher eingehen werde. Umgekehrt kann zu viel körperliche Aktivität den Cortisolspiegel aber auch ansteigen lassen; mehr darüber erfahren Sie in den Beschreibungen der Selbstfürsorgerituale auf Seite 91.

Melatonin

Das Schlafhormon Melatonin wird bei Dunkelheit ausgeschüttet; um Ihnen eine erholsame Nachtruhe zu ermöglichen, sollte der Melatoninspiegel abends ansteigen und in den frühen Morgenstunden seinen Höhepunkt erreichen. Wie Sie in Kapitel 7 noch erfahren werden, gibt es ganz einfache Maßnahmen zur Verbesserung des Schlafs. Denn ohne ausreichenden und ungestörten Schlaf hat man nicht genügend Energie – diese Erfahrung haben Sie sicherlich auch schon gemacht!

T4, T3 und TSH

Diese Schilddrüsenhormone regulieren den Stoffwechsel, damit Glukose und Fett in nutzbare Energie umgewandelt werden können. Ohne dieses Gleichgewicht kann keine Zelle Ihres Körpers richtig funktionieren. Daher führen Belastungen der Schilddrüse zu Energiemangel, Müdigkeit und Erschöpfung. Bei einer Schilddrüsenunterfunktion (Hypothyreose) produziert der Körper nicht genügend Schilddrüsenhormone, was zu starker Müdigkeit und Energielosigkeit führt. Weitere Symptome einer Schilddrüsenunterfunktion sind Depressionen, Stimmungsschwankungen und Schlafstörungen. Das sind gleichzeitig auch typische Wechseljahrsbeschwerden – deshalb werden sie von vielen Ärzten einfach aufs Klimakterium zurückgeführt und falsch behandelt, wodurch sich das Problem noch verschlimmert.

Da chronischer Stress sich negativ auf die HPA-Achse auswirkt, können Sie etwas für Ihre Schilddrüse tun, indem Sie sich gut um Ihren Körper kümmern. Auch eine gesunde Ernährung ist wichtig für die Schilddrüse: Nehmen Sie möglichst viel Selen, Jod und gesunde Fette wie beispielsweise Omega-3-Fettsäuren zu sich. Und achten Sie auch auf einen möglichst ausgewogenen Blutzuckerspiegel, um keine Insulinresistenz zu entwickeln! Unregelmäßigkeiten im Blutzuckerspiegel schwächen die Schilddrüsenfunktion.

Östrogen und Progesteron

Nur bei einem ausgewogenen Östrogen- und Progesteronspiegel kann Ihr Fortpflanzungssystem richtig funktionieren. Östradiol hat starke Auswirkungen auf Ihr Energieniveau und auch auf andere Körperfunktionen wie beispielsweise Schlaf, sexuelles Verlangen und Wachstum. Außerdem beeinflusst dieses Hormon die Serotoninproduktion.

Wie Sie in Kapitel 9 und 14 erfahren werden, gibt es viele endokrine Disruptoren, also schädliche Substanzen mit Hormonwirkung wie vor allem Toxine und Xenoöstrogene (chemische Verbindungen mit östrogenartiger Wirkung auf das Hormonsystem), die den Östrogen- und Progesteronspiegel beeinflussen, was wiederum andere Hormone wie beispielsweise Serotonin beeinflusst. Auch chronischer Stress senkt den Östradiolspiegel. Dadurch entstehen Symptome wie Müdigkeit, Erschöpfung, Kopfschmerzen, Schlafstörungen, Angstzustände, geringes sexuelles Verlangen und Hitzewallungen.

Testosteron

Testosteron hilft dem weiblichen Körper, im Gleichgewicht zu bleiben, und trägt zu einem gesunden sexuellen Verlangen, starken Muskeln, gesunden Knochen und einem funktionstüchtigen Stoffwechsel bei. Ist der Testosteronspiegel zu niedrig, nimmt Ihr sexuelles Verlangen ab, und Sie leiden unter Energielosigkeit. Angesichts dieser Tatsache ist es kein Wunder, dass auch Depressionen bei zu niedrigem Testosteronspiegel häufig vorkommen. Zu hohe Testosteronwerte können dagegen zu Akne, übermäßiger Gesichtsbehaarung und leider auch zu schwerwiegenderen Erkrankungen wie beispielsweise dem polyzystischen Ovarialsyndrom (PCOS) führen.

Leptin und Ghrelin

Diese beiden Hormone spielen für die Sättigungsregulation eine wichtige Rolle: Ghrelin sagt uns, wie viel wir essen sollen, und Leptin sagt uns, wann wir wieder mit dem Essen aufhören sollen. Außerdem kann Leptin dem Körper das Signal dafür geben, Fettgewebe (unsere Fettspeicher) für die Energieproduktion zu nutzen, da es den Appetit reguliert und für ein ausgewogenes Energieniveau im Körper sorgt. Auch Ghrelin trägt zur langfristigen Regulation des Energiestoffwechsels bei.

Wenn wir zu viel Zucker zu uns nehmen, kann die Leptinproduktion zum Stillstand kommen, was zu einer vermehrten Ghrelinausschüttung und ständigem Hungergefühl führt. Außerdem geht der Körper bei zu niedrigen Leptinspiegeln in den Hungermodus, sodass wir glauben, zugreifen zu müssen, wann immer etwas Essbares in Reichweite ist, und zu Fressattacken neigen. Kommt zu diesen Heißhungeranfällen und Blutzuckerspitzen dann auch noch Stress hinzu, so entsteht ein sehr ungesundes Muster, das den Körper nicht zur Ruhe kommen lässt. Also schränken Sie Ihren Zuckerkonsum ein und essen Sie möglichst viele pflanzliche, vollwertige Lebensmittel! Damit können Sie einen wichtigen Beitrag zu einem ausgewogenen Hormonhaushalt und Energieniveau leisten.

Wenn Müdigkeit chronisch wird

Viele Menschen mit ausgeprägter Müdigkeit, der keine Erkrankung oder sonstige Ursache zugrunde zu liegen scheint, leiden an einem chronischen Müdigkeitssyndrom (CFS). Ruhe und Erholung helfen nur selten dagegen, obwohl das CFS sich durch körperliche oder geistige Anstrengung verschlimmert. Es gibt keinen Labortest auf CFS, daher wird dieses Syndrom oft erst diagnostiziert, nachdem eine ganze Reihe anderer Probleme entdeckt und beseitigt worden sind. Da die Ursache des CFS unbekannt ist, kann man lediglich die Symptome behandeln.

Wenn Sie mit einem Arzt oder Heilpraktiker Ihres Vertrauens über Ihre Beschwerden sprechen, kann er Ihnen bei der Aufstellung eines Plans zur Behebung potenziell lebensbedrohlicher Erkrankungen, Infektionen, psychischer Probleme und Störungen des Immunsystems oder Hormonhaushalts helfen. Denken Sie daran, alle Ihre gesundheitlichen Sorgen und Probleme mit ihm zu besprechen, und lassen Sie nicht eher locker, als bis er Ihnen Behandlungsvorschläge gemacht hat, bei denen Sie ein gutes Gefühl haben!

Ich stelle in meiner Praxis immer wieder fest, dass der Aufbau eines guten gesundheitlichen Fundaments – vernünftige Ernährung, regelmäßige körperliche Aktivität, genügend Schlaf, Stressabbau und ätherische Öle, die Ihren Körper in seinen Funktionen unterstützen – die Symptome eines chronischen Müdigkeitssyndroms deutlich lindern können. Wenn Sie Ihrem Körper mithilfe des 14-Tage-Rettungsprogramms in Teil III dieses Buches einen »Neustart« ermöglichen, können Sie ihn wieder auf den richtigen Kurs bringen. Aber lassen Sie sich dafür zuerst von Ihrem Arzt grünes Licht geben!

Emotionale Auslöser

Ich muss zugeben, dass ich in stressigen Situationen schon öfters die Fassung verloren habe. Als mein Hormonhaushalt durcheinandergeraten war, reagierte ich schon auf das kleinste Problem viel zu heftig. Solche Stresssituationen wirkten sich sehr negativ auf meine Stimmung und mein Energieniveau aus.

Doch mit der Zeit lernte ich, meine emotionalen Auslöser zu erkennen, und bekam sie immer besser in den Griff. Ich wusste, was ich zu tun hatte, wenn ich mich erschöpft und überfordert fühlte: Dann musste ich versuchen, Distanz zu der Situation zu gewinnen, die mich aus der Fassung gebracht hatte, schnell zu einem ätherischen Öl (beispielsweise Muskatellersalbei) greifen, ein paarmal tief durchatmen – und schon ging es mir wieder besser.

Stress, Müdigkeit und Erschöpfung können leicht zum Normalzustand werden, da Ihr Körper sich an die permanent zu hohen Cortisolwerte und die damit einhergehenden Symptome gewöhnt. Je länger Sie die Signale Ihres Körpers ignorieren, umso eher werden Sie auf belastende Situationen emotional überreagieren.

Seien Sie in solchen Situationen nicht zu streng mit sich selbst! Sie haben Ihre Gesundheit selbst in der Hand, und es gibt ganz hervorragende, wirksame Hilfsmittel, die Sie dabei unterstützen. Es ist höchste Zeit, ungesunde Reaktionen auf Stresssituationen nicht mehr länger für normal zu halten, sondern sie zu überwinden, damit bei Ihnen endlich wieder ein glücklicher Geist in einem gesunden Körper wohnt!

Wie können Ihnen ätherische Öle mehr Energie schenken und Ihre Müdigkeit bekämpfen?

Ätherische Öle, die Ketone und Monoterpene wie beispielsweise Limonen und Beta-Pinen enthalten, können Ihre Stimmung enorm heben und Ihnen den ganzen Tag über immer wieder einen neuen Energieschub geben – deshalb habe ich unterwegs immer eine belebende, energetisierende Ölmischung in meiner Handtasche!

Im Folgenden stelle ich Ihnen die besten ätherischen Öle für mehr Energie vor.

Zitrusöle als Energiespender

Bergamotte (*Citrus bergamia*)

- Wirkt beruhigend und aufbauend auf Körper und Geist und hilft gegen Müdigkeit, Erschöpfung, innere Anspannung und Angstzustände
- Eignet sich hervorragend für Massageölmischungen und für den Diffuser und hat als Zutat zu Schwarztee mit Kräutern eine beruhigende Wirkung

Limette (*Citrus aurantifolia*)

- Wirkt anregend auf Körper und Geist, hebt die Stimmung und belebt die Sinne
- Wirkt sich positiv auf emotionale Gesundheit und Wohlbefinden aus
- Eignet sich hervorragend als Zutat zu Smoothies und anderen Rezepturen, um den Körper in seinen natürlichen Funktionen zu unterstützen und zu entgiften

Wildorange (*Citrus sinensis*)

- Dieses Aroma belebt und stärkt Körper und Geist und reinigt gleichzeitig die Luft
- Eignet sich hervorragend als Zutat zu Smoothies, um den Körper in seinen natürlichen Funktionen zu unterstützen und zu entgiften

Aromatherapie

- 2 Tropfen zusammen mit Pfefferminzöl, Weihrauchöl oder anderen dazu passenden ätherischen Ölen im Diffuser vernebeln; orientieren Sie sich bei der Auswahl der Öle an den Rezepten ab Seite 84
- Direkt aus der Flasche einatmen

Äußerliche Anwendung

- Für eine zusätzliche stimmungsaufhellende Wirkung das Öl in eine Massage- oder Roll-on-Mischung geben. (Denken Sie daran: Zitrusöle sind phototoxisch – also setzen Sie sich bei den meisten Zitrusölen mindestens 12, bei Bergamotteöl bis zu 72 Stunden nach der Anwendung keinem direkten Sonnenlicht aus!)

Zitrone (*Citrus limon*)

- Hebt die Stimmung und belebt Körper und Geist
- Eignet sich hervorragend als Zutat zu Smoothies und aromatisiertem Wasser, um den Körper in seinen natürlichen Funktionen zu unterstützen und zu entgiften und die Verdauung zu fördern

Sonstige ätherische Öle für mehr Energie

Basilikum (*Ocimum basilicum*)

- Verbessert Wachheit und Konzentrationsvermögen und regeneriert Körper und Geist
- Lindert körperliche und geistige Symptome von nervöser Anspannung und Angstzuständen

Aromatherapie

- 3–4 Tropfen im Diffuser vernebeln
- Das Öl direkt aus der Flasche einatmen

Äußerliche Anwendung

- 1 Tropfen auf die Fingerspitzen geben und in die Schläfen einmassieren
- 1–2 Tropfen mit Ihrem Lieblingsträgeröl verdünnen und in verspannte Muskeln einmassieren; 1 Tropfen Wintergrünöl dazugeben, um ein kühlendes, entspannendes Gefühl zu erzeugen

Eukalyptus (*Eucalyptus radiata*)

- Klärt und fokussiert die Gedanken und öffnet die Atemwege
- Lindert nervöse Spannungen und Angstzustände
- Reinigt die Haut, belebt Körper und Geist und steigert die Vitalität

Aromatherapie

- 3–4 Tropfen im Diffuser vernebeln, um die Atemwege zu öffnen; wirkt besonders gut in Kombination mit Yoga oder anderem anabolem Training oder vor katabolem Training
- Während einer heißen Dusche 2 Tropfen auf einen Wattebausch oder direkt auf den Boden der Duschkabine geben
- Das Öl direkt aus der Flasche einatmen oder 1 Tropfen in den Handflächen verreiben, die Hände trichterförmig über die Nase legen und tief einatmen; für eine besonders lang anhaltende Wirkung das auf den Händen verbliebene Öl in Nacken und Schultern einmassieren

Äußerliche Anwendung

- 1 Teil Eukalyptusöl mit 3 Teilen Ihrer Lieblings-Feuchtigkeits-Bodylotion vermischen und in den Körper einmassieren
- 1 Tropfen des Öls in Ihr Lieblingsduschgel geben

Pfefferminze (*Mentha piperita*)

- Belebt die Sinne und hat eine anregende, stärkende Wirkung
- Fördert eine gesunde Funktion der Atemwege und unterstützt Sie dadurch bei Ihrer körperlichen Aktivität
- Kühlt und belebt die Haut und verbessert Wachheit und Konzentrationsvermögen

Aromatherapie

- 3–4 Tropfen im Diffuser vernebeln
- Zusammen mit Wildorangenöl im Diffuser vernebeln – diese Mischung gibt Ihnen einen enormen Energieschub!

Äußerliche Anwendung

- Je 1 Tropfen Pfefferminz-, Wildorangen- und Weihrauchöl in den Handflächen verreiben und das Aroma tief einatmen
- 1 Teil Pfefferminzöl mit 3 Teilen Trägeröl verdünnen und in Nacken und Schultern einmassieren
- 1 Teil Pfefferminzöl mit 3 Teilen Trägeröl verdünnen und in müde, verspannte Körperpartien einmassieren

Rosmarin (*Rosmarinus officinalis*)

- Belebt und regeneriert Körper und Geist; schärft Gedächtnis und Konzentrationsvermögen
- Lindert nervöse Anspannung und hilft gegen Müdigkeit und Erschöpfung

Aromatherapie

- 3–4 Tropfen im Diffuser vernebeln, um eine entspannende Atmosphäre zu schaffen
- 1 Tropfen in den Handflächen verreiben, die Hände trichterförmig über die Nase legen und tief einatmen

Äußerliche Anwendung

- 1 Teil Rosmarinöl mit 3 Teilen Trägeröl verdünnen und in verspannte oder überbeanspruchte Muskeln einmassieren

Angelas Geschichte

Die 49-jährige Angela arbeitete als Verwaltungsangestellte und war alleinerziehende Mutter von drei Kindern im Schulalter. Da alle drei Kinder auch noch an verschiedenen schulischen Aktivitäten teilnahmen, zu denen sie hingefahren werden mussten, war Angela abends immer total erschöpft, zumal auch die Wochenenden mit Aktivitäten vollgestopft waren. Als sie zu mir kam, brauchte sie dringend einen »Neustart«; sie fühlte sich restlos überfordert und hatte den Eindruck, die Frau, die ihr morgens im Spiegel entgegensah, gar nicht mehr wiederzuerkennen. Sie hatte auch keine Zeit mehr, sich gesund zu ernähren, fühlte sich immer schon um die Mittagszeit schlapp und energielos und stopfte dann Schokolade und andere Snacks in sich hinein.

Angela hatte morgens zu niedrige und abends zu hohe Cortisolwerte und litt unter Stress, Burnout und den Folgen ihrer ungesunden Ernährung. Ich empfahl ihr folgende Selbsthilfemaßnahmen:

- Nachmittagstiefs mit dem Energieschubritual (Seite 91) bekämpfen oder belebende ätherische Ölmischungen wie die Diffusermischung »Energieschub« (Seite 84) oder die Diffusermischung gegen Müdigkeit und Erschöpfung (Seite 84) vernebeln
- Nachmittags die Roll-on-Ölmischung gegen Heißhungerattacken (Seite 120) auftragen, um ihren Appetit auf Schokolade zu bekämpfen und wieder mehr Energie zu bekommen
- Sich ein 30-minütiges morgendliches Selbstfürsorgeritual gönnen, das aus dem Einatmen der Inhalatormischung »Fit in den Morgen« (Seite 85), Tagebuchführen, einer fünfminütigen Meditation, einem grünen Smoothie und Dehn- oder Yogaübungen besteht
- Dreimal pro Woche ein 30-minütiges intensives Training absolvieren, um ihren Stoffwechsel anzukurbeln und Fett zu verbrennen
- Auf ihre Schoko-Powerriegel und sonstige zuckerhaltige Snacks zwischendurch verzichten und Frühstück und Mittagessen durch einen grünen Smoothie bzw. Grüntee ersetzen
- Das 14-Tage-Rettungsprogramm durchführen, um sich eine gesündere Ernährung anzugewöhnen und ihren Hormonhaushalt in Ordnung zu bringen
- Nahrungsergänzungsmittel: ein Multivitaminpräparat, 300 mg Magnesiumglycinat, 500 mg Ashwagandha und 2000 mg Omega-3-Fettsäuren zur Senkung ihres Stressniveaus und Erhöhung ihrer fettfreien Körpermasse

Schon innerhalb eines Monats hatte Angela wieder mehr Energie, vor allem um die Mittagszeit und am Wochenende, und sie genoss es, jeden Morgen 30 Minuten ganz für sich allein zu haben. Durch das 14-Tage-Rettungsprogramm nahm sie vier Kilo ab und kocht sich auch heute noch viele Gerichte aus diesem Programm; sogar ihren Kindern schmeckte dieses Essen, was ihr das Leben sehr erleichterte. Ihr Heißhunger auf Schokolade nahm stark ab, und sie brauchte auch nicht mehr so dringend Zucker, um den Tag zu überstehen. »Das Morgenritual hat mein Leben von Grund auf verändert – ich bin so dankbar dafür, dass ich jetzt endlich ein bisschen Zeit habe, mich auf meine Gesundheit zu konzentrieren«, erklärte sie mir. »Dank der ätherischen Öle habe ich inzwischen auch viel weniger Heißhungerattacken und mehr Energie. Ich bin sicher, dass ich bei diesen neuen Gewohnheiten bleiben werde und dass mein Gesundheitszustand sich dadurch auch weiterhin verbessern wird.«

Weihrauch (*Boswellia carterii, B. frereana* und *B. sacra*)

- Schenkt ein Gefühl innerer Ruhe, steigert die Vitalität und entspannt Körper und Geist
- Wirkt sich positiv auf Immunsystem und Zellfunktion aus

Aromatherapie

- 3–4 Tropfen im Diffuser vernebeln; wirkt besonders gut in Kombination mit Yoga und sonstigem anabolem Training
- 1 Tropfen Weihrauchöl und 1 Tropfen Wildorangenöl in den Handflächen verreiben, die Hände trichterförmig über die Nase legen und tief einatmen; für einen noch stärkeren Energieschub Pfefferminzöl dazugeben

Äußerliche Anwendung

- 1–2 Tropfen mit Ihrem Lieblingsträgeröl verdünnen und in Hände und Körper einmassieren
- 1–2 Tropfen mit Ihrem Lieblingsträgeröl verdünnen und abends auf die Fußsohlen auftragen

Ätherische Ölmischungen

Die folgenden Ölmischungen versorgen Sie mit neuer Energie und bekämpfen Müdigkeit.

Diffusermischungen für die Aromatherapie

Diffusermischung »Energieschub«

2 Tropfen Wildorangenöl
2 Tropfen Douglasfichtenöl
2 Tropfen Pfefferminzöl

Diffusermischung gegen Müdigkeit und Erschöpfung

3 Tropfen Eukalyptusöl
2 Tropfen Rosmarinöl
2 Tropfen Zitronengrasöl

Diffusermischung »Konzentriert statt kaputt«

1 Tropfen Rosmarinöl
3 Tropfen Pfefferminzöl
3 Tropfen Mandarinenöl

Stimmungsaufhellende und Mut machende Diffusermischung

2 Tropfen Grapefruitöl (oder irgendein anderes Zitrusöl)
2 Tropfen Weihrauchöl
1 Tropfen Sandelholzöl

Belebende, vitalisierende Diffusermischung

3 Tropfen Mandarinenöl
1 Tropfen Basilikumöl
2 Tropfen Grüne-Minze-Öl

Inhalatormischungen für die Aromatherapie

Inhalatormischung »Mehr Power fürs Training«

4 Tropfen Pfefferminzöl
4 Tropfen Eukalyptusöl
2 Tropfen Rosmarinöl
2 Tropfen Zitronenöl

Inhalatormischung »Fit in den Morgen«

5 Tropfen Pfefferminzöl
3 Tropfen Rosmarinöl
5 Tropfen Grapefruitöl

Inhalatormischung »Mehr Schwung und Motivation«

4 Tropfen Wildorangenöl
4 Tropfen Weihrauchöl
4 Tropfen Zitronenöl
3 Tropfen Grüne-Minze-Öl

Raumspray für die Aromatherapie

Belebendes Raumspray

15 Tropfen Weihrauchöl
15 Tropfen Grapefruit-, Zitronen- oder Wildorangenöl (oder 5 Tropfen von jedem Öl)
30 Tropfen Douglasfichtenöl
Aquadest

Die Öle in ein 60-ml-Sprühfläschchen aus Glas geben und mit Aquadest auffüllen. Das Fläschchen verschließen und vorsichtig schütteln, um die Zutaten miteinander zu vermischen. Die Mischung in Ihrer Wohnung versprühen.

Roll-on-Ölmischungen zur äußerlichen Anwendung

Energiespendende Roll-on-Ölmischung

10 Tropfen Pfefferminzöl
15 Tropfen Wildorangenöl
Trägeröl nach Wahl

Die Öle in ein 10-ml-Roll-on-Fläschchen aus Glas geben und mit Trägeröl auffüllen. Kugel und Deckel wieder aufsetzen und das Fläschchen vorsichtig schütteln, um die Öle miteinander zu vermischen. Die Mischung auf die Pulspunkte (auch hinter den Ohren) auftragen.

Roll-on-Ölmischung »Du schaffst das!«

5 Tropfen Rosmarinöl
8 Tropfen Pfefferminzöl
8 Tropfen Wildorangenöl
6 Tropfen Weihrauchöl
Trägeröl nach Wahl

Die Öle in ein 10-ml-Roll-on-Fläschchen aus Glas geben und mit Trägeröl auffüllen. Kugel und Deckel wieder aufsetzen und das Fläschchen vorsichtig schütteln, um die Öle miteinander zu vermischen. Die Mischung auf die Pulspunkte (vor allem hinter den Ohren und auf die Handgelenke) auftragen und tief einatmen, wenn es Ihnen an Energie fehlt und Sie sich konzentrieren müssen.

Roll-on-Ölmischung vor dem Sport

8 Tropfen Pfefferminzöl
8 Tropfen Eukalyptusöl
4 Tropfen Rosmarinöl
4 Tropfen Lavendelöl
2 Tropfen Wildorangenöl
Trägeröl nach Wahl

Die Öle in ein 10-ml-Roll-on-Fläschchen aus Glas geben und mit Trägeröl auffüllen. Kugel und Deckel wieder aufsetzen und das Fläschchen vorsichtig schütteln, um die Öle miteinander zu vermischen. Die Mischung hinter den Ohren und auf die Pulspunkte auftragen.

Roll-on-Ölmischung für mehr Auftrieb und Konzentration

5 Tropfen Basilikumöl
10 Tropfen Zypressenöl
5 Tropfen Grapefruitöl
5 Tropfen Pfefferminzöl
Trägeröl nach Wahl

Die Öle in ein 10 ml-Roll-on-Fläschchen aus Glas geben und mit Trägeröl auffüllen. Kugel und Deckel wieder aufsetzen und das Fläschchen vorsichtig schütteln, um die Öle miteinander zu vermischen. Die Mischung auf Nacken und Schultern auftragen und mit sanften, aber festen Bewegungen einmassieren.

Ölmischungen für Dusche und Bad

Belebendes morgendliches Gute-Laune-Duschspray

10 Tropfen Pfefferminzöl
5 Tropfen Zedernöl
5 Tropfen Wildorangenöl
3 EL Aquadest

Die Öle in ein 60-ml-Sprühfläschchen aus Glas geben und mit Aquadest auffüllen. Das Fläschchen verschließen und schütteln, damit sich die Zutaten miteinander vermischen. Fünf- bis siebenmal unter der Dusche versprühen und tief einatmen.

Dusch- und Badekugel

250 ml Zitronensäure
160 g Backnatron
75 g Maisstärke oder Pfeilwurzelpulver
12–15 Tropfen von Ihren ätherischen Lieblingsölen oder einer der unten beschriebenen Ölmischungen
60–80 ml Wasser
Silikonform Ihrer Wahl oder Mini-Muffin-Backform

In einer Glasschüssel Zitronensäure, Backnatron und Maisstärke oder Pfeilwurzelpulver miteinander vermischen und dann die ätherischen Öle dazugeben. Als Nächstes langsam unter Rühren das Wasser hinzufügen – gerade so viel, dass ein weicher Teig entsteht. Falls die Mischung zu feucht sein sollte, geben Sie etwas mehr Backpulver und Maisstärke dazu, bis sie die richtige Konsistenz hat. Die Mischung vorsichtig in die Formen drücken, mindestens 24 Stunden ruhen lassen und dann prüfen, ob die Badekugeln trocken sind. Wenn ja, aus der Backform herausnehmen und in einem luftdichten Behälter aufbewahren. Zur Anwendung geben Sie die Kugel in die Badewanne oder Duschkabine, damit sie sich auflöst.

Entspannender und regenerierender Badezusatz

3 Tropfen Rosmarinöl
3 Tropfen Weihrauchöl
3 Tropfen Lavendelöl
45 g Bittersalz
Warmes Badewasser

Die ätherischen Öle zusammen mit dem Bittersalz ins warme Wasser geben und mit der Hand umrühren, damit sich der Badezusatz auflöst.

Ölmischungen als Badezusatz

Bademischung »Leichter atmen«

7 Tropfen Eukalyptusöl
5 Tropfen Lavendelöl
3 Tropfen Pfefferminzöl

Bademischung »Zitrussonne«

7 Tropfen Bergamotteöl
5 Tropfen Wildorangenöl
3 Tropfen Grapefruitöl

Innerliche Anwendung

Oft steckt Flüssigkeitsmangel dahinter, wenn wir uns müde oder abgeschlagen fühlen. Also trinken Sie bei vorübergehenden Müdigkeits- und Erschöpfungszuständen erst einmal einen viertel bis halben Liter Wasser. Um das Wasser zu aromatisieren oder damit es Ihnen zusätzliche Energie liefert, können Sie es mit ätherischen Ölen anreichern. Am besten ist es, den ganzen Tag über Wasser in einer Flasche oder einem Krug aus Glas oder Edelstahl bei sich zu haben, damit Sie das Trinken nicht vergessen. Ich versuche, zu jeder Mahlzeit und während meiner Pausen am Vormittag und Nachmittag jeweils mindestens einen Viertelliter Wasser zu trinken. Nehmen Sie sich vor, Ihrem Körper jeden Tag acht bis zehn Gläser Wasser zuzuführen, um stets ausreichend mit Flüssigkeit versorgt zu sein!

Detox-Wasser mit Zitrone und Erdbeeren

150 g entstielte und in Scheiben geschnittene Erdbeeren
1 entkernte und in Scheiben geschnittene Zitrone
2 Tropfen Zitronenöl
Eiswürfel
1,5 l gefiltertes Wasser

Obst und Zitronenöl in einen 2-Liter-Krug geben. Die gewünschte Menge Eis hinzufügen und mit Wasser auffüllen. Vor dem Trinken mindestens 30 Minuten (vorzugsweise zwei bis drei Stunden) lang im Kühlschrank durchziehen lassen.

Belebendes Beerenwasser

250 g frische oder Tiefkühlbeeren nach Wahl (Blaubeeren, Brombeeren, Kirschen, Himbeeren)
2 Tropfen Zitronenöl
Eiswürfel
1,5 l gefiltertes Wasser

Beeren und Öl in einen 2-Liter-Krug geben. Die gewünschte Menge Eis hinzufügen und mit Wasser auffüllen. Vor dem Trinken mindestens 30 Minuten lang im Kühlschrank durchziehen lassen.

Nahrungsergänzungsmittel gegen Müdigkeit und Erschöpfungszustände

Die richtigen Nahrungsergänzungsmittel können für ein anhaltendes Energieniveau sorgen. Sie sind vor allem für Menschen empfehlenswert, die unter Nährstoffmangel leiden, weil sie entweder nicht genug von den richtigen Lebensmitteln essen oder sich von zu nährstoffarmen Lebensmitteln ernähren. Besprechen Sie die Einnahme von Nahrungsergänzungsmitteln vorher mit einem Arzt oder Heilpraktiker Ihres Vertrauens, um sicherzugehen, dass Sie auch wirklich die für Sie richtigen Präparate wählen!

Ich empfehle ein tägliches Nahrungsergänzungsmittel-Package zur Unterstützung der Herz-, Gehirn- und Zellfunktion und zusätzlich ein energiespendendes Präparat, das die Mitochondrien in ihrer Funktion unterstützt. Ich persönlich nehme regelmäßig ein hochwertiges Vitamin- und Mineralstoffpräparat, ein Omega-3-Fettsäuren- und ein Antioxidanzienpräparat ein, das unter anderem Polyphenole enthält. Dieses Trio sorgt gleichzeitig auch für eine gesunde Verdauung, ein gesundes Immunsystem und mehr Energie. Darüber hinaus braucht Ihr Körper vielleicht auch die im Folgenden vorgestellten Substanzen.

Magnesiumglycinat

Die meisten Menschen leiden unter Magnesiummangel, obwohl dieser Mineralstoff in unserem Körper eine wichtige Rolle spielt. Wir brauchen ihn nicht nur für den Energiestoffwechsel in unseren Zellen; er unterstützt auch die HPA-Achse in ihrer Funktion, indem er für einen gesunden Cortisolspiegel sorgt und den Körper vor Giftstoffen und freien Radikalen schützt. Das stärkt das sexuelle Verlangen und sorgt für ein gesundes Fortpflanzungssystem, das nicht durch chronischen Stress belastet ist. Die empfohlene Tagesdosis (RDA) für Magnesium liegt bei ungefähr 320 Milligramm.

Eisen

Eisen spielt für die Sauerstoffversorgung des Körpers eine wichtige Rolle und hält unsere Energie auf einem konstanten Niveau. Eisenmangel kommt sehr häufig vor und kann zu Müdigkeit, Schwäche, Reizbarkeit und Konzentrationsstörungen führen. Natürliche, vollwertige Nahrungsquellen für Eisen sind Fleisch von Weidetieren und Leber, Linsen, Kichererbsen, Spinat und Nüsse. Aber verzichten Sie auf Eigenmedikation, da zu viel Eisen wiederum andere gesundheitliche Probleme verursachen kann. Also lassen Sie vor der Einnahme eines Eisenpräparats lieber eine Blutuntersuchung durchführen!

Ashwagandha und Rosenwurz (*Rhodiola rosea*)

Eine Kombination aus diesen beiden Heilpflanzen erhöht nachweislich das Energieniveau und stärkt gleichzeitig die Nebennieren. Als Adaptogene können sie Stress auf natürliche Weise bekämpfen, Körper und Geist revitalisieren, Ihr Energieniveau nachhaltig erhöhen und Müdigkeit und Erschöpfungszustände bekämpfen. Außerdem stärken sie das Immunsystem, tragen zur Fettverbrennung bei und bringen Körper und Hormonhaushalt ins Gleichgewicht.

Vitamin B_{12}

Dieses Vitamin, das für unsere natürliche Energie unentbehrlich ist, trägt gleichzeitig auch zu einem gesunden Immunsystem und einer gesunden Verdauung sowie zur Blutbildung und DNA-Synthese bei. Bei einem Mangel an Vitamin B_{12} fühlt man sich schnell müde und erschöpft und leidet möglicherweise auch noch unter Beschwerden wie Muskelschwäche, Konzentrations- und Stimmungsstörungen und fehlender Motivation. Da es Jahre dauern kann, bis diese Symptome auftreten, ist es auf jeden Fall sinnvoll, schon vorbeugend ein Vitamin B_{12}-Präparat einzunehmen.

Vitamin D

Oft fehlt es uns nicht nur an Eisen, sondern auch an Vitamin D, das unser Körper selbst herstellen kann, wenn wir ihm jeden Tag mindestens 15 bis 20 Minuten direktes Sonnenlicht gönnen. Sie können Ihre Ernährung auch mit Fisch wie Lachs und Makrele, Lebertran, Eigelb und Rinderleber anreichern, um Ihrem Körper Vitamin D zuzuführen. Doch da nicht jeder Mensch diese Lebensmittel gerne isst, kann es durchaus sinnvoll sein, ein Vitamin-D_3-Präparat einzunehmen. Vitamin D erhöht den natürlichen Dopamin- und Serotoninspiegel (zwei Nervenbotenstoffe, die für Ausgeglichenheit und gute Stimmung sorgen) und unterstützt den Körper auch noch in vielen anderen Funktionen. Also achten Sie darauf, genug von diesem Vitamin zu bekommen! Bei normalem Vitamin-D-Spiegel sollten Sie Ihrem Körper mindestens 400–800 IE Vitamin D pro Tag zuführen. 1 IE (Internationale Einheit) entspricht 0,025 µg.

Selbstfürsorgerituale für mehr Energie und weniger Müdigkeit

Energieschub

Die starke Wirksamkeit einer der einfachsten Ölmischungen, die ich in diesem Buch empfehle – die Diffusermischung »Energieschub« (Seite 84) –, habe ich am eigenen Leib erlebt. Schon ein einziger tiefer Atemzug hebt sofort die Stimmung, fokussiert Ihre Sinne und gibt Ihnen einen kräftigen Energieschub. Wenn Sie diese Mischung hinter den Ohren auftragen, wird sie sofort ins Blut aufgenommen und versorgt Sie den ganzen Tag über mit Energie und Vitalität. Und wenn Sie sie regelmäßig anwenden, trainieren Sie Ihren Körper darauf, ihren Duft mit einem schnellen Energieschub zu assoziieren, sodass Sie Energietiefs in Sekundenschnelle bekämpfen können. Pfefferminz- und Wildorangenöl werden stets meine Lieblingsöle gegen Energiemangel bleiben, aber experimentieren Sie ruhig auch mit den anderen in diesem Kapitel empfohlenen Ölen, um Ihre persönliche Lieblingsmischung zu finden!

Ausgewogenes Training

Ausdauer- und Krafttraining sind die Grundbestandteile eines jeden Fitnessprogramms, doch wenn wir altern und unser Hormonhaushalt sich verändert, reagiert der Körper anders darauf. Jetzt sind kürzere Trainingseinheiten von mittlerer Intensität, die man nur zweimal pro Woche durchführt, und Krafttraining für Sie besser geeignet: Sie kurbeln den Stoffwechsel nach dem Training stärker an als längere, häufigere Trainingseinheiten von geringerer Intensität. Zwar trägt jede körperliche Aktivität zum Stressabbau bei, doch wenn Sie Ihr Ausdauertraining durch genau das richtige Ausmaß an Krafttraining ergänzen, können Sie dadurch Ihren Cholesterinspiegel senken, Ihren Blutzucker unter Kontrolle bekommen und mehr Körperfett verbrennen. Außerdem ist diese Form des Trainings auch gesünder für Herz und Kreislauf.

Morgendlicher Smoothie

Wie sehr ich meine grünen Smoothies liebe, wissen Sie ja bereits (siehe Seite 261 und 262)!

Heimkehr

Nach der Arbeit braucht Ihr Körper ein bisschen Zeit, um sich auf den Feierabend einzustellen und zu entspannen. Deshalb sollten Sie jetzt entweder in bequeme Kleidung oder in ein paar besonders bequeme Freizeitpantoffeln schlüpfen. Spielen Sie eine »Willkommen zu Hause!«-Playlist ab oder widmen Sie sich irgendeiner anderen Beschäftigung, die Ihnen Spaß macht, zum Beispiel Kochen oder Lesen – oder gönnen Sie sich ein abendliches heißes Bad, um den Übergang vom Arbeitstag zur Selbstfürsorgezeit gebührend zu würdigen.

Mehr Power für deinen Körper

Wenn Sie Ihrem Körper nur das Beste gönnen – hochwertige pflanzliche Kost, ergänzt durch Eiweiß von Weidetieren –, können Sie Ihr natürliches Energieniveau leichter aufrechterhalten. Essen ist eine der wichtigsten Selbstfürsorgemethoden. Alle vier bis sechs Stunden etwas zu essen, trägt zu einem ausgewogenen Stoffwechsel bei und erhält Ihre Muskelmasse. Aber essen Sie nur dann, wenn Sie auch wirklich Hunger haben! Verzichten Sie auf Produkte, die Ihnen nur Pseudoenergie liefern, wie beispielsweise Koffein, Energydrinks und vor allem Zucker – das wird sich sehr positiv auf Ihr Energieniveau auswirken. Und fangen Sie unbedingt an, ein Ernährungstagebuch zu führen, denn dadurch gewinnen Sie mehr Klarheit über Ihre Essgewohnheiten und etwaige Auslöser von Essattacken!

Kapitel 7

Schlafstörungen

Wann haben Sie das letzte Mal mindestens sieben Stunden am Stück gut und erholsam geschlafen? Ich muss zugeben, dass ich meinem Körper oft weniger Schlaf gönne, als er braucht. Bei meinem vollen Terminkalender, den vielen Reisen zwischen verschiedenen Zeitzonen und meinem chaotischen Alltagsleben verfalle ich sehr leicht in einen Zustand der Müdigkeit bei gleichzeitigem Aufgedrehtsein, wie er typischerweise entsteht, wenn mein Hormonhaushalt durch chronischen Stress und Mangel an erholsamem Schlaf durcheinandergerät.

Ich weiß, dass man manchmal glaubt, acht Stunden lang gut geschlafen zu haben, am nächsten Morgen aber trotzdem wie gerädert aufwacht, weil der Hormonhaushalt so unausgewogen ist, dass der Körper nachts keine neue Kraft schöpfen kann. Je nach der Lebensphase, in der sie sich gerade befinden, und dem, was sie ihrem Körper tagsüber so alles antun, haben meine Patientinnen oft mit ganz ähnlichen Problemen zu kämpfen wie ich. Viele geben dann irgendwann zu, dass sie nicht mehr weiterwissen: »Ich bin dauernd müde. Warum fällt es mir dann so schwer, abends einzuschlafen?«

Zu welchen Lösungen greifen wir in solchen Situationen häufig? Zu Koffein, Kohlenhydraten, Schlafmitteln, Wein – lauter Dingen, die einem eigentlich gar nicht zu erholsamem Schlaf verhelfen.

Schlaf ist für unser allgemeines Wohlbefinden sehr wichtig, und Schlafentzug kann lebensbedrohliche Folgen haben – nicht nur wegen des drohenden Sekundenschlafs am Steuer. Reflexe und Konzentration lassen nach, das Urteilsvermögen ist beeinträchtigt, die Nerven liegen blank, die Stimmung ist im Keller, wir haben keine Energie mehr, und unser Hormonhaushalt kann sich nicht mehr richtig erholen. Mit der Zeit kann Stress uns fix und fertig machen. Wenn zu den hormonellen Schwankungen während des Menstruationszyklus dann noch die Veränderungen hinzukommen, die mit sinkenden Hormonspiegeln in der Perimenopause und Menopause einhergehen, gerät unser Tag-Nacht-Rhythmus durcheinander. Denkt man sich dann auch noch negative äußere Einflüsse wie stressige Terminpläne, abendliches Licht von Computerbildschirmen, Jetlag und die Umstellung auf die Sommerzeit hinzu, ist es kein Wunder, dass so viele Menschen früher oder später unter chronischem Schlafmangel leiden.

Wie entstehen Schlafstörungen?

Leider steht Schlaf nicht ganz oben auf der Liste unserer gesundheitlichen Überlegungen, obwohl die Fähigkeit unseres Körpers, sich zu regenerieren und seinen Hormonspiegel und andere Funktionen zu regulieren, sehr stark von ausreichendem, erholsamem Schlaf abhängt.

Tatsächlich haben viele Menschen keine Ahnung, wie guter Schlaf sich anfühlt, weil sie ihren Schlaf schon so lange vernachlässigen.

Braucht jeder Mensch gleich viel Schlaf? Nein, aber jeder braucht eine bestimmte Menge an ununterbrochenem, erholsamem Schlaf mit regelmäßigen REM-(Rapid Eye Movement)-Schlafphasen. Nach Angaben der National Sleep Foundation benötigt der durchschnittliche Erwachsene sieben bis neun Stunden Schlaf. Wie viel Schlaf Sie brauchen, hängt von verschiedenen Faktoren ab – zum Beispiel davon, wie Sie sich beim Aufwachen fühlen, wie lange Sie zum Einschlafen brauchen, wie viel Stress, Koffein oder sonstige störende Faktoren tagtäglich auf Ihren Körper einwirken und unter welchen chronischen Erkrankungen Sie leiden. Oft kommen sogar noch weitere negative Einflussfaktoren hinzu.

Zum Glück gibt es einen sehr guten Selbsttest dafür, wie viel Schlaf Sie brauchen: Praktizieren Sie ein abendliches Ritual zum Abschalten und Entspannen. Außerdem sollten Sie vor dem Zubettgehen auf die Nutzung elektronischer Geräte verzichten, die Temperatur in Ihrem Schlafzimmer herunterregeln, jegliche künstliche Beleuchtung ausschalten, Koffeinkonsum und Nahrungsaufnahme einschränken und Ihren Körper entspannen. Dann schalten Sie Ihren Wecker aus. Notieren Sie sich Ihre Zubettgehzeit, praktizieren Sie Tiefenatmungstechniken, um sich zu beruhigen, und achten Sie dann darauf, wie lange Sie schlafen, bevor Sie am nächsten Morgen – ohne Wecker – wieder aufwachen. Wenn Sie ohnehin schon unter Schlafproblemen leiden, erscheint Ihnen das vielleicht kaum machbar; doch wenn es Ihnen gelingt, diesen Test durchzuführen, werden Sie feststellen, in welchen Bereich des Schlafdauerspektrums zwischen sieben und neun Stunden Sie fallen.

Und was am allerwichtigsten ist: Wenn Sie außerhalb dieses Normbereichs liegen – also mehr oder weniger schlafen –, haben Sie entweder gesundheitliche Probleme, die Sie ignorieren, oder Sie gönnen Ihrem Körper nicht den Schlaf, den er braucht. Im Schlaf regulieren unsere Hormone viele verschiedene Körperfunktionen, außerdem wirkt sich der Schlaf auf unsere Fähigkeit aus, unsere Emotionen und unsere Stimmung zu regulieren und ein angemessenes Energieniveau aufrechtzuerhalten. Auch unser Appetit und unsere Fähigkeit, Fett zu verbrennen und den Blutzuckerspiegel im Gleichgewicht zu halten, werden vom Schlaf beeinflusst. Ohne ausreichend Schlaf hat unser Körper nicht genügend Zeit, die für einen optimalen Gesundheitszustand notwendigen Schlafzyklen zu durchlaufen.

Welche Hormone sind für die Schlaf-Wach-Regulation zuständig?

Die folgenden Hormone regulieren unseren Schlaf-Wach-Rhythmus.

Melatonin

Das auch als »Schlafhormon« bezeichnete Melatonin wird von der Zirbeldrüse im Gehirn produziert und ist für die Regulation unseres Schlaf-Wach-Rhythmus zuständig. Wie viel Melatonin Ihre Zirbeldrüse ausschüttet, hängt davon ab, wie viel Licht Sie sich tagsüber aussetzen; normalerweise steigen die Melatoninwerte etwa zwei Stunden vor Ihrer normalen Schlafenszeit an. Überraschenderweise beeinflusst Melatonin laut den Ergebnissen einer Studie des Medical Center der University of Maryland auch den Menstruationszyklus einschließlich seiner Regelmäßigkeit und des Einsetzens der Monatsblutung sowie den Beginn der Menopause, und zwar dadurch, dass es an der Regulation der Ausschüttung weiblicher Fortpflanzungshormone und deren zeitlichem Ablauf beteiligt ist.

Regelmäßige Zubettgehzeiten tragen dazu bei, die tageszeitabhängigen Melatoninspiegelschwankungen gleichmäßig und vorhersehbar zu halten. Doch oft wird unsere Melatoninausschüttung durch das von elektronischen Geräten abgestrahlte blaue Licht durcheinandergebracht. Dieses Blaulicht wiegt unser Gehirn in dem Glauben, es sei noch gar nicht Nacht; deshalb steigt der Melatoninspiegel abends nicht so stark an, wie er eigentlich sollte. Wenn Sie Ihre elektronischen Geräte mindestens eine Stunde vor dem Schlafengehen ausschalten, wird Ihnen das Einschlafen sehr viel leichter fallen.

Viele Menschen nehmen auch Melatoninpräparate ein. Ich habe die Erfahrung gemacht, dass diese bei meinen Patientinnen entweder sehr gut oder gar nicht wirken. Manche Nutzer klagen über unerwünschte Nebenwirkungen wie beispielsweise lebhafte, beunruhigende Träume oder sogar eine Verschlimmerung ihrer Schlafstörung. Falls das bei Ihnen der Fall sein sollte, setzen Sie das Medikament ab. Falls Sie die Einnahme eines Hormonpräparats – insbesondere Melatonin – erwägen, besprechen Sie dies auf jeden Fall mit Ihrem Arzt, der Ihnen gegebenenfalls ein Rezpt dafür ausstellen müsste. Denken Sie dabei auch daran, dass Melatonin nicht mit bestimmten anderen Medikamenten (beispielsweise der Antibabypille) kombiniert werden darf.

Östrogen

Der Östrogenspiegel ist während des Menstruationszyklus natürlichen Schwankungen unterworfen. Deshalb leiden viele Frauen am Tag vor Beginn ihrer Periode, wenn der Spiegel am niedrigsten ist, unter Schlafproblemen. Da die Östrogenwerte während der Perimenopause und Menopause abnehmen, können bereits bestehende Schlafstörungen sich in dieser Lebensphase verschlimmern. Einer der Gründe dafür besteht darin, dass Östrogen Einfluss darauf hat, wie gut unser Gewebe und unsere Knochen Magnesium aufnehmen können. Magnesium spielt für unsere Schlafregulation eine wichtige Rolle, da es an der Verarbeitung von Melatonin beteiligt ist. Weniger Östrogen führt zu einem weniger effizienten Magnesiumstoffwechsel.

Cortisol

Normalerweise sollte der Cortisolspiegel abends sinken, während der Melatoninspiegel zu steigen beginnt. Er sollte die ganze Nacht über niedrig bleiben und dann allmählich ansteigen, um Sie morgens aufzuwecken. Es dürfte Sie nicht überraschen, dass ein zu hoher Cortisolspiegel es Ihnen erschwert, in einen erholsamen, ununterbrochenen Schlaf zu sinken. Denn wenn Ihnen unmittelbare Gefahr droht, wie kann Ihr Körper sich dann entspannen und in Tiefschlaf fallen?

Chronischer Stress, der zu einer Daueraktivierung der HPA-Achse führt, wirkt sich negativ auf Ihre Fähigkeit aus, einzuschlafen und in den tiefen, erholsamen REM-Schlaf zu sinken, den Sie brauchen, um wieder neue Kraft zu schöpfen.

Interessanterweise haben Studien gezeigt, dass Menschen mit Ein- oder Durchschlafstörungen, sogenannte Insomniker, einen erhöhten ACTH (Adrenocorticotropes Hormon)-Blutspiegel haben, was darauf hindeutet, dass chronischer Stress die Fähigkeit, einzuschlafen und während der ganzen Nacht ein erholsames Schlafmuster aufrechtzuerhalten, stark beeinträchtigt.

Wachstumshormon

Das in der Hypophyse produzierte Wachstumshormon wird während des Schlafs ausgeschüttet, damit der Körper wachsen und sich entwickeln kann. Außerdem trägt es zur Reparatur von geschädigtem Gewebe bei. Obwohl dieses Wachstumshormon in der Kindheit und Jugend eine wichtigere Rolle spielt, kann gestörter Schlaf auch in den Jahren danach immer noch sehr negative Auswirkungen haben. Jugendliche leiden unter chronischem Schlafmangel, was sich nachteilig auf ihr Wachstum und ihre Entwicklung auswirken kann. Auch eine übermäßige Belastung der HPA-Achse kann die normale Ausschüttung von Wachstumshormon beeinträchtigen.

Ghrelin, Leptin und Insulin

Die »Hungerhormone« können Ihren natürlichen Appetit nur dann ins Gleichgewicht bringen, wenn Sie genügend schlafen. Ghrelin löst Hunger aus, und Schlaf reguliert den Spiegel dieses Hormons. Daher hat man mehr Hunger, wenn man schlecht schläft. Leptin dagegen hemmt den Hunger, um das Körpergewicht unter Kontrolle zu halten. Da der Leptinspiegel nachts während des Schlafs ansteigt, haben wir während dieser Zeit keinen Hunger. Wer nicht genügend erholsamen Schlaf bekommt, nimmt leichter zu, da Schlafmangel die Hungerregulation stört.

Außerdem sollte unser Cortisol- und Insulinspiegel einem natürlichen Muster folgend ansteigen und wieder abfallen, damit wir morgens hungrig aufwachen und unserem Körper Nahrung zuführen. Insulin trägt zur Kontrolle des Blutzuckerspiegels bei und reguliert den Kohlenhydrat- und Fettstoffwechsel. Wenn diese Hormone während des Schlafs ihre natürlichen Aufgaben erfüllen, kann Ihr Körper tagsüber normal funktionieren.

Prolaktin

Das in der Hypophyse produzierte Prolaktin beeinflusst über 300 verschiedene Körperfunktionen und sorgt vor allem für ein gut funktionierendes Immunsystem. Während des Schlafs wird mehr Prolaktin ausgeschüttet. Daher kann Schlafmangel das Immunsystem schwächen.

Wenn man mitten in der Nacht auf die Toilette muss ...

Wie Sie in Kapitel 9 (Seite 123) noch sehen werden, gehört eine überaktive Blase zu den häufigsten Symptomen der Perimenopause und Menopause. Deshalb wachen Sie, wenn Sie älter werden, vielleicht mitten aus dem tiefsten Schlaf heraus auf und haben das Gefühl, auf die Toilette gehen zu müssen – egal ob Ihre Blase wirklich voll ist oder nicht. Viele Frauen leiden stillschweigend unter diesem Problem, weil es ihnen peinlich ist, mit ihrem Arzt darüber zu sprechen.

Dieses nächtliche Bedürfnis ist auf Aldosteron zurückzuführen, das Wasseransammlungen im Körper verursacht. Der Spiegel dieses Hormons, das in der Nebennierenrinde produziert wird, sollte während des Schlafs hoch bleiben, um nächtliches Wasserlassen zu verhindern. Doch schwankende Progesteronspiegel können zum Absinken des Aldosteronspiegels führen, sodass der Körper weniger Wasser speichern kann.

Sobald Ihr Hormonspiegel wieder ins Gleichgewicht gerät, dürfte dieses Problem sich legen. Aber bitte reduzieren Sie Ihre Flüssigkeitszufuhr nicht: Sie müssen Ihren Körper mit genügend Flüssigkeit versorgen, um ihn im Gleichgewicht zu halten! Die folgende Ölmischung soll Nieren und Harnwege in ihrer Funktion unterstützen und dürfte Ihren nächtlichen Harndrang lindern.

Roll-on-Ölmischung für eine starke Blase

15 Tropfen Zypressenöl
15 Tropfen Wacholderbeeröl
Trägeröl nach Wahl

Die Öle in ein 10-ml-Roll-on-Fläschchen aus Glas geben und mit dem Trägeröl auffüllen. Kugel und Deckel wieder aufsetzen und das Fläschchen vorsichtig schütteln, um die Öle miteinander zu vermischen. Die Mischung vor dem Schlafengehen über den Unterleib rollen.

Es kann gar nicht oft genug betont werden, wie wichtig Schlaf ist. Also gewöhnen Sie sich feste abendliche Abläufe an und praktizieren Sie regelmäßig ein persönliches Einschlafritual mit ätherischen Ölen! Das kann Ihnen helfen, herauszufinden, welche hormonellen Probleme Ihren Schlaf-Wach-Rhythmus möglicherweise durcheinanderbringen. Es erstaunt mich immer wieder, wie wirksam meine bewährten schlaffördernden Lieblingsöle sind. Aber denken Sie daran: Nur durch Experimentieren können Sie herausfinden, welche Ölkombinationen und welche Anwendungsmethoden bei Ihnen am besten wirken. Stellen Sie Ihre Lieblingsöle und -ölmischungen auf Ihren Nachttisch! Dann wird es Ihnen leichter fallen, ein festes Einschlafritual zu entwickeln und aufrechtzuerhalten. Außerdem haben Sie die Öle dann jederzeit griffbereit, wenn Sie wieder einmal mitten in der Nacht aufwachen und nicht wieder einschlafen können.

Emotionale Auslöser

Emotionen spielen bei unseren Einschlafgewohnheiten oft eine wichtige Rolle, doch leider versetzen sie uns noch viel häufiger in ungesunden Stress. Mich persönlich halten meine stressbedingten inneren Dialoge und endlosen Erledigungslisten jedenfalls viel zu oft wach. Am nächsten Tag drückt der Schlafmangel meinen Körper dann nieder wie eine schwere Last.

Zum Glück gibt es aber auch eine gute Nachricht: Ätherische Öle können emotionalen Stress abbauen helfen und Sie zu einem gesünderen Menschen mit gesünderem Schlafverhalten machen! Schon allein das Einatmen des Dufts solcher Öle kann in Sekundenschnelle Ihre Stimmung heben und Geist und Körper erden, sodass es Ihnen leichter fällt, sich an ein festes Einschlafritual zu halten, das Ihren Körper darauf trainiert, sich zu entspannen, und Sie auf einen tiefen, erholsamen, regenerierenden Schlaf vorbereitet.

Wie können Sie mit ätherischen Ölen etwas für Ihren Schlaf tun?

Alle im Folgenden genannten ätherischen Öle wurden wegen ihrer entspannenden, schlaffördernden Wirkung ausgewählt. Die wichtigsten Inhaltsstoffe dieser Öle wirken entweder entspannend oder beruhigend.

Die besten ätherischen Öle für einen guten Schlaf

Bergamotte (*Citrus bergamia*)

- Wirkt beruhigend und entspannend auf Körper und Geist, vor allem als Massageöl
- Lindert Stress und Angstzustände
- Ist bekannt dafür, Selbstsicherheit und Selbstliebe zu fördern

Aromatherapie

- Abends in Kombination mit einem anderen beruhigenden Öl im Diffuser vernebeln
- Vor dem Schlafengehen mit einem Raumsprayfläschchen auf Bettwäsche und Kissen sprühen

Äußerliche Anwendung

- 1–2 Tropfen mit einem Trägeröl verdünnen und vor dem Schlafengehen in Fußsohlen, Beine, Rücken und alle verspannten Körperpartien einmassieren; oder versuchen Sie es doch einmal mit der abendlichen Fußmaske (Seite 105)
- Geben Sie ein paar Tropfen von dem Öl in ein aus natürlichen Zutaten bestehendes Duschgel und massieren Sie dieses während einer warmen Dusche in Ihre Haut ein

Hawaiianisches Sandelholz (*Santalum paniculatum*)

- Wirkt beruhigend und ausgleichend auf Emotionen, Körper und Geist
- Lindert Spannungsgefühle und angestaute Emotionen
- Entspannt Körper und Geist und fördert einen erholsamen Nachtschlaf

Aromatherapie

- Während der abendlichen Meditation 3–4 Tropfen im Diffuser vernebeln
- Vor dem Zubettgehen 3–4 Tropfen im Diffuser vernebeln
- Vor dem Zubettgehen 1 Tropfen mit Ihrem Lieblingsträgeröl verdünnen, in den Handflächen verreiben, die Hände trichterförmig über Mund und Nase legen und tief einatmen

Äußerliche Anwendung

- 2–3 Tropfen in ein warmes Bad geben, in dem Sie vorher 90 g Bittersalz aufgelöst haben
- 1–2 Tropfen mit Ihrem Lieblingsträgeröl verdünnen und in Nacken und Rücken einmassieren

Lavendel (*Lavandula angustifolia*)

- Wird als Beruhigungsmittel angewendet, um Angstgefühle und Stress abzubauen
- Kann die Aktivität des Zentralnervensystems verlangsamen und die Ausschüttung von Serotonin verstärken, was Körper und Geist beruhigt und den Schlaf fördert
- Senkt den Blutdruck und verhilft zu einem erholsamen Schlaf

Aromatherapie

- Vor dem Schlafengehen 2–3 Tropfen im Diffuser vernebeln; fügen Sie eines der anderen hier aufgeführten Öle hinzu, um die beruhigende Wirkung zu verstärken
- Vor dem Schlafengehen 1–2 Tropfen direkt auf Bettwäsche und Kopfkissen geben

Äußerliche Anwendung

- 2–3 Tropfen Lavendelöl und 90 g Bittersalz in ein warmes Bad geben
- 1–2 Tropfen mit Ihrem Lieblingsträgeröl verdünnen und direkt in Fußsohlen und Brustkorb einmassieren

Innerliche Anwendung

- 1 Tropfen Lavendelöl in 120 g geschmolzene Bitterschokolade geben und gründlich umrühren. Teelöffelweise auf Wachspapier oder eine Silikonmatte geben oder in eine Silikonform gießen. Aushärten lassen und als Teil Ihres abendlichen Achtsamkeitsrituals genießen

Muskatellersalbei (*Salvia sclarea*)

- Entspannt den Körper und fördert einen erholsamen Schlaf
- Beruhigt und entspannt Körper und Geist
- Hilft gegen Menstruationsbeschwerden

Aromatherapie

- 1–2 Tropfen direkt auf Bettwäsche oder Kopfkissen geben
- Vor dem Schlafengehen 3–4 Tropfen im Diffuser vernebeln

Äußerliche Anwendung

- 1–2 Tropfen mit Ihrem Lieblingsträgeröl verdünnen und in den Unterleib einmassieren
- 2–3 Tropfen in ein warmes Bad geben, in dem Sie vorher 45 g Bittersalz aufgelöst haben
- 1–2 Tropfen mit Ihrem Lieblingsträgeröl verdünnen und vor dem Schlafengehen in die Fußsohlen einmassieren

Römische Kamille (*Anthemis nobilis*)

- Senkt einen stressbedingt erhöhten ACTH-Spiegel und führt dadurch einen wohltuenden Entspannungszustand herbei
- Beruhigt Geist, Körper und Haut und entspannt gleichzeitig die Systeme Ihres Körpers
- Sorgt für ein gesundes Immunsystem und entspannt sämtliche Systeme Ihres Körpers

Aromatherapie

- Vor dem Zubettgehen 2–3 Tropfen im Diffuser vernebeln; 2 Tropfen Zedernöl hinzufügen, um eine besonders beruhigende Wirkung zu erzeugen
- Direkt einatmen
- In Augenblicken starker Anspannung oder heftiger Emotionen 1 Tropfen mit Ihrem Lieblingsträgeröl verdünnen, in den Handflächen verreiben, die Hände trichterförmig über Nase und Mund legen und tief einatmen

Äußerliche Anwendung

- 1–2 Tropfen mit Ihrem Lieblingsträgeröl verdünnen und in alle Körperregionen mit schmerzhaften Entzündungen einmassieren
- 1–2 Tropfen mit Ihrem Lieblingsträgeröl verdünnen und auf die Fußsohlen auftragen
- 1–2 Tropfen mit Ihrem Lieblingsträgeröl verdünnen und auf Pulspunkte auftragen

Vetiver (*Vetiveria zizanioides*)

- Beruhigt und erdet Emotionen, vor allem als Massageöl
- Fördert einen tiefen, erholsamen Nachtschlaf
- Sorgt bei innerlicher Einnahme für ein gesundes Immunsystem

Aromatherapie

- Vor dem Zubettgehen 3–4 Tropfen im Diffuser vernebeln. Für eine schlaffördernde Wirkung 1–2 Tropfen Lavendelöl hinzufügen
- Direkt aus der Flasche einatmen

Äußerliche Anwendung

- 1–2 Tropfen mit Ihrem Lieblingsträgeröl verdünnen und vor dem Schlafengehen in Nacken, Schultern und Fußsohlen einmassieren
- 2–3 Tropfen in ein warmes Bad geben, in dem Sie vorher 90 g Bittersalz aufgelöst haben

Pamelas Geschichte

Pamela war 47 Jahre alt, als sie wegen der chronischen Erschöpfung zu mir kam, unter der sie seit über fünf Jahren litt. Ihr größtes Problem war, dass sie abends nicht einschlafen konnte, obwohl sie es schon mit Nahrungsergänzungsmitteln und Schlaftabletten versucht hatte. Als Anwältin musste sie oft bis spät in die Nacht arbeiten, und ihre Fälle hielten sie wach, weil sie ihr Stress verursachten und sie innerlich stark beschäftigten.

Pamela litt unter chronischem Stress, einem zu hohen Cortisolspiegel, Erschöpfung und Gehirnnebel. Ich empfahl ihr folgende Selbsthilfemaßnahmen:

- Eine Kombination aus konzentrationssteigerndem Pfefferminz- und Wildorangenöl gegen ihre Nachmittagstiefs
- Die Roll-on-Ölmischung »Motivation« (Seite 182) und Rosmarinöl, äußerlich und als Aromatherapie angewendet, gegen Gehirnnebel und für ein besseres Konzentrationsvermögen
- Die Inhalatormischung »Bring meine Gedanken zur Ruhe« (Seite 103) als Einschlafhilfe zwei Stunden vor dem Zubettgehen; außerdem sollte sie vor dem Schlafengehen das entspannende Spray fürs Schlafzimmer (Seite 104) versprühen und verdünntes Lavendel- und Muskatellersalbeiöl auf Nacken und Füße auftragen
- Vor dem Zubettgehen das 30-minütige Entspannungsritual vor dem Schlafengehen (Seite 106) praktizieren, um Stress abzubauen und ihren Körper zu entspannen
- Drei- bis viermal pro Woche Yoga und Pilates zum Stressabbau
- Ihren Kaffee nachmittags und abends durch Tee ersetzen
- Nahrungsergänzungsmittel: ein Multivitaminpräparat, 320 mg Magnesiumglycinat, 500 mg Ashwagandha und 2000 mg Omega-3-Fettsäuren gegen Stress und zur Stärkung der Gehirnfunktion; für einen besseren Schlaf 180–250 mg Baldrian und 42–60 mg Hopfen

Schon nach einem knappen Monat hatte Pamela wieder mehr Energie – und was am wichtigsten war: Sie schlief jetzt jede Nacht mindestens sieben Stunden lang. Durch die Veränderung ihrer Alltags- und Schlafgewohnheiten schöpfte sie neue Kraft, wodurch sich auch ihre Beziehung zu ihrem Mann verbesserte. Sie begann, sich stärker auf ihre Gesundheit zu konzentrieren, und konnte sich endlich wieder mehr für das Leben begeistern. »Ich bin so dankbar für diese einfachen Rituale, die ich täglich praktizieren kann«, erklärte sie mir. »Ich hätte nie gedacht, dass es mir durch ätherische Öle und kleine Lebensstiländerungen so viel besser gehen würde!«

Ylang-Ylang (*Cananga odorata*)

- Beruhigt Körper und Geist und wirkt gleichzeitig stimmungsaufhellend
- Lindert stressbedingte Anspannung
- Wirkt antioxidativ und fördert ein gesundes Immunsystem

Aromatherapie

- Vor dem Zubettgehen 1–2 Tropfen zusammen mit Vetiver-, Zedern- oder Lavendelöl im Diffuser vernebeln

Äußerliche Anwendung

- 2–3 Tropfen in ein warmes Bad geben, in dem Sie vorher 90 g Bittersalz aufgelöst haben

Zeder (*Juniperus virginiana*)

- Hat wegen seines wichtigsten Inhaltsstoffs Cedrol eine natürlich beruhigende Wirkung
- Kann das vegetative Nervensystem auf natürliche Weise entspannen und den Körper beruhigen
- Erdet und beruhigt Körper und Geist

Aromatherapie

- Abends 3–4 Tropfen im Diffuser vernebeln
- Das Öl direkt aus der Flasche einatmen

Äußerliche Anwendung

- 1 Tropfen in Ihre aus natürlichen Zutaten bestehende Feuchtigkeitscreme für die Nacht geben
- 1–2 Tropfen mit Ihrem Lieblingsträgeröl verdünnen und vor dem Schlafengehen auf die Fußsohlen auftragen

Ätherische Ölmischungen

Die folgenden Ölmischungen helfen bei Schlafstörungen.

Diffusermischungen für die Aromatherapie

Beginnen Sie Ihr entspannendes Ritual bei Sonnenuntergang, indem Sie Ihre Diffuser einschalten, sobald Sie von der Arbeit nach Hause kommen. Wenn Sie die Diffuser zwei bis drei Stunden vor dem Schlafengehen laufen lassen, kommen Ihre Gedanken zur Ruhe. Auch für Ihren Körper sind diese Düfte ein Signal, dass es jetzt an der Zeit ist, sich zu entspannen.

Erdende Diffusermischung

3 Tropfen Römisches Kamillenöl
2 Tropfen Zedernöl
1 Tropfen Lavendelöl

Diffusermischung »Ruhe und Entspannung«

2 Tropfen Ylang-Ylang-Öl
2 Tropfen Bergamotteöl
1 Tropfen Römisches Kamillenöl

Diffusermischung »Gute Nacht«

2 Tropfen Muskatellersalbeiöl
2 Tropfen Zedernöl
2 Tropfen Schafgarbenöl

Diffusermischung »Tiefenentspannung«

3 Tropfen Lavendelöl
1 Tropfen Vetiveröl
1 Tropfen Römisches Kamillenöl

Inhalatormischungen für die Aromatherapie

Inhalatormischung »Windstille«

4 Tropfen Wildorangenöl
4 Tropfen Zedernöl
4 Tropfen Lavendelöl
3 Tropfen Muskatellersalbeiöl

Inhalatormischung »Wiege mich in den Schlaf«

4 Tropfen Lavendelöl
4 Tropfen Vetiveröl
3 Tropfen Bergamotteöl
3 Tropfen Majoranöl

Inhalatormischung »Bring meine Gedanken zur Ruhe«

5 Tropfen Lavendelöl
5 Tropfen Vetiveröl
5 Tropfen Muskatellersalbeiöl

Inhalatormischung »Ruhiger Schlaf«

8 Tropfen Lavendelöl
4 Tropfen Hawaiianisches Sandelholzöl
4 Tropfen Bergamotteöl
2 Tropfen Ylang-Ylang-Öl

Raum- und Körpersprays für die Aromatherapie

Entspannendes Spray fürs Schlafzimmer

10 Tropfen Lavendelöl
10 Tropfen Zedernöl
5 Tropfen Vetiveröl
60 ml Aquadest oder Hamameliswasser

Die Öle in ein 60-ml-Sprühfläschchen aus Glas geben und mit Aquadest oder Hamameliswasser auffüllen. Das Fläschchen verschließen und vorsichtig schütteln. Vor Gebrauch nochmals schütteln und vor dem Schlafengehen auf Kopfkissen, Bettdecke und in die Luft sprühen.

Roll-on-Ölmischungen zur äußerlichen Anwendung

Roll-on-Ölmischung »Träum was Schönes«

10 Tropfen Lavendelöl
6 Tropfen Vetiveröl
4 Tropfen Schafgarbenöl
4 Tropfen Ylang-Ylang-Öl
Trägeröl nach Wahl

Die Öle in ein 10-ml-Roll-on-Fläschchen aus Glas geben und mit dem Trägeröl auffüllen. Kugel und Deckel wieder aufsetzen und das Fläschchen vorsichtig schütteln, um die Öle miteinander zu vermischen. Die Mischung auf Fußsohlen und Pulspunkte auftragen.

Roll-on-Ölmischung »Die Gedanken zur Ruhe bringen und einschlafen«

10 Tropfen Lavendelöl
5 Tropfen Vetiveröl
5 Tropfen Weihrauchöl
4 Tropfen Ylang-Ylang-Öl

Die Öle in ein 10-ml-Roll-on-Fläschchen aus Glas geben und mit dem Trägeröl auffüllen. Kugel und Deckel wieder aufsetzen und das Fläschchen vorsichtig schütteln, um die Öle miteinander zu vermischen. Die Mischung vor dem Schlafengehen auf Nacken und Fußsohlen auftragen.

Roll-on-Ölmischung gegen Muskelverspannungen

8 Tropfen Lavendelöl
6 Tropfen Zedernöl
6 Tropfen Römisches Kamillenöl
4 Tropfen Muskatellersalbeiöl
3 Tropfen Wintergrünöl
Trägeröl nach Wahl

Die Öle in ein 10-ml-Roll-on-Fläschchen aus Glas geben und mit dem Trägeröl auffüllen. Kugel und Deckel wieder aufsetzen und das Fläschchen vorsichtig schütteln, um die Öle miteinander zu vermischen. Die Mischung vor dem Schlafengehen auf Nacken, Brustkorb und andere verspannte Körperpartien auftragen.

Ölmischungen für die Körperpflege

Abendliche Fußmaske

Auch wenn die Vorstellung einer »Fußmaske« Ihnen vielleicht seltsam vorkommt – die Zutaten dieser Rezeptur bereiten Sie aufs Schlafengehen vor und beruhigen schmerzende Füße! Die Probiotika im griechischen Joghurt liefern Eiweiß und Milchsäure, außerdem schält der Joghurt abgestorbene Hautzellen ab. Die Vitamine und Mineralstoffe im Sellerie pflegen eingerissene Hautpartien und entgiften den Körper. Bio-Rohhonig hat einen hohen Gehalt an Antioxidanzien und Enzymen, die Ihren Körper in seinen Funktionen unterstützen, und seine entzündungshemmenden Eigenschaften sind ein zusätzlicher Vorteil. Die drei ätherischen Öle verhelfen Ihrem Körper vor dem Schlafengehen zu einem natürlichen Zustand der Ruhe und Entspannung.

1 Stängel Bio-Staudensellerie
125 g griechischer Bio-Naturjoghurt
2 EL Bio-Rohhonig
2 TL kalt gepresstes Bio-Kokosöl
4 Tropfen Bergamotteöl
2 Tropfen Lavendelöl
2 Tropfen Römisches Kamillenöl

Den Selleriestängel reiben und mit einem Papiertuch trocken tupfen. Sellerie, Joghurt, Honig und Kokosöl im Mixer oder in der Küchenmaschine glatt pürieren. Vorsichtig die ätherischen Öle unterrühren. Danach die Maske sofort mit den Fingern oder einer weichen Bürste auf die Füße auftragen und flächendeckend einmassieren. Entspannen Sie sich 15 bis 20 Minuten lang bei einer Meditation oder einem Gebet und spülen Sie die Maske dann in der Badewanne ab.

Selbstfürsorgerituale für einen erholsamen Schlaf

Im Folgenden lernen Sie einige Rituale kennen, die Ihnen helfen, besser zu schlafen.

Entspannungsritual vor dem Schlafengehen

Wie gut wir schlafen, hängt von den Verhaltensmustern und Ritualen ab, die wir uns schon frühzeitig im Leben angewöhnen und die sich im Lauf der Zeit immer mehr verfestigen. Die unter der Bezeichnung »Schlafhygiene« bekannten Dinge, die wir tun, um uns auf den Schlaf vorzubereiten und gut durchschlafen zu können, sind Teil jener Selbstfürsorge, die notwendig ist, um unseren Körper in Topform zu halten. Eine aktive Vorbereitung auf den Schlaf hilft Körper und Geist, sich zu entspannen. Das ist viel sinnvoller, als abends einfach ins Bett zu fallen, wie viele Menschen es aufgrund ihres hektischen Lebens tun.

Also entwickeln Sie ein abendliches Ritual, um sich sanft in den Schlaf zu wiegen wie ein neugeborenes Baby! Gönnen Sie sich ein entspannendes Bad, bringen Sie Ihre Gedanken mit einem Buch zur Ruhe, beten oder meditieren Sie, trinken Sie eine Tasse Tee und nutzen Sie die Wirksamkeit ätherischer Öle. All das kann ein Teil Ihres beruhigenden Einschlafrituals sein. Der Schlüssel zum Erfolg besteht darin, dieses Ritual jeden Abend um dieselbe Zeit durchzuführen, damit Ihr Körper sich daran gewöhnt.

So sollte Ihre Schlafumgebung aussehen, um Sie auf einen ruhigen, erholsamen Schlaf einzustimmen:

Dunkelheit: Keine Nachtlichter, kein Licht, das durchs Fenster ins Schlafzimmer fällt, kein Fernseher und keine elektronischen Geräte! Halten Sie Ihr Schlafzimmer so dunkel wie möglich, damit Ihr Gehirn die Ausschüttung von Melatonin auslösen kann, das Sie brauchen, um abends möglichst schnell in erholsamen Schlaf zu sinken. Wenn Sie sich im Dunkeln fürchten, verwenden Sie als Beleuchtung vor dem Schlafengehen orangefarbenes oder rotes Licht, um Ihre Gedanken zur Ruhe zu bringen. Dieses Licht können Sie auch einschalten, wenn Sie nachts aufwachen.

Finger weg von Ihren elektronischen Geräten: Das abgestrahlte blaue Licht vertreibt den Schlaf. Mobiltelefone, Tablets, Fernseher, Computermonitore und alle anderen Geräte, die einen hellen Bildschirm bzw. ein helles Display haben, können Ihr Gehirn in den Wachzustand versetzen, vor allem, wenn Sie es gewohnt sind, abends im Bett noch ein letztes Mal bei Facebook oder Twitter reinzuschauen!

Temperatur senken: Reduzieren Sie abends die Temperatur in Ihrer Wohnung oder Ihrem Haus! Das verlangsamt die Herzfrequenz, entspannt den Körper und bereitet ihn auf den Schlaf vor. Falls Sie noch keinen programmierbaren Thermostat haben, sollten Sie sich vielleicht einen einbauen lassen. Finden Sie eine für Sie angenehme Abendtemperatur zwischen 19 und 21 Grad Celsius oder stellen Sie Ihren Thermostat so ein, dass er die Temperatur zu Ihrer normalen Zubettgehzeit absenkt; dann spüren Sie kaum etwas davon, dass es kühler wird.

Keine Stimulanzien: Verzichten Sie auf Koffein, Schokolade, Kakao, Nikotin, Kaffee, sonstige koffeinhaltige Getränke und alles andere, was Ihre Entspannung beeinträchtigen könnte. Selbst etwas scheinbar so Harmloses wie eine ganz natürliche Pfefferminzzahnpasta oder ein Mundwasser mit Pfefferminzaroma kurz vor dem Schlafengehen kann Sie im Nu hellwach machen!

Kein Alkohol: Auch wenn ein kleiner alkoholischer »Schlummertrunk« am Abend ein hervorragendes Schlafmittel zu sein scheint, weil er die Sinne trübt und müde macht – auf lange Sicht kann er zum Problem werden, vor allem, wenn der Körper sich daran gewöhnt und abends gar nicht mehr ohne Alkohol auskommt. Wenn Sie abends öfter und in größeren Mengen Alkohol trinken, kann er Ihren Schlaf erheblich durcheinanderbringen, denn Ihre Leber muss den Alkohol verarbeiten. Und wenn dieser Prozess abgeschlossen ist, kann das Ihren REM-Schlaf stören und dazu führen, dass Sie die ganze Nacht über wach sind oder sich unruhig von einer Seite auf die andere wälzen.

Keine Snacks am späten Abend: Eine eiweißreiche Abendmahlzeit mit Tryptophan (einer Aminosäure, die die Serotonin- und Melatoninproduktion fördert), ein paar Stunden vor dem Schlafengehen eingenommen, kann Ihnen zu ungestörtem Nachtschlaf verhelfen. Spätabendliche oder nächtliche Snacks hingegen können den Schlaf empfindlich stören, weil Ihr Verdauungssystem dann Schwerstarbeit leisten muss, um das, was Sie gegessen und getrunken haben, zu verarbeiten. Außerdem nehmen viele Menschen zu, wenn sie kurz vor dem Schlafengehen noch etwas essen, weil das dann auch gerne mal zu viel ist. Wenn Sie Ihren Serotonin- und Melatoninspiegel erhöhen möchten, versuchen Sie es mit einem tryptophanreichen Abendessen, zum Beispiel mit Putenfleisch, Mandeln, Walnüssen, Sonnenblumenkernen, Hummus oder Kürbiskernen – das sind eiweißreiche, zuckerarme Lebensmittel, die nächtlichen Heißhungerattacken vorbeugen.

Abendliches Selbstfürsorgeritual

Hier ein paar Anregungen für ein neues, gesundes Einschlafritual:

Abendlicher Kräutertee: Erhitzen Sie Wasser für Ihren Lieblingskräutertee, zum Beispiel Tee aus Römischer Kamille (ohne Zuckerzusatz).

Gesunder Snack, bei dem auch das Auge mitisst: Wenn Sie abends öfter Hunger auf etwas Süßes haben, versuchen Sie diesen mit etwas Gesundem zu stillen. Schneiden Sie einen Apfel in dünne Scheiben und fächern Sie diese auf Ihrem Lieblingsteller auf. Achten Sie darauf, Ihren Snack auf möglichst ästhetische Weise anzurichten, um dieses Ritual zu etwas Besonderem zu machen – schließlich essen wir zuerst mit den Augen, und Sie haben sich am Abend einen ganz besonderen kleinen Leckerbissen verdient! Bestreuen Sie die Apfelscheiben mit Zimt oder Ihrem Lieblingsgewürz. (Saigon-Zimt ist wunderbar süß und passt gut zu Äpfeln.) Sie können die Scheiben auch in einer Schüssel mit Wasser und ein paar Tropfen Zimtrinden- oder Cassiaöl ziehen lassen, dann werden sie saftiger und schmecken würziger. Essen Sie die Scheiben langsam und mit Bedacht. Manchmal gebe ich auch noch eine kleine Handvoll Mandeln dazu, um eine Insulinspitze zu vermeiden, bevor ich ins Bett gehe.

Detox-Bad: Bei diesem Ritual entspannt man sich bewusst in einem warmen Bad, wobei der Entspannungseffekt des warmen Wassers durch hochwertige ätherische Öle noch verstärkt wird. Dabei können Sie in aller Ruhe über Ihren Tag nachdenken, beten, sich in Achtsamkeit üben oder einfach nur Sie selbst sein. Lassen Sie das Wasser langsam Ihren Stress aufsaugen und Ihre Probleme den Abfluss hinunterwirbeln. Denken Sie daran, anschließend ein Glas Wasser zu trinken, um Ihren Körper zu rehydrieren. Verwenden Sie die entspannende und entstressende Bademischung (Seite 134), um die positive Wirkung dieses Rituals zu verstärken.

Tiefenatmung: Wie bereits erwähnt, signalisieren Sie Ihrem Körper durch tiefes Atmen, dass alles in Ordnung ist, weil man dabei auf natürliche Weise vom Alltagsstress abschaltet. Vergessen Sie nicht, sich während der Pausen zwischen Ein- und Ausatmen zu entspannen. Durch das Einatmen ätherischer Öle wird dieses Ritual noch wirksamer.

Gutenachtritual: Bevor Sie Ihr Schlafzimmer betreten oder während Sie im Bett liegen und sich entspannen, können Meditation und/oder Gebet Sie in einen Zustand wohltuender innerer Ruhe versetzen und Ihnen helfen, die Emotionen, die sich tagsüber in Ihnen angestaut haben, loszulassen. Das wird Ihnen noch leichter fallen, wenn Sie zusätzlich ätherische Öle im Diffuser vernebeln oder ein kleines Ritual mit solchen Ölen praktizieren. Schließen Sie die Augen und konzentrieren Sie sich auf drei wichtige Voraussetzungen für einen ruhigen, erholsamen Schlaf.

- **Heilung:** Überlegen Sie sich, welche Bereiche in Ihrem Leben der Heilung bedürfen, und denken Sie in einer positiven inneren Haltung darüber nach, was Sie aus Ihrem Kampf mit diesen schwierigen Lebensbereichen alles gelernt haben.
- **Entspannung:** Gehen Sie Ihren Tag in Gedanken noch einmal durch und lassen Sie alle Stresssituationen der Reihe nach los. Damit ist es jetzt aus und vorbei, also lassen Sie Ihre Sorgen hinter sich und fassen Sie wieder neuen Mut!
- **Dankbarkeit:** Beenden Sie Ihre Meditation mit Lob und Dankbarkeit für alles Positive in Ihrem Leben, so unbedeutend es Ihnen auch erscheinen mag.

Beruhigende abendliche Roll-on-Ölmischung zum Meditieren und Beten

Ätherische Öle werden schon seit Jahrhunderten als Hilfsmittel beim Beten und Meditieren eingesetzt. Die unten beschriebene Ölmischung soll Sie in einen Zustand der Ruhe und des inneren Friedens versetzen und erholsamen Schlaf fördern.

6 Tropfen Weihrauchöl
4 Tropfen Muskatellersalbeiöl
4 Tropfen Sandelholzöl
4 Tropfen Lavendelöl
2 Tropfen Wildorangenöl
Trägeröl nach Wahl

Die Öle in ein 10-ml-Roll-on-Fläschchen aus Glas geben und mit dem Trägeröl auffüllen. Kugel und Deckel wieder aufsetzen und das Fläschchen vorsichtig schütteln, um die Öle miteinander zu vermischen. Die Mischung vor dem Schlafengehen auf die Pulspunkte auftragen. (Stattdessen können Sie die Mischung auch auf je 1 Tropfen pro Öl reduzieren und im Ultraschalldiffuser vernebeln.)

Kapitel 8

Gewichtsprobleme

Vielleicht gehen Sie davon aus, dass Ihr Gewichtsproblem eine ganz reale, unvermeidliche Folge altersbedingter hormoneller Veränderungen ist, doch eigentlich spielt dabei auch ein tiefer liegendes, leider oft übersehenes Problem eine Rolle. Vergessen Sie sämtliche Modediäten! Denn alles – von den »Problemzonen«, wo sich überzählige Pfunde ansammeln, bis hin zu scheinbar unwiderstehlichen Heißhungerattacken – kann hormonell bedingt sein.

Wenn Ihr gesunder Hormonhaushalt mit seinen ganz normalen Schwankungen aus dem Gleichgewicht gerät, kommt es zu einem Dominoeffekt im Körper. Vielleicht zeigen sich die daraus entstehenden Symptome und Beschwerden zunächst nur in einem einzigen Körpersystem. Doch bald schon werden Sie das Gefühl haben, dass Ihr Organismus völlig außer Kontrolle geraten ist, weil mit der Zeit ein System nach dem anderen durch die Auswirkungen eines unausgewogenen Hormonhaushalts beeinträchtigt wird. Und die meisten Frauen müssen leider erleben, dass die Ärzte ihre Symptome auf etwas ganz anderes zurückführen, weil sie entweder nur die an der Oberfläche liegenden Probleme behandeln oder sich nicht die Zeit nehmen, der Ursache des Übels auf den Grund zu gehen. Deshalb ist es so wichtig, jede Frau als Individuum mit einer eigenen Geschichte, eigenen Emotionen und einem individuellen Hormonhaushalt zu behandeln.

Wie entstehen hormonell bedingte Gewichtsprobleme und Heißhungerattacken?

Bevor die weiblichen Hormonspiegel um die Menopause herum abzusinken beginnen, leiden wir immer wieder unter Heißhungerattacken, die bei Stress, Angstzuständen oder in bestimmten Phasen unseres Menstruationszyklus normalerweise besonders stark sind. Dann überkommt uns ein unwiderstehliches Verlangen nach Zucker und Kohlenhydraten, die uns in solchen schweren Zeiten dabei helfen, Stress abzubauen. Wissenschaftliche Untersuchungen zeigen, dass Zucker die physiologischen Reaktionen, die in Stresssituationen normalerweise in unserem Körper und unserem Gehirn ablaufen, herunterreguliert – das ist der Grund, warum so viele Menschen bei Stress zu Süßigkeiten greifen! Und wie wir bereits in Kapitel 5 erfahren haben, entwickelt Stress sich vor allem dann zum Problem, wenn er chronisch wird und wir ihn nicht richtig bewältigen können.

Wir müssen uns auch darüber klar werden, dass es gar nicht so wichtig ist, worauf wir Heißhunger haben – es kommt vielmehr darauf an, warum diese Heißhungerattacken uns immer wieder zu schaffen machen. Unser Essverhalten verändert sich in Abhängigkeit von unseren Hormonspiegeln, und aus den Gründen dafür können wir sinnvolle Lösungen für unser Problem ableiten. Es gibt verschiedene hormonelle Akteure, die unser Gewicht beeinflussen, und jedes dieser Hormone gibt uns einen wichtigen Schlüssel zu einem gesunden, ausgewogenen Organismus in die Hand.

Welche Hormone wirken sich auf Gewichtsprobleme und Heißhungerattacken aus?

Die folgenden Hormone wirken sich auf Ihr Gewicht und Ihr Hungergefühl aus.

Östrogen, Ghrelin und Progesteron

Für viele Menschen sind Östrogen und Progesteron einfach nur weibliche Geschlechtshormone. Doch es ist wichtig zu wissen, dass es im ganzen Körper Östrogenrezeptoren gibt. Östrogen spielt nicht nur für Ihr Fortpflanzungssystem, sondern auch für Herz und Kreislauf, Bewegungsapparat, Immunsystem und das zentrale Nervensystem eine wichtige Rolle. Vor allem die Östrogenrezeptoren, die im Hypothalamus (einem Teil des Gehirns) sitzen, fungieren als eine Art Hauptschalter, der drei wichtige Körperfunktionen steuert: Nahrungsaufnahme, Energieverbrauch und Körperfettverteilung. Wenn diese Östrogenspiegel vor Beginn der Menopause allmählich zu sinken beginnen, können sie diese drei Funktionen nicht mehr so gut regulieren wie früher.

Wenn Sie dazu neigen, um die Körpermitte herum zuzunehmen, wissen Sie genau, wovon ich rede. Mit diesem Problem stehen Sie nicht allein da! Die meisten Frauen nehmen in dieser Lebensphase in diesen Zonen zu, weil niedrigere Östrogenspiegel dazu führen, dass Fett von den Hüften und Oberschenkeln in den Bauchbereich verlagert wird. Laut den Ergebnissen einer Studie der Mayo-Klinik aus dem Jahr 2013 bringt diese Fettverschiebung die Fettzellen außerdem dazu, richtig Gas zu geben und noch mehr Fett zu speichern – und das ausgerechnet dann, wenn Sie es am allerwenigsten gebrauchen können.

Östrogen – vor allem **Östradiol** – kann unseren Appetit und unser Hungergefühl eindämmen und dazu führen, dass wir uns nach dem Essen satter fühlen. Problematisch wird es erst dann, wenn unser Östrogenspiegel naturgemäß zu sinken beginnt, wir aber aus alter Gewohnheit immer noch genauso viel essen wie vorher. Vielleicht sendet unser Gehirn Signale aus, die uns sagen, dass wir einfach noch nicht richtig satt sind, sodass wir uns nach einer Mahlzeit nicht mehr so befriedigt fühlen wie früher.

Ghrelin ist ein weiteres Hormon, das unsere Essgewohnheiten beeinflusst und uns sagt, wann wir etwas essen müssen. Wenn wir unserem Körper Nahrung zuführen, nimmt die Ghrelinproduktion ab, und das Östradiol sendet dem Gehirn die Nachricht, dass wir keinen Hunger mehr haben. Doch bei niedrigerem Östrogenspiegel arbeiten diese Kommunikationssysteme nicht mehr so schnell wie früher.

Auch der **Progesteron**spiegel sinkt mit zunehmendem Alter, sodass unser Körper mehr Wasser speichert und wir öfters unter einem aufgetriebenen Bauch leiden. Manchmal sieht das so aus, als hätten wir zugenommen, doch in Wirklichkeit handelt es sich dabei lediglich um ein weiteres lästiges Problem, das auf einen durcheinandergeratenen Hormonhaushalt zurückzuführen ist. Progesteron hat auch eine beruhigende Wirkung auf das Gehirn und verhilft uns dadurch zu einem besseren Schlaf; daher ist es eigentlich kein Wunder, dass ein zu niedriger Progesteronspiegel zu Unruhe und Schlafmangel führt. Und was tun wir, wenn wir uns langweilen, weil wir nicht schlafen können? Wir gehen in die Küche und holen uns eine Tafel Schokolade!

Insulin

Vielleicht wundern Sie sich, dass auch Insulin eine wichtige Rolle für unser Körpergewicht spielt, vor allem, wenn Sie nicht an Diabetes leiden. Viele Menschen wissen gar nicht, dass Insulin ein wichtiger Bestandteil unserer Körperchemie ist. Das von der Bauchspeicheldrüse produzierte Insulin wird ins Blut ausgeschüttet, wenn wir Kohlenhydrate essen, die der Körper dann in Glukose (Traubenzucker) umwandelt. Die Aufgabe des Insulins besteht darin, diese Glukose durch unseren Blutkreislauf zu allen Zellen zu transportieren, die sie für die Energieversorgung benötigen.

Wenn wir jedoch zu viele Kohlenhydrate zu uns nehmen, sodass wir zu viel Glukose im Blut haben, wandelt der Körper diese in Glykogen um, das dann in der Leber oder – bei starkem Glukoseüberschuss – in Form von Fett gespeichert wird. Aufgrund von ungesunder Ernährung und Bewegungsmangel leiden heutzutage viele Menschen unter Insulinresistenz, die wiederum eine ganze Reihe weiterer Probleme verursacht.

Insulin ist wie ein Schlüssel, der genau ins Schloss der Zelle passen muss, damit die Glukose, die wir als Kraftstoff für unseren Körper brauchen, in die Zelle aufgenommen werden kann. Wenn die Insulinrezeptoren das Hormon nicht erkennen, nehmen die Zellen den Kraftstoff, den sie so dringend brauchen, um ihre Funktionen erfüllen zu können, nicht auf. Als Reaktion darauf fährt der Körper unseren Stoffwechsel herunter und senkt unser Energieniveau, um zu überleben.

Das führt zu einem selbst herbeigeführten Hungermodus. Wenn unsere Zellen nicht den Treibstoff bekommen, den sie brauchen, verlassen sie sich stattdessen auf unsere Fettspeicher. Dann erlaubt der Körper uns buchstäblich nicht, abzunehmen, weil er glaubt, dieses Fett zum Überleben zu brauchen. Und dann können wir noch so viele Kalorien einsparen oder uns an die strengste Modediät halten – all das wird nicht zur gewünschten Gewichtsabnahme führen. Wir nehmen erst dann ab, wenn wir unsere Zellen dazu bringen können, das Insulin wieder aufzunehmen.

Außerdem verursacht die Insulinresistenz einen Heißhunger auf Zucker und Kohlenhydrate, dem man oft nur sehr schwer widerstehen kann. Denn der Körper weiß, dass er diese Glukose zum Überleben braucht, doch aufgrund der Insulinresistenz können unsere Zellen sie einfach nicht aufnehmen. So setzt sich der Teufelskreis aus Hungermodus und Fettspeicherung immer weiter fort.

Die Östrogen-Insulin-Connection

Wenn der Östrogenspiegel im Alter absinkt, nehmen die meisten Frauen ein bisschen zu, weil sie sich trotzdem weiter so ernähren wie bisher. Wir merken gar nicht, dass wir allmählich eine Insulinresistenz entwickeln, weil wir noch keine ausgeprägten Symptome verspüren, die uns als Alarmsignal dienen könnten. Aber das Problem ist da und hält unsere Zellen davon ab, den nötigen Kraftstoff zu tanken. Das führt dazu, dass unser Körper die Fettzellen, in denen das Glykogen gespeichert ist, nicht mehr loslässt. Denn für ihn ist Fettspeicherung gleich Überleben!

Wenn wir nicht anfangen, unsere Kalorienaufnahme zu reduzieren, sobald unser Östrogenspiegel zu sinken beginnt, nehmen wir unweigerlich zu. Das Problem dabei ist das Fett, das jetzt nicht nur um unsere Körpermitte, sondern auch um die Bauchorgane herum gespeichert wird. Dieses Fettgewebe schüttet Hormone namens Adipokine aus, die die Insulinresistenz und auch das Entzündungsrisiko erhöhen können. Diese Adipokine zirkulieren im ganzen Körper und kommunizieren mit anderen Organen. Auch das Leptin gehört zu diesen Adipokinen und sollte dem Gehirn eigentlich Sättigung signalisieren, doch wenn wir aufgrund eines Überschusses an gespeichertem Fett zu viel Leptin produzieren, sendet es unserem Körper nicht mehr die »Sattheitsmeldung«, die er braucht. Infolgedessen fühlen wir uns nach dem Essen nie wirklich gesättigt oder befriedigt.

Außerdem kann eine insulinresistente Bauchspeicheldrüse keinen zusätzlichen Zucker mehr verkraften, und so entsteht ein beängstigendes Phänomen: Die chronische Überausschüttung von Insulin führt zu Herz-Kreislauf-Erkrankungen.

Adrenalin und Cortisol – die Stress-Connection

Es ist kein Geheimnis, dass übermäßiger Stress zu einer Gewichtszunahme führt. Aber wie es dazu kommt und welche negativen Auswirkungen chronischer Stress auf unseren immer größer werdenden Bauchumfang hat, ist schon ziemlich überraschend. Damit sind wir nämlich wieder bei unseren Nebennieren – den Drüsen, die zusammen mit den Eierstöcken für die Produktion von Östrogen und Progesteron zuständig sind. Wie Sie inzwischen bereits wissen, spielen die Nebennieren auch eine wichtige Rolle bei der Stressregulation, wobei Adrenalin uns in die Kampf-oder-Flucht-Reaktion versetzt und Cortisol die Körpersysteme, die wir gerade nicht unbedingt brauchen, dann zugunsten unseres Überlebens abschaltet.

Vielleicht leiden Sie schon so lange unter chronischem Stress, dass das für Sie inzwischen zum Normalzustand geworden ist. Das »Rushing-Woman-Syndrom« und die Gefahren, die in unserer Umwelt lauern, verschlimmern dieses Problem noch. Schon ein unausgewogener Hormonhaushalt und eine durcheinandergeratene Körperchemie stören unseren Stoffwechsel – und nun kommt auch noch die Menopause dazu.

Nachdem unser Körper aufgrund von chronischem Stress jahrelang im Hungermodus war, hat er sich inzwischen vielleicht an das permanente Überangebot an Nahrung in unserer heutigen Welt gewöhnt. Wenn unser Körper ständig glaubt, dass eine Hungersnot ausgebrochen sei, reagiert er jedes Mal, wenn etwas Essbares in Sichtweite kommt, mit Heißhunger und isst, so viel er kann, weil er befürchtet, vielleicht nie wieder Gelegenheit dazu zu bekommen. So kommt es zu Heißhungeranfällen, Fressattacken und unkontrollierbarer Gewichtszunahme.

Da unser Körper Muskelgewebe abbaut, um sich mit Brennstoff zu versorgen, steht weniger Muskelmasse zur Verfügung, um überschüssige Glukose aufzunehmen. Also lagert sich diese Glukose als Körperfett um die Körpermitte herum an, um unsere lebenswichtigen Organe zu schützen. Und wenn wir dann eine Diät machen, tun wir damit nichts anderes, als unserem Körper zu signalisieren, dass die Nahrung noch knapper ist, als er gedacht hatte.

Emotionale Auslöser

Die ständige Überproduktion von Stresshormonen führt zu chronischer Müdigkeit, untergräbt mit der Zeit unser Immunsystem und unseren Stoffwechsel und führt zu noch gefährlicheren Situationen wie Typ-2-Diabetes und Herz-Kreislauf-Erkrankungen. Außerdem hat sie zur Folge, dass unser Körper sich ausgebrannt, müde, erschöpft, steif und unbeweglich fühlt, und sie beeinträchtigt auch unsere seelische Verfassung und unsere Stimmung und führt zu Depressionen und angstähnlichen Symptomen.

Heißhungeranfälle sind die Art unseres Körpers, uns zu signalisieren, dass wir ihn vernachlässigen oder dass sein Hormonhaushalt durcheinandergeraten ist. Doch leider lernen wir mit der Zeit, diese Essattacken als Bewältigungsmechanismus zu nutzen. Egal welche persönlichen Bedürfnisse wir ignorieren – sie können sich in Form von Heißhungerattacken manifestieren, um die Leere in unserem Inneren zu füllen. Ich bezeichne das als »Fütterung eines unerfüllten Bedürfnisses«. Das kann ein emotionales, körperliches oder sogar biochemisches Bedürfnis sein. Und das kleine Trostpflästerchen in Form von Essen, das wir unserem Körper daraufhin zuführen, mag vorübergehend helfen, doch unser unwiderstehlicher Appetit geht am eigentlichen Problem vorbei – er ist nur eine Reaktion darauf. Ihr Heißhunger wird erst dann verschwinden, wenn Sie herausgefunden haben, wo die wahren Auslöser liegen und worin die eigentliche Ursache Ihres Problems besteht.

Leider hat unsere Gesellschaft uns darauf konditioniert, ungesunde Lebensmittel als Trost und Belohnung zu missbrauchen. Wenn es etwas zu feiern gibt, wenn wir ein Ziel erreicht haben, wenn uns etwas gelungen ist – aber auch wenn uns ein Gefühl der Traurigkeit überkommt, wenn wir einen Schicksalsschlag zu verkraften haben oder der Stress uns kaputtmacht –, greifen wir nach etwas Essbarem.

Um diese Heißhungerattacken zu überwinden, müssen Sie echten, körperlichen Hunger von emotionalem Hunger unterscheiden können und herausfinden, was für ein unerfülltes Bedürfnis dahintersteckt. Haben Sie eine Mahlzeit ausgelassen? Brauchen Sie mehr Energie? Leiden Sie unter Stress? Ist Essen für Sie zum Ritual geworden, das Sie zusammen mit Freunden oder anderen lieben Menschen pflegen? Langweilen Sie sich? Sind Sie frustriert oder traurig, oder versuchen Sie irgendeine unangenehme Aufgabe auf die lange Bank zu schieben? Wenn Sie genau Buch darüber führen, was Sie essen, wird es Ihnen leichter fallen, diesen emotionalen Auslösern auf die Spur zu kommen.

Wie können Ihnen ätherische Öle beim Abnehmen helfen?

Eine berühmte Forschungsstudie von Dr. Alan Hirsch, die im *Journal of Neurological and Orthopaedic Medicine and Surgery* erschienen ist, weist auf die erstaunliche Wirksamkeit von ätherischem Pfefferminzöl hin. Hirsch stellte fest, dass dieses Öl Heißhunger auf bestimmte Lebensmittel unterdrückt und dabei gleichzeitig auch noch die Sinne belebt und das Konzentrationsvermögen stärkt. Somit eignet Pfefferminzöl sich hervorragend dazu, Heißhungerattacken vorzubeugen, und lenkt Ihre Aufmerksamkeit gleichzeitig vom Hunger auf Süßes ab und auf die vor Ihnen liegende Aufgabe hin.

Und Pfefferminzöl ist nicht das einzige Öl, das Ihrem Körper helfen kann, wenn sein Hormonhaushalt durcheinandergeraten ist! Es wurden auch noch andere ätherische Öle untersucht und bei der Erreichung und Aufrechterhaltung eines gesunden Körpergewichts für wirksam befunden. Diese Öle gehören zu den einfachsten Methoden, Ihren Stoffwechsel im Gleichgewicht zu halten, sich von jahrelangem hormonellem Durcheinander zu erholen und emotional bedingte Heißhungeranfälle einzudämmen. Bei jedem der im Folgenden beschriebenen Öle sollten Sie auch auf den wissenschaftlichen Namen achten, um wirklich die besten Öle für den Kampf gegen Ihr Übergewicht und Ihre Heißhungerattacken auszuwählen. Außerdem finden Sie bei jedem Öl Vorschläge für die äußerliche Anwendung und die Aromatherapie und in manchen Fällen auch für die innerliche Anwendung.

Die wirksamsten ätherischen Öle gegen Heißhungerattacken und zum Abnehmen

Bergamotte (*Citrus bergamia*)

- Hilft gegen Stress und Angstgefühle und wirkt auf diese Weise emotional bedingtem Essen entgegen
- Kann den Cortisolspiegel senken
- Hat einen hohen Gehalt an Polyphenolen, die gegen Fett und überschüssigen Zucker wirken

Aromatherapie

- 3–4 Tropfen im Diffuser vernebeln
- 1 Tropfen auf den Boden der Duschkabine geben

Äußerliche Anwendung

- Abends verdünnt auf die Fußsohlen auftragen

Warnhinweis: Bergamotteöl ist sehr stark phototoxisch, also setzen Sie sich mindestens 72 Stunden nach der Anwendung keinem direkten Sonnenlicht aus!

Innerliche Anwendung

- Einen Zahnstocher in das Bergamotteölfläschchen tunken, dann in ca. 250 ml Schwarztee verrühren, um Earl-Grey-Tee daraus zu machen

Cassia (*Cinnamomum cassia*)

- Trägt zur Stabilisierung des Blutzuckerspiegels bei
- Schenkt ein angenehmes Sättigungsgefühl
- Fördert eine gesunde Verdauung und Immunfunktion

Aromatherapie

- 1–2 Tropfen mit Zitrus- oder Ingweröl vermischen und im Diffuser vernebeln

Warnhinweis: Vorsicht beim direkten Einatmen – dieses Öl hat ein sehr starkes Aroma!

Äußerliche Anwendung

- Gönnen Sie sich eine wärmende Massage, indem Sie verdünntes Cassiaöl auf verspannte oder schmerzende Stellen auftragen

Warnhinweis: Verdünnen Sie 1-2 Tropfen Cassiaöl immer mit einem Teelöffel Trägeröl, da es sich um ein wärmendes Öl handelt, das Hautreizungen verursachen kann.

Dill (*Anethum graveolens*)

- Bekämpft Süßhunger
- Sorgt für eine gute Verdauung und einen gesunden Magen-Darm-Trakt

Aromatherapie

- 3 Tropfen mit je 2 Tropfen Bergamotte- und Zitronenöl im Diffuser vernebeln

Äußerliche Anwendung

- In verdünnter Form direkt auf die Fußsohlen auftragen und einmassieren
- Zur Bekämpfung von Süßhunger mit einem Trägeröl verdünnen und mit einem Roll-on-Fläschchen auf die Handgelenke auftragen

Fenchel (*Foeniculum vulgare*)

- Wirkt ausgleichend auf den Blutzuckerspiegel
- Wirkt mit seinem süßen Lakritzgeschmack dem Hunger auf Süßes entgegen
- Wirkt sich positiv auf die gesamte Verdauung und die Funktion der Atemwege aus

Aromatherapie

- 3–4 Tropfen im Diffuser vernebeln. Fenchelöl passt auch gut zu würzigen Aromen wie Zimtrindenöl und Zitrusölen wie Limette

Äußerliche Anwendung

- 1–2 Tropfen mit 1 TL fraktioniertem Kokosöl vermischen und in den Bauch einmassieren
- In verspannte Körperpartien einmassieren

Grapefruit (*Citrus × paradisi*)

- Reinigt und entgiftet den Körper
- Wirkt Wasseransammlungen entgegen
- Reduziert Essattacken und hilft, Süßhunger zu widerstehen
- Fördert einen gesunden Stoffwechsel
- Unterdrückt Heißhungerattacken

Aromatherapie
- 3–4 Tropfen im Diffuser vernebeln

Äußerliche Anwendung
- 1–2 Tropfen mit einem Trägeröl vermischen und direkt auf Körperpartien mit überschüssigen Fettablagerungen auftragen oder als Zutat für ein entspannendes Zuckerpeeling oder Duschgel verwenden
- Mit einem Trägeröl verdünnen und in die gewünschten Körperpartien einmassieren; dabei tief durchatmen

Warnhinweis: Zitrusöle sind phototoxisch – also setzen Sie sich mindestens 12 Stunden nach der äußerlichen Anwendung keinem direkten Sonnenlicht aus!

Äußerliche Anwendung
- Reichern Sie Ihren morgendlichen Smoothie mit 1–2 Tropfen Grapefruitöl an

Ingwer (*Zingiber officinale*)
- Trägt zur Normalisierung des Cortisolspiegels bei und dämmt auf diese Weise Heißhunger und Essattacken ein
- Lindert Entzündungen und verbessert so die Aufnahme von Vitaminen und Nährstoffen
- Sorgt für eine gesunde Verdauung und hilft gegen Blähungen und einen aufgetriebenen Bauch

Aromatherapie
- 3 Tropfen im Diffuser vernebeln; Sie können das Öl mit 3 Tropfen Wildorangen- und 2 Tropfen Ylang-Ylang-Öl vermischen, wenn Sie einen Energieschub brauchen oder um sich von nachmittäglichen Heißhungerattacken abzulenken
- 1 Tropfen in den Handflächen verreiben und einatmen

Äußerliche Anwendung
- 1–2 Tropfen mit einem Trägeröl verdünnen und in den Unterbauch einmassieren
- 1–2 Tropfen mit einem Trägeröl verdünnen und überall einmassieren, wo die Wirkung des Öls gebraucht wird

Lavendel (*Lavandula angustifolia*)
- Lindert Stress, Angstgefühle und Depressionen und wirkt auf diese Weise emotional bedingtem Essen entgegen
- Trägt zur Senkung des Cortisolspiegels bei
- Beruhigt Körper und Geist, um Sie auf einen erholsamen Schlaf einzustimmen

Aromatherapie
- Vor dem Schlafengehen ein paar Tropfen aufs Kopfkissen oder auf die Bettwäsche geben
- 15 Tropfen mit 60 ml Wasser verdünnen und in ein 90-ml-Sprühfläschchen aus Glas geben; schütteln und versprühen
- 3–4 Tropfen im Diffuser vernebeln, wenn Sie sich in einen Zustand innerer Ruhe versetzen möchten, vor allem vor dem Schlafengehen

Äußerliche Anwendung

- 1–2 Tropfen mit einem Trägeröl verdünnen und vor dem Schlafengehen auf Fußsohlen und/oder Pulspunkte auftragen
- 4 Tropfen mit 90 g Bittersalz vermischen und in warmem Badewasser auflösen
- 10–15 Tropfen in Ihr selbst gemachtes Duschgel geben

Pfefferminze (*Mentha piperita*)

- Hilft gegen Blähungen und einen aufgetriebenen Bauch
- Lindert Heißhungerattacken durch Veränderung der Geruchswahrnehmung
- Unterdrückt Appetit und Heißhungeranfälle
- Hebt die Stimmung und belebt die Sinne auf natürliche Weise

Aromatherapie

- 1 Tropfen verdünnen, in den Handflächen verreiben und tief einatmen
- 2 Tropfen zusammen mit 2 Tropfen Wildorangen- und 2 Tropfen Weihrauchöl im Diffuser vernebeln
- 2 Tropfen zusammen mit 3 Tropfen Grapefruitöl im Diffuser vernebeln

Äußerliche Anwendung

- 1–2 Tropfen mit einem Trägeröl verdünnen und in die Bauchregion einmassieren
- 1–2 Tropfen mit einem Trägeröl verdünnen und in verspannte Körperpartien und Muskeln einmassieren
- 1–2 Tropfen mit 2 Tropfen Lavendelöl kombinieren, mit einem Trägeröl verdünnen und für eine entspannende Massage verwenden
- 1 Tropfen in Ihr Shampoo oder Ihren Conditioner geben und in die Kopfhaut einmassieren

Warnhinweis: Das Menthol im Pfefferminzöl hat eine kühlende Wirkung auf die Haut und kann zu Hautreizungen führen, wenn das Öl mit empfindlichen Bereichen in Berührung kommt. Bei Hautreizungen *niemals* versuchen, das Öl abzuwaschen, sondern immer mit einem Trägeröl verdünnen! Wasser stößt das Öl ab, sodass es nur noch tiefer in die Haut eindringt.

Zimtrinde (*Cinnamomum zeylanicum*)

- Verbessert auf natürliche Weise die Herzgesundheit
- Unterdrückt den Appetit und hilft gegen Essattacken
- Reguliert den Blutzuckerspiegel und hilft dadurch gegen Süßhunger
- Sorgt für einen gesunden Stoffwechsel und stärkt das Immunsystem

Aromatherapie

- 1–2 Tropfen im Diffuser vernebeln

Warnhinweis: Vorsicht beim direkten Einatmen – dieses Öl hat ein sehr starkes Aroma!

Äußerliche Anwendung

- Gönnen Sie sich eine wärmende Massage, indem Sie verdünntes Zimtrindenöl direkt auf verspannte Stellen auftragen

Warnhinweis: Verdünnen Sie Zimtrindenöl immer mit einem Teelöffel Trägeröl pro 1-2 Tropfen, da es sich um ein wärmendes Öl handelt, das Hautreizungen verursachen kann.

Innerliche Anwendung

- Einen Zahnstocher in das Zimtrindenölfläschchen tunken, dann in ca. 500 ml heißem Wasser oder Tee verrühren und abends langsam trinken

Zitrone (*Citrus limon*)

- Unterdrückt Heißhungerattacken
- Reinigt und entgiftet den Körper
- Unterdrückt den Appetit und wirkt übermäßigem Essen entgegen
- Fördert eine gesunde Verdauung

Aromatherapie

- 3–4 Tropfen im Diffuser vernebeln, um die Luft zu reinigen und Heißhungerattacken zu unterdrücken; mit Limetten-, Lavendel- oder Rosmarinöl kombinieren

Äußerliche Anwendung

- 4–5 Tropfen mit einer Handvoll Zucker oder Haferflocken vermischen und als Körperpeeling verwenden

Warnhinweis: Zitrusöle sind phototoxisch – also setzen Sie sich mindestens 12 Stunden nach der Anwendung keinem direkten Sonnenlicht aus!

Innerliche Anwendung

- 1 Tropfen mit 250 ml Flüssigkeit vermischen und den ganzen Tag über trinken
- 1 Tropfen in Ihren morgendlichen grünen Smoothie oder Ihr Detox-Wasser geben

Cheryls Geschichte

Die 48-jährige Cheryl hatte Interesse an meinem 14-Tage-Rettungsprogramm, weil sie der Meinung war, unter emotional bedingten Essattacken zu leiden, und jeden Tag Heißhunger auf Kohlenhydrate, Zucker und Diätlimonade hatte. Diese Heißhungerattacken wollte sie unbedingt überwinden und sich ein neues Essverhalten angewöhnen. Nach dem 14-tägigen Programm berichtete Cheryl, dass ihre Heißhungerattacken verschwunden waren, vor allem der spätabendliche Hunger auf Kohlenhydrate.

»Durch dieses Programm habe ich viel darüber erfahren, warum ich diese Heißhungeranfälle habe und wie ich sie mit ätherischen Ölen bekämpfen kann«, erklärte Cheryl mir. »Mein Lieblingsöl war das Pfefferminzöl. Es half mir jedes Mal, wenn ich mit spätabendlichem Heißhunger zu kämpfen hatte, und die Mischung, die ich immer noch jeden Tag benutze, ist die Diffusermischung ›Endlich Schluss mit dem Heißhunger‹ (Seite 119). Sie gibt mir einen Energieschub und hebt sogar meine Stimmung.«

Ätherische Ölmischungen

Die folgenden Ölmischungen können bei Gewichtsproblemen hilfreich sein.

Diffusermischungen für die Aromatherapie

Diffusermischung »Himmlische Ruhe«

3 Tropfen Lavendelöl
2 Tropfen Zitronenöl
2 Tropfen Ingweröl

Diffusermischung »Wachheit und Konzentration«

2 Tropfen Bergamotteöl
2 Tropfen Zitronenöl
1 Tropfen Pfefferminzöl
1 Tropfen Rosmarinöl

Diffusermischung »Endlich Schluss mit dem Heißhunger«

2 Tropfen Cassiaöl
2 Tropfen Grapefruitöl
1 Tropfen Pfefferminzöl
1 Tropfen Ingweröl

Inhalatormischungen für die Aromatherapie

Inhalatormischung für mehr Energie

8 Tropfen Zitronenöl
4 Tropfen Ingweröl
3 Tropfen Pfefferminzöl

Inhalatormischung »Heißhungerkiller«

3 Tropfen Zimtrindenöl
5 Tropfen Pfefferminzöl
5 Tropfen Grapefruitöl

Inhalatormischung »Nie wieder Zucker«

5 Tropfen Lavendelöl
5 Tropfen Zitronenöl
3 Tropfen Fenchelöl
2 Tropfen Dillöl

Roll-on-Ölmischungen zur äußerlichen Anwendung

Roll-on-Ölmischung gegen Heißhungerattacken

Zu jeder Tageszeit, an jedem Ort, gegen jede Art von Heißhunger – diese Mischung ist genau die richtige für Sie! Die Wirkung von Grapefruit- und Pfefferminzöl gegen Heißhungeranfälle stärkt Ihr Konzentrationsvermögen, während Ingweröl Ihr Verdauungssystem beruhigt und Zimtöl den Blutzuckerspiegel ausgleicht. Die immunstärkende Wirkung ist ein zusätzlicher Vorteil dieser Mischung, also verwenden Sie sie so oft wie möglich!

10 Tropfen Grapefruitöl
10 Tropfen Pfefferminzöl
5 Tropfen Zimtrindenöl
5 Tropfen Ingweröl
Trägeröl nach Wahl

Die Öle in ein 10-ml-Roll-on-Fläschchen aus Glas geben, mit dem Trägeröl auffüllen und das Fläschchen schütteln, damit sich die Öle miteinander vermischen. Kugel und Deckel wieder aufsetzen und das Fläschchen nochmals vorsichtig schütteln. Die Ölmischung auf die Pulspunkte auftragen und tief einatmen.

Roll-on-Ölmischung gegen morgendlichen Heißhunger

Wenn süße Frühstücksleckereien locken, tragen Sie diese Mischung auf, um Ihre Zuckerdämonen zu zähmen und stattdessen doch lieber wieder einen grünen Smoothie zu trinken! Diese Ölmischung ist vor allem dann eine große Hilfe, wenn Sie auswärts essen, damit Sie den Versuchungen auf der Speisekarte besser widerstehen können. Sie enthält auch eine Pfefferminz-Wildorangenöl-Kombination, die morgens Ihre Sinne belebt und Sie den ganzen Tag über wach und fit hält.

10 Tropfen Wildorangenöl
10 Tropfen Pfefferminzöl
5 Tropfen Neroliöl
Trägeröl nach Wahl

Die Öle in ein 10-ml-Roll-on-Fläschchen aus Glas geben, mit dem Trägeröl auffüllen und das Fläschchen schütteln, damit sich die Öle miteinander vermischen. Kugel und Deckel wieder aufsetzen und das Fläschchen nochmals vorsichtig schütteln. Zur Anwendung die Ölmischung einfach auf die Pulspunkte auftragen und tief einatmen. Dicht verschlossen aufbewahren. Dies ist eine äußerst wirksame Ölmischung, die Sie in Ihrer Arbeits- oder Handtasche mitnehmen können, um damit jederzeit Ihre Sinne beleben und Heißhungerattacken die Rote Karte zeigen zu können.

Roll-on-Ölmischung gegen Hunger auf Süßes

Pfefferminz- und Zitronenöl ergeben eine ganz erstaunliche Kombination, die nicht nur Heißhungerattacken eindämmt, sondern Ihnen gleichzeitig auch mehr Energie schenkt. Wenn Sie sich wieder einmal bei sehnsüchtigen Gedanken an ein köstliches Dessert oder an den Verkaufsautomaten im Flur Ihres Büros ertappen, tragen Sie diese Öle auf Ihre Handgelenke auf und atmen Sie tief ein. (Wenden Sie dabei Ihre Tiefenatmungstechnik an.)

10 Tropfen Pfefferminzöl
10 Tropfen Grapefruitöl
10 Tropfen Zitronenöl
Trägeröl nach Wahl

Die Öle in ein 10-ml-Roll-on-Fläschchen aus Glas geben und mit dem Trägeröl auffüllen. Kugel und Deckel wieder aufsetzen und das Fläschchen vorsichtig schütteln, um die Öle miteinander zu vermischen. Zur Anwendung den Deckel abnehmen und tief einatmen oder die Mischung auf Ihre Handgelenke auftragen.

Roll-on-Ölmischung »Glücklicher Bauch«

Wenn Blähungen und Verdauungsstörungen Ihre Konzentration stören, hilft diese Mischung gegen innere Entzündungsprozesse und befreit Ihren Körper von unangenehmen (und oft auch peinlichen) Beschwerden. Tragen Sie sie auf Ihre Bauchregion auf, wann immer sich Verdauungsprobleme ankündigen, auch wenn diese nur durch eine Essattacke oder den Verzehr von zu viel Zucker entstanden sind.

8 Tropfen Ingweröl
8 Tropfen Fenchelöl
6 Tropfen Pfefferminzöl
Trägeröl nach Wahl

Die Öle in ein 10-ml-Roll-on-Fläschchen aus Glas geben und mit dem Trägeröl auffüllen. Kugel und Deckel wieder aufsetzen und das Fläschchen vorsichtig schütteln, um die Öle miteinander zu vermischen. Direkt auf den Bauch oder auf die Handgelenke auftragen und einatmen.

Wasser-Öl-Mischungen zur innerlichen Anwendung

Ich bin immer auf der Suche nach kreativen Möglichkeiten, die Menschen dazu zu bringen, mehr Wasser zu trinken, da unser Körper Durst oft mit Hunger verwechselt. Damit unsere Hormone mit den Zellrezeptoren kommunizieren können, müssen wir unserem Körper genügend Flüssigkeit zuführen. Halten Sie sich einfach an die 8×250-Regel: acht 250-ml-Gläser Wasser pro Tag. Ich habe meine Wasserflasche immer überall dabei. Die ätherischen Öle, mit denen ich mein Wasser anreichere, tragen ebenfalls zu meiner Gesundheit und meinem Wohlbefinden bei.

Tausende von Frauen haben mit meinen aromatisierten Wasserrezepturen schon große Erfolge erzielt. Dieses Wasser dämmt nicht nur Heißhungerattacken ein, sondern schenkt darüber hinaus auch mehr Vitalität und Energie und stärkt das Immunsystem.

Als Faustregel gilt, dass Sie bei Hunger stets zuerst nach Ihrem Wasser greifen sollten. Trinken Sie zu jeder vollen Stunde und vor jeder Mahlzeit Wasser. Flüssigkeitszufuhr hilft gegen Frustration!

Aromatisiertes Wasser gegen Heißhunger

1 Grapefruit, in Scheiben geschnitten
1 Tropfen Grapefruitöl
1 Tropfen Pfefferminzöl
Eiswürfel
1 l gefiltertes Wasser

Die Grapefruitscheiben in einen großen Krug schichten und Grapefruit- und Pfefferminzöl hinzufügen. Mit Eiswürfeln (nach Belieben) und Wasser auffüllen. Vor dem Servieren mindestens 30 Minuten, am besten jedoch zwei bis drei Stunden ziehen lassen.

Eiswürfel gegen Heißhunger

125 ml Zitronensaft
1 Tropfen Pfefferminzöl
750 ml gefiltertes Wasser

Zitronensaft, Pfefferminzöl und Wasser ca. 1 Minute lang im Mixer miteinander vermischen. Die Mischung in Eiswürfelschalen gießen und einfrieren. Die Würfel in ein Glas Wasser geben.

Kapitel 9

Weibliche Hormone – Fruchtbarkeit, Perimenopause und Menopause

Während unserer fruchtbaren Jahre werden wir Frauen für unsere Fähigkeit, Kinder zu gebären, über den grünen Klee gelobt, während Unfruchtbarkeit und Fehlgeburten eher Tabuthemen sind, um die sich viele Missverständnisse ranken. Auch der weibliche Menstruationszyklus ist ein recht negativ besetztes Thema, über das oft sogar Witze gerissen werden. Leider vergisst unsere Gesellschaft nur allzu oft, uns Frauen als die erstaunlichen Kreaturen zu ehren, die wir sind, und Respekt vor den Wundern zu haben, die der weibliche Körper bewirken kann.

In unserer westlichen Kultur »lernen« die meisten Frauen aus negativen Berichten in den Medien, Angst vor den Wechseljahren zu haben und in dieser Lebensphase mit allen möglichen Unannehmlichkeiten wie Hitzewallungen, Reizbarkeit, Stimmungsschwankungen, Angst, Depressionen, Gewichtszunahme und Schlafstörungen zu rechnen. Interessanterweise gibt es in anderen Kulturen nicht einmal ein Wort für »Wechseljahre«. Dort wird die Menopause ganz einfach als natürliche Übergangsphase im Leben einer Frau gesehen und nicht als Ansammlung körperlicher und psychischer Beschwerden, die die Lebensqualität beeinträchtigen. Und nicht nur das: In anderen Regionen der Welt gibt es die Symptome, die in unserer Kultur auf so negative Weise mit den Wechseljahren assoziiert werden, gar nicht. Daher schlage ich vor, dass wir unsere Sichtweise ändern und die Menopause als Übergangsphase von den Jahren der Fruchtbarkeit zu den Jahren der Weisheit begrüßen. Wir sollten unsere Eltern und Großeltern für ihre Lebenserfahrung bewundern und versuchen, aus den Kämpfen und Erfolgen, die sie in ihrem Leben zu bestehen und zu feiern hatten, zu lernen. Eine meiner Hoffnungen für unsere Zukunft als Gesellschaft besteht darin, dass wir eines Tages zu dieser positiven Einstellung dem Alter gegenüber gelangen werden.

Wenn Sie Ihre Lebensweise ändern – sich gesünder ernähren, sich mehr bewegen, besser mit Stress umgehen lernen und regelmäßig Selbstfürsorgerituale praktizieren –, ist das ein echter Neustart für Körper und Geist. Das wird Ihnen eine körperliche und geistige Wachheit und Vitalität schenken, die Sie bisher nicht für möglich gehalten haben. Ätherische Öle sind der Schlüssel zu diesem Wandlungsprozess. Den Beweis dafür hat eine meiner Freundinnen geliefert, die jeden Monat unter starken PMS-Symptomen litt. Als ich vorsichtig andeutete, dass ätherische Öle ihr helfen könnten, verdrehte sie nur die Augen. Doch als sie mich dann einen

Monat später völlig verzweifelt anrief, mixte ich ihr auf die Schnelle eine Roll-on-Ölmischung »Monatliche Massage« (Seite 133).

Kurze Zeit später klingelte das Telefon, und sie überfiel mich sofort mit einem begeisterten Wortschwall: »Ich muss mich bei dir entschuldigen! Ich weiß ja nicht, was du in dieses Roll-on-Fläschchen getan hast, aber es ist ein echtes Wundermittel! Wie konnte ich nur so stur sein! Ich weiß, dass du mir das prophezeit hattest, aber warum hast du mir nicht gesagt, dass diese Öle so schnell wirken und dass es mir dadurch so viel besser gehen würde?«

Ich erzähle Ihnen solche Geschichten, weil ich weiß, wie schwierig es sein kann, etwas Neues auszuprobieren, ohne zu wissen, wie es sich auf uns auswirken wird. Manchmal kann es Jahre dauern, bis wir eine Lösung für ein Problem finden, die unseren Gesundheitszustand und unser Wohlbefinden von Grund auf verbessert. So ist es auch meiner Mutter ergangen: Ihre Behandlung war eine meiner ersten Erfolgsgeschichten. Meine Mutter hatte zwar auch vorher schon ätherische Öle verwendet, aber nicht speziell für ihren Hormonhaushalt. Ihre Hormonspiegel waren schon immer starken Schwankungen unterworfen, doch als dann die Wechseljahre nahten, fühlte sie sich nicht nur körperlich unwohl, sondern entwickelte auch einen unbezähmbaren Heißhunger auf Süßes. Jedes Mal wenn ich sie besuchte, entdeckte ich neue Verstecke, in denen sie ihre Lieblingsschokolade gebunkert hatte!

Ihr Gynäkologe verschrieb ihr eine bioidentische Hormonersatztherapie (BHT), durch die sich ihre Beschwerden jedoch nicht besserten – ganz im Gegenteil: Jetzt fühlte sie sich noch müder und deprimierter. Ich weiß, dass eine BHT manchen Frauen hilft, doch für meine Mutter war sie nicht die richtige Lösung. Also setzte sie diese Medikamente wieder ab und entschied sich stattdessen für eine Änderung ihrer Lebensweise. Ich stellte ihren Trainingsplan um und verordnete ihr mein 14-Tage-Rettungsprogramm und ein paar Selbstfürsorgerituale, um ihren Stresspegel zu senken und damit sie wieder besser schlafen konnte. All diese Maßnahmen sollten durch tägliche Anwendung ätherischer Öle unterstützt werden. Daraufhin nahm meine Mutter innerhalb von nur drei Monaten mehr als 17 Kilo ab, ihre Hitzewallungen ließen nach und verschwanden schließlich ganz, ihre Depression besserte sich deutlich, und ihre Energie kehrte zurück. Noch viel mehr freute sie sich darüber, dass sie jetzt wieder die ganze Nacht durchschlief, was sie schon seit Jahren nicht mehr gekonnt hatte. Dieser Wandlungsprozess entsprach genau ihren individuellen Bedürfnissen – und genauso wird es auch bei Ihrem Veränderungsprozess sein.

Was sollten Sie über die weiblichen Geschlechtshormone wissen?

Wie ich bereits in Kapitel 1 erklärt habe, durchlaufen alle Frauen drei verschiedene Lebensphasen, die jeweils durch einen bestimmten Spiegel an weiblichen Geschlechtshormonen definiert sind. Während der fruchtbaren Phase (von der Pubertät bis zum Alter von Ende dreißig oder Anfang vierzig) sind Östrogen und Progesteron für die allmonatliche Menstruation oder das Eintreten einer Schwangerschaft verantwortlich. Während der Perimenopause, die oft zehn

Jahre oder sogar noch länger dauert, beginnen die weiblichen Geschlechtshormonspiegel zu sinken. Der Östrogenspiegel schwankt, während die Eierstöcke ihre Eizellenproduktion allmählich immer mehr zurückfahren, und der Menstruationszyklus wird unregelmäßig. Die Menopause tritt ein, wenn eine Frau seit einem Jahr gar keine Periode mehr hatte.

Die häufigsten Symptome der Perimenopause

- Abnahme des sexuellen Verlangens
- Dünner werdendes und/oder zu trockenes Haar, Haarausfall
- Ein- und Durchschlafstörungen und andere Schlafprobleme
- Gehirnnebel (Brain Fog)
- Gewichtszunahme, Bauchfett
- Harninkontinenz
- Hautprobleme: Verlust der Hautelastizität, Pigmentflecken, Akne
- Hitzewallungen/nächtliche Schweißausbrüche
- Müdigkeit/Lethargie
- Osteopenie (zu geringe Knochendichte)
- PMS/unregelmäßige Periode/starke bzw. von schmerzhaften Krämpfen begleitete Monatsblutungen
- Scheidentrockenheit/Verdünnung der Scheidenschleimhaut (Schmerzen beim Geschlechtsverkehr)
- Schmerzen im Brustkorb/Herzklopfen
- Spannungsgefühl in den Brüsten
- Trockene Haut

Welche Hormone wirken sich auf die Fortpflanzung aus?

PMS-Beschwerden und die damit einhergehenden Einschränkungen der Lebensqualität sollten nicht zum normalen Zyklus einer Frau gehören. Sie sind vielmehr ein Zeichen dafür, dass Ihre Fortpflanzungshormone aus dem Gleichgewicht geraten sind. Und wenn dann auch noch das natürliche Absinken Ihres Östrogenspiegels während der Perimenopause dazukommt, kann das zu sehr quälenden Beschwerden führen. Auch wenn die Hormonproduktion in den Eierstöcken jetzt allmählich eingestellt wird, produzieren Ihre Nebennieren diese Hormone doch weiterhin, sodass jedes Ungleichgewicht oder jeder Stressfaktor, der die Nebennieren in Mitleidenschaft zieht, Ihren Hormonhaushalt aus dem Gleichgewicht bringen kann.

Östrogen

Dieses Hormon wird hauptsächlich in den Eierstöcken produziert. »Östrogen« ist in Wirklichkeit ein Oberbegriff für verschiedene Hormone, die für den weiblichen Zyklus zuständig sind: Östron, Östradiol und Östriol. Sie regulieren während der fruchtbaren Jahre unseren Menstruationszyklus (und somit auch unser Fortpflanzungssystem) und wirken sich außerdem auf Wachstum und Entwicklung aus.

Progesteron

Dieses Hormon, das während der Menstruation in den Eierstöcken, während der Schwangerschaft in der Plazenta und außerdem in den Nebennieren produziert wird, hat die Aufgabe, die Gebärmutter auf eine lebensfähige Schwangerschaft vorzubereiten. Wenn sich während des weiblichen Zyklus keine befruchtete Eizelle in der Gebärmutterschleimhaut eingenistet hat, sinkt der Progesteronspiegel, und es kommt zu einer Monatsblutung. Hat dagegen eine Befruchtung stattgefunden, so nistet sich die Eizelle in der verdickten Gebärmutterschleimhaut ein, und die Eierstöcke produzieren weiterhin Progesteron, bis diese Aufgabe nach etwa zwölf Wochen von der Plazenta übernommen wird.

Testosteron

Testosteron wird nicht nur im männlichen Organismus, sondern auch in den Eierstöcken und Nebennieren der Frau produziert und wirkt sich positiv auf Knochenstärke, Muskelmasse und ein gesundes sexuelles Verlangen aus.

Cortisol

Wie ich in Kapitel 5 und vielen anderen Kapiteln dieses Buches beschrieben habe, ist Stress nach wie vor der schlimmste Übeltäter und stärkste Katalysator für einen durcheinandergeratenen Hormonhaushalt. Leider wirkt chronischer Stress sich unmittelbar auf die Fortpflanzungshormone aus. Dadurch kommt es mit der Zeit zu den verschiedensten Beschwerden: zu Gewichtszunahme (in Form der berüchtigten »Rettungsringe«), Abnahme der Muskelmasse, Essattacken, Heißhunger auf Süßigkeiten und zu ungesundem »Trostessen«, unregelmäßigen Menstruationen während der fruchtbaren Phase, PMS, Erschöpfung, Gehirnnebel – also mehr oder weniger zu allen Symptomen, durch die die Klischeevorstellung von der »Hysterie« der Frau während ihrer Periode entstanden ist.

Östrogendominanz

Östrogendominanz – ein Zustand, bei dem der Körper zu viel Östrogen, aber nicht genügend Progesteron zum Ausgleich produziert – scheint in meiner Praxis geradezu epidemische Ausmaße anzunehmen. Viele Beschwerden werden auf eine Östrogendominanz zurückgeführt; doch oft sind das die gleichen Symptome, die auch bei anderen typischen »Frauenproblemen«

wie PMS, Depressionen oder Angststörungen und in der Perimenopause auftreten. Eine Östrogendominanz kann zur Abnahme des sexuellen Verlangens und außerdem zu Müdigkeit, einem aufgetriebenen Bauch und Gewichtszunahme führen; anhaltend zu hohe Östrogenwerte können noch schwerwiegendere Probleme wie beispielsweise Fibroadenome in den Brüsten, Eierstockzysten, Endometriose, Unfruchtbarkeit, ja sogar bestimmte Krebsarten hervorrufen.

Auch Cortisol kann den Östrogenspiegel beeinflussen, und zwar dann, wenn zu hohe Cortisolwerte zur Abschaltung des weiblichen Fortpflanzungssystems führen. Noch gefährlicher ist es, wenn Frauen mit einer Hormonersatztherapie behandelt werden, die sowohl Östrogen als auch Progesteron beinhaltet, was nachweislich zu einem nächtlichen Anstieg des Cortisolspiegels führt. Wenn dann auch noch Xenoöstrogene aus Toxinen und den Produkten hinzukommen, die wir in unserem Alltagsleben verwenden, haben wir mehr Östrogen, als unsere Leber verstoffwechseln kann. Eine ballaststoffarme Ernährung verschlimmert dieses Problem noch, da unser Verdauungssystem dann nicht mehr so leicht in der Lage ist, überschüssiges Östrogen durch regelmäßigen Stuhlgang aus dem Körper herauszufiltern und auszuscheiden. Und wenn Sie längere Zeit die Antibabypille genommen haben, ist dadurch womöglich eine Riesenmenge aus synthetischem Östrogen entstanden, die jederzeit Ihren ganzen Organismus überfluten kann.

Vielleicht leiden wir in unserer heutigen Umwelt alle bis zu einem gewissen Grad an Östrogendominanz. Hinter den verschiedensten Krankheiten und Beschwerden, die wir in der Regel auf unser ganz normales Leben zurückführen – beispielsweise Asthma, Allergien, Nasennebenhöhlenprobleme, Kopfschmerzen, Arthritis, ja sogar Krebserkrankungen –, kann in Wirklichkeit eine Östrogendominanz stecken. Um unseren Gesundheitszustand und unser Wohlbefinden wirklich verbessern zu können, müssen wir unser Alltagsleben und unsere Denkweise von Grund auf ändern.

Antibabypille und Hormonersatztherapie

In unserer fruchtbaren Lebensphase werden unregelmäßige Monatsblutungen, Niedergeschlagenheit oder Stimmungsschwankungen oft auf einen unausgewogenen Hormonhaushalt zurückgeführt, und die Ärzte verschreiben dagegen die Antibabypille, die voller synthetischer Hormone steckt. Viele Frauen haben dann zum ersten Mal in ihrem Leben einen regelmäßigen Zyklus und denken: »Ich bin geheilt! Was für eine Erleichterung, endlich eine regelmäßige Periode ohne starke Blutungen oder Krämpfe zu haben! Wie angenehm, meinen Zyklus jeden Monat genau vorhersagen zu können!«

Doch damit sind diese Frauen leider auf dem Holzweg, denn sie wissen gar nicht, welche Schäden diese synthetischen Hormone in ihrem Fortpflanzungssystem und ihrem Körper anrichten können. Die Pille ist ein Verhütungsmittel und kein Medikament gegen hormonelle Störungen!

Alle synthetischen Substanzen, die wir unserem Körper zuführen, lassen bei mir die Alarmglocken klingeln, und das geht den meisten Ärzten und Heilpraktikern, die sich an die Prinzipien der Funktionellen Medizin halten, so. Doch in unserer modernen westlichen Welt scheint kaum jemand ein Problem darin zu sehen, Patientinnen einfach synthetische Hormone zu verschreiben, statt der eigentlichen Ursache ihres Problems auf den Grund zu gehen.

Noch umstrittener ist der Trend, statt synthetischer Hormone die Einnahme bioidentischer Hormone zu empfehlen in der irrtümlichen Annahme, dass »bioidentisch« gleichbedeutend mit »natürlich« ist. Die bioidentische Hormonersatztherapie (BHT) ist noch nicht ausreichend erforscht, sodass Frauen, die mit einer HRT oder BHT beginnen möchten, immer zuerst mit ihrem Arzt für Funktionelle Medizin über die Vorteile und Risiken einer solchen Behandlung sprechen sollten, und zwar unter Berücksichtigung ihres Alters, ihrer bisherigen Krankheitsgeschichte, ihrer Risikofaktoren und persönlichen Präferenzen.

Emotionale Auslöser

Ein aus dem Gleichgewicht geratener Hormonhaushalt kann erhebliche emotionale Probleme und Stimmungsschwankungen verursachen. Doch das sind nicht die emotionalen Auslöser, um die es hier geht. Ich mache mir mehr Sorgen darüber, welchen Schaden wir uns selbst zufügen, wenn wir so tun, als wäre alles in schönster Ordnung, unsere Beschwerden ignorieren und einfach so weitermachen wie bisher, statt ihren wahren Ursachen auf den Grund zu gehen. Wir reden uns ein, dass diese Beschwerden etwas völlig Normales sind, und sprechen lieber nicht über unsere Probleme – auch nicht mit unserem Arzt oder Heilpraktiker.

Nur wir selbst kennen unsere Wahrheit und unsere persönlichen emotionalen Auslöser. Daher empfehle ich Ihnen, ein Tagebuch zu führen, in dem Sie Ihre emotionale Verfassung Tag für Tag genau protokollieren. Tun Sie das drei Monate lang, dann werden Sie allmählich Zusammenhänge zwischen Ihrem Gemütszustand und bestimmten Lebensereignissen und Phasen Ihres Monatszyklus erkennen. Die Erkenntnis, dass wiederkehrende Symptome mit bestimmten Zeiten oder emotionalen Auslösern korrelieren, kann Ihnen zeigen, in welchen Bereichen Sie noch ein bisschen mehr für sich tun sollten.

Was können Sie mit ätherischen Ölen für Ihren Hormonhaushalt tun?

Kein ätherisches Öl kann das mit dem Alterungsprozess einhergehende natürliche Absinken der Hormonspiegel stoppen, weil es sich dabei um einen unvermeidlichen physiologischen Prozess handelt. Wie Sie wissen, sind ätherische Öle keine Hormone und können auch nicht als Hormonersatz verwendet werden, aber sie können Ihnen die hormonelle Umstellung erleichtern. Viele Beschwerden, unter denen Sie während dieser Übergangszeit leiden, lassen sich durch ätherische Öle lindern.

Am wichtigsten ist es, chronischen Stress abzubauen, Ihr Ess- und Bewegungsverhalten zu ändern und Ihr Lebensumfeld von giftigen Chemikalien und Xenoöstrogenen zu befreien. Dadurch können Sie die Abläufe in Ihrem Körper so weit wie möglich normalisieren. Dann wird Ihnen auch das scheinbar so schwierige Kunststück gelingen, Ihren Hormonhaushalt ins Gleichgewicht zu bringen, bei dem es sich eigentlich eher um ständig schwankende Spiegel sich selbst regulierender Hormone handelt.

Die besten ätherischen Öle für einen ausgewogenen Hormonhaushalt

Bergamotte (*Citrus bergamia*)

- Beruhigt und entspannt Körper und Geist und hebt die Stimmung in Zeiten von Stress und innerer Anspannung
- Senkt Herzfrequenz und Blutdruck und dämmt auf diese Weise körperliche Stressreaktionen ein
- Lindert Stress und Angstzustände, steigert die Vitalität und hebt die Stimmung

Aromatherapeutische Anwendung

- 3–4 Tropfen im Diffuser vernebeln

Äußerliche Anwendung

- 1–2 Tropfen mit einem Trägeröl verdünnen und in Stresssituationen oder während der Menstruation in den Unterleib einmassieren
- 1–2 Tropfen mit einem Trägeröl verdünnen und auf die Fußsohlen auftragen

Geranie (*Pelargonium graveolens*)

- Verhilft mit seinem beruhigenden, erdenden Aroma zu einem besseren emotionalen Gleichgewicht
- Lindert angestauten Stress und wirkt beruhigend, wenn man mit den Nerven am Ende ist
- Verjüngt und revitalisiert Haut, Teint und Haare

Aromatherapeutische Anwendung

- 3–4 Tropfen im Diffuser vernebeln
- Direkt aus der Flasche einatmen

Äußerliche Anwendung

- 1–2 Tropfen mit einem Trägeröl verdünnen und überall dort in den Körper einmassieren, wo die Wirkung des Öls gebraucht wird
- 1–2 Tropfen mit einem Trägeröl verdünnen und nach dem Duschen auf die Haut auftragen

Lavendel (*Lavandula angustifolia*)

- Beruhigt Körper und Geist, um Sie auf einen erholsamen Schlaf einzustimmen
- Lindert Stress, Angstgefühle und innere Anspannung und bringt Ihre Emotionen wieder ins Gleichgewicht
- Hilft gegen Menstruationsbeschwerden

Aromatherapie

- 3–4 Tropfen im Diffuser vernebeln
- Vor dem Schlafengehen 1–2 Tropfen auf Kissen und Bettwäsche geben

Äußerliche Anwendung

- 1–2 Tropfen mit einem Trägeröl verdünnen und in Schläfen und Nacken einmassieren
- 3–4 Tropfen mit 90 g Bittersalz vermischen und in einem warmem Bad auflösen

Muskatellersalbei (*Salvia sclarea*)

- Lindert Menstruationskrämpfe und Spannungszustände durch Entspannung der glatten Muskulatur
- Senkt auf natürliche Weise den Cortisolspiegel
- Wirkt entspannend, beruhigend und ausgleichend auf Körper und Geist

Aromatherapie

- Abends 3–4 Tropfen im Diffuser vernebeln
- 2 Tropfen zusammen mit 2 Tropfen Lavendelöl im Diffuser vernebeln

Äußerliche Anwendung

- 1–2 Tropfen mit einem Trägeröl verdünnen und während der Menstruation in den Unterleib einmassieren
- 1–2 Tropfen mit einem Trägeröl verdünnen und in Fußsohlen und Pulspunkte einreiben

Thymian (*Thymus vulgaris*)

- Senkt ein zu hohes Stressniveau und sorgt dadurch für ein gesundes Immunsystem
- Unterstützt den Körper beim Übergang in die Perimenopause, sodass er die damit einhergehenden hormonellen Veränderungen besser verkraftet
- Liefert dem Körper wirksame Antioxidanzien für ein gesundes Immunsystem

Aromatherapeutische Anwendung

- 3–4 Tropfen im Diffuser vernebeln

Äußerliche Anwendung

- 1–2 Tropfen mit einem Trägeröl verdünnen und in Fußgelenke und Fußsohlen einmassieren

Ylang-Ylang (*Cananga odorata*)

- Beruhigender Duft, der die Stimmung heben und Spannungen abbauen kann
- Senkt den Blutdruck und entspannt den ganzen Körper
- Verhilft (bei täglicher Anwendung) zu einem ausgewogenen Hormonhaushalt und steigert das sexuelle Verlangen

Aromatherapeutische Anwendung

- 3–4 Tropfen im Diffuser vernebeln

Äußerliche Anwendung

- 1–2 Tropfen mit einem Trägeröl verdünnen und in Handgelenke und Nacken einreiben

- 1–2 Tropfen mit einem Trägeröl verdünnen und in verspannte Muskeln einmassieren
- 3–4 Tropfen mit 90 g Bittersalz vermischen und in einem warmem Bad auflösen

Christines Geschichte

Die 51-jährige Christine – staatlich geprüfte Krankenschwester und an den Wochenenden begeisterte Hobbygärtnerin – kam mit starken Hitzewallungen, morgendlicher Erschöpfung aufgrund von Schlafmangel und einem Übergewicht zu mir, das sie einfach nicht in den Griff bekam, obwohl sie es schon mit vielen Diäten versucht hatte. Außerdem litt sie mehrmals pro Woche unter Kopfschmerzen.

Christine hatte aufgrund wechseljahrsbedingter hormoneller Veränderungen einen niedrigen Östrogenspiegel.

Ich empfahl ihr folgende Selbsthilfemaßnahmen:

- Bei Hitzewallungen ein Spray aus Pfefferminz-, Salbei- und Lavendelöl anwenden
- Pfefferminz-, Lavendel- und Weihrauchöl gegen Spannungskopfschmerzen und Nackenverspannungen
- Vor dem Zubettgehen ein schlafförderndes Spray aus Lavendel- und Vetiveröl im Schlafzimmer versprühen und Muskatellersalbei- und Zedernöl in die Fußsohlen einreiben und im Diffuser vernebeln
- Gegen Heißhungerattacken ihre Flüssigkeitszufuhr durch nachmittägliches Trinken von Wasser mit ätherischem Zitronenöl erhöhen
- Nahrungsergänzungsmittel: Multivitaminpräparat, 300 mg Magnesiumglycinat, 40 mg Traubensilberkerze, 1000 mg Maca-Pulver, in grüne Smoothies eingerührt, plus ein Phytoöstrogenkomplex
- 14-Tage-Rettungsprogramm zur besseren Regulation ihres Blutzuckerspiegels und um ihren Stoffwechsel anzukurbeln

Schon innerhalb von drei Wochen hatte Christine deutlich weniger Hitzewallungen und schlief jede Nacht sieben Stunden. Durch den Ernährungsteil meines 14-Tage-Rettungsprogramms nahm sie dreieinhalb Kilo ab und brauchte keine zuckerhaltigen Snacks mehr, um ihre zwölfstündigen Schichtdienste im Krankenhaus zu überstehen.

Nach zwei Monaten berichtete Christine, dass sie während dieser Zeit nur dreimal Hitzewallungen gehabt und weitere dreieinhalb Kilo abgenommen habe. »Ich bin so froh darüber, dass ich jetzt die ganze Nacht durchschlafe und meinen Stoffwechsel und meinen Hormonhaushalt besser im Griff habe«, erklärte sie mir. »Ich kann immer noch nicht glauben, dass die ätherischen Öle so gut gegen meine Heißhungerattacken am Spätnachmittag gewirkt und mir geholfen haben, meine Gedanken zur Ruhe zu bringen.«

Ätherische Ölmischungen

Diffusermischungen für die Aromatherapie

Diffusermischung für einen gesünderen Hormonhaushalt

2 Tropfen Muskatellersalbeiöl
1 Tropfen Geranienöl
1 Tropfen Ylang-Ylang-Öl

Diffusermischung »Emotionale Entspannung«

2 Tropfen Geranienöl
2 Tropfen Zitronengrasöl
2 Tropfen Ylang-Ylang-Öl

Stimmungshebende und ausgleichende Diffusermischung

2 Tropfen Muskatellersalbeiöl
2 Tropfen Grapefruitöl
4 Tropfen Neroliöl

Körperspray für die Aromatherapie

Körperspray »Immer mit der Ruhe«

8 Tropfen Muskatellersalbeiöl
6 Tropfen Geranienöl
6 Tropfen Pfefferminzöl
60 ml Hamameliswasser

Die Öle in ein 60-ml-Sprühfläschchen aus Glas geben und mit Hamameliswasser auffüllen. Den Sprühkopf wieder aufsetzen, das Fläschchen schütteln, damit sich die Zutaten miteinander vermischen, und die Mischung auf Hals, Dekolleté und andere von Hitzewallungen betroffene Körperpartien sprühen.

Roll-on-Ölmischungen zur äußerlichen Anwendung

Roll-on-Ölmischung »Hormonelle Synergie«

10 Tropfen Muskatellersalbeiöl
7 Tropfen Lavendelöl
5 Tropfen Geranienöl
4 Tropfen Bergamotteöl
4 Tropfen Ylang-Ylang-Öl
Trägeröl nach Wahl

Die Öle in ein 10-ml-Roll-on-Fläschchen aus Glas geben und mit dem Trägeröl auffüllen. Kugel und Deckel wieder aufsetzen und das Fläschchen vorsichtig schütteln, um die Öle miteinander zu vermischen. Zur Anwendung zwei- bis dreimal täglich über den Unterleib (da, wo die Eierstöcke liegen) rollen und auf die Pulspunkte (hinter den Ohren, an Handgelenken, Fußknöcheln und über dem Herzen) auftragen.

Roll-on-Ölmischung »Monatliche Massage«

10 Tropfen Lavendelöl
8 Tropfen Muskatellersalbeiöl
4 Tropfen Römisches Kamillenöl
4 Tropfen Ylang-Ylang-Öl
Trägeröl nach Wahl

Die Öle in ein 10-ml-Roll-on-Fläschchen aus Glas geben und mit dem Trägeröl auffüllen. Kugel und Deckel wieder aufsetzen und das Fläschchen vorsichtig schütteln, um die Öle miteinander zu vermischen. Bei Beschwerden über den Unterleib rollen.

Roll-on-Ölmischung »Anti-Stress-Massage«

10 Tropfen Lavendelöl
10 Tropfen Muskatellersalbeiöl
5 Tropfen Pfefferminzöl
Trägeröl nach Wahl

Die Öle in ein 10-ml-Roll-on-Fläschchen aus Glas geben und mit dem Trägeröl auffüllen. Kugel und Deckel wieder aufsetzen und das Fläschchen vorsichtig schütteln, um die Öle miteinander zu vermischen. Zur Anwendung über Schultern, Schläfen, Nacken, Hand- und Fußgelenke rollen und langsam einmassieren. Dann die Hände trichterförmig über die Nase legen und tief einatmen.

Badezusatz-Ölmischungen

Badezusatz-Grundrezept

8–10 Tropfen ätherische Öle nach Wahl oder eine der unten stehenden Ölmischungen (besonders empfehlenswert: Muskatellersalbei, Weihrauch, Lavendel, Römische Kamille oder Ylang-Ylang)
90 g Meersalz
90 g Bittersalz oder Magnesiumflocken
160 g hochwertiges Backnatron

Die ätherischen Öle zu den trockenen Zutaten geben und in ein warmes Bad einrühren, damit sie sich auflösen.

Entspannende und entstressende Bademischung

3 Tropfen Lavendelöl
3 Tropfen Zedernöl
2 Tropfen Muskatellersalbeiöl

Bademischung zur Linderung von PMS-Beschwerden

2 Tropfen Muskatellersalbeiöl
1 Tropfen Römisches Kamillenöl
1 Tropfen Geranienöl
1 Tropfen Lavendelöl

Nahrungsergänzungsmittel zur Unterstützung des weiblichen Hormonhaushalts

Nahrungsergänzungsmittel können für einen gesunden weiblichen Hormonhaushalt besonders hilfreich sein, vor allem, wenn Sie die richtigen Präparate einnehmen – also besprechen Sie dieses Thema unbedingt mit einem Arzt oder Heilpraktiker Ihres Vertrauens! Vielleicht brauchen Sie diese Nahrungsergänzungsmittel nicht für immer einzunehmen, doch ich empfehle Ihnen, die Präparate, die Sie benötigen, mindestens drei Monate lang zu testen, um festzustellen, wie Ihr Gesundheitszustand sich dadurch verbessert, und das weitere Vorgehen dann mit Ihrem Arzt oder Heilpraktiker zu besprechen.

Ashwagandha + Rosenwurz (*Rhodiola rosea*)

Die Kombination aus diesen beiden Heilpflanzen steigert nachweislich die Energie, außerdem unterstützt sie die Nebennieren in ihrer Funktion und hilft gegen Müdigkeit. Als Adaptogene können diese Präparate Ihnen dabei helfen, Stressoren auf natürliche Weise zu bekämpfen. Gleichzeitig können sie dank ihrer verjüngenden Wirkung Körper und Geist revitalisieren.

Außerdem haben sie auch noch viele andere positive Auswirkungen auf Ihr allgemeines Wohlbefinden: Zum Beispiel stärken sie das Immunsystem, verbrennen Fett und bringen Ihren Hormonhaushalt und Ihren ganzen Organismus ins Gleichgewicht.

B-Vitamine (B_1, B_2, B_3, B_6, B_{12})

Diese Vitamine sind für sämtliche lebenswichtigen Funktionen, für die Gesundheit der Geschlechtsorgane und zur Steigerung des sexuellen Verlangens (vor allem nach der Menopause) unentbehrlich. B-Vitamine unterstützen die Nebennieren bei der Produktion von Geschlechtshormonen, tragen zur Aufrechterhaltung einer gesunden Hormonproduktion bei und reduzieren Beschwerden, die mit Hormonschwankungen einhergehen, wie beispielsweise Kopfschmerzen, Müdigkeit, PMS und Scheidentrockenheit.

DIM (Diindolylmethan)

DIM ist ein sekundärer Pflanzenstoff, der in Kohlgemüse enthalten ist und nachweislich das Risiko für Brust- und Gebärmutterhalskrebs und andere östrogenabhängige Krebsarten senkt. Da DIM die Bildung von gesundem Östrogen steigert und die Produktion von »schlechtem« Östrogen verringert, kann es auch Beschwerden aufgrund von PMS, Perimenopause und Menopause lindern. Es trägt zu einem gesunden Stoffwechsel und einer gesunden Nebennierenfunktion bei und wirkt sich positiv auf den weiblichen Hormonstoffwechsel aus.

Hopfen (*Humulus lupulus L.*)

Die weiblichen Blüten der Hopfenpflanze, aus denen Bier hergestellt wird, haben positive Auswirkungen auf den weiblichen Hormonhaushalt – aber dazu muss man sie als Kapsel einnehmen und nicht als alkoholisches Getränk! Hopfen enthält 8-Prenylnaringenin, ein äußerst wirksames Phytoöstrogen. Ich empfehle Hopfen nicht für alle Frauen, zumal heutzutage so viele unter Östrogendominanz leiden. Doch während der Perimenopause und der Menopause, wenn der Östrogenspiegel sinkt, kann diese Pflanze durchaus hilfreich sein, sofern man sie unter ärztlicher Aufsicht einnimmt. Wissenschaftliche Untersuchungen zeigen, dass sie vasomotorische Symptome der Menopause wie beispielsweise Hitzewallungen, Schlafstörungen und Müdigkeit lindert. Durch seine östrogenähnliche Wirkung regt Hopfen außerdem die Progesteronproduktion an. Bei stillenden Müttern trägt er zur Bildung von Prolaktin bei, das wiederum die Milchproduktion anregt.

Maca (*Lepidium meyenii*)

Obwohl Maca als Kraut bezeichnet wird, handelt es sich dabei eigentlich um eine Wurzel, die in den peruanischen Anden häufig vorkommt und dort auch als Nahrungsmittel dient. Als Nahrungsergänzungsmittel eignet Maca sich nachweislich sehr gut zur Linderung von PMS-Beschwerden, wirkt ausgleichend auf den Hormonhaushalt, trägt zu einer gesunden Funktion der Fortpflanzungsorgane bei und ist außerdem ein bekanntes Aphrodisiakum.

Magnesiumglycinat

Diese Substanz spielt in unserem Körper eine wichtige Rolle. Sie ist ein DNA-Baustein und für das reibungslose Funktionieren unseres Nerven-, Muskel-, Fortpflanzungs- und Herz-Kreislauf-Systems unverzichtbar. Außerdem wirkt Magnesiumglycinat sich positiv auf die HPA-Achse aus, indem es einen gesunden Cortisolspiegel aufrechterhält und den Körper vor Giftstoffen und freien Radikalen schützt. Dies trägt wiederum zur Steigerung des sexuellen Verlangens und zur Förderung der Fruchtbarkeit bei. Magnesium eignet sich auch hervorragend zur Linderung von Beschwerden aufgrund eines durcheinandergeratenen Hormonhaushalts wie beispielsweise PMS. Die empfohlene Dosierung beträgt 310 bis 400 mg.

Mönchspfeffer (*Vitex agnus-castus*)

Diese Pflanze wächst im Mittelmeerraum und wird schon seit Jahrhunderten zur Förderung der Fruchtbarkeit und des sexuellen Verlangens eingesetzt, weil sie den Progesteronspiegel erhöht. Man geht davon aus, dass sie die Ausschüttung des luteinisierenden Hormons (LH) durch die Hypophyse beeinflusst, den Spiegel des Hormons Prolaktin senkt, das den Menstruationszyklus beeinflusst, und sich außerdem auch noch auf verschiedene Neurotransmitter auswirkt. Obwohl der Wirkmechanismus dieser Heilpflanze nicht genau bekannt ist, weiß man doch, *dass* sie wirkt und in eher alternativmedizinisch ausgerichteten Arztpraxen zur Behandlung von Fruchtbarkeitsproblemen eingesetzt wird, die mit einem niedrigen Progesteronspiegel zusammenhängen. Außerdem wird sie in Deutschland auch häufig gegen PMS und Menstruationsprobleme verschrieben. In Kombination mit Traubensilberkerze hilft diese Heilpflanze gegen emotionale Probleme und Hitzewallungen vor und nach den Wechseljahren.

Traubensilberkerze (*Cimicifuga racemosa*)

Dieses Hahnenfußgewächs wird von den nordamerikanischen Ureinwohnern in der Geburtshilfe und zur Bekämpfung von Beschwerden eingesetzt, die mit dem weiblichen Fortpflanzungssystem zusammenhängen. Wissenschaftlichen Untersuchungen zufolge beeinflusst die Traubensilberkerze die Serotoninrezeptoren, lindert Hitzewallungen und wirkt ausgleichend auf die Stimmung. Obwohl die Traubensilberkerze zu den Phytoöstrogenen gerechnet wird, sind ihre östrogenen Auswirkungen auf den Körper gleich null. Daher ist sie aufgrund ihrer Sicherheit und Wirksamkeit eines der beliebtesten Nahrungsergänzungsmittel gegen PMS- und Wechseljahresbeschwerden. Außerdem trägt sie möglicherweise zur Vorbeugung gegen verschiedene weibliche Krebserkrankungen bei. In Deutschland ist die Traubensilberkerze seit den 1940er Jahren unter dem Namen Remifemin im Handel. Neuere wissenschaftliche Untersuchungen deuten darauf hin, dass diese Heilpflanze am wirksamsten ist, wenn man sie nur für den empfohlenen Zeitraum von sechs Monaten und nicht langfristig einnimmt, um möglichen Nebenwirkungen vorzubeugen.

Selbstfürsorgerituale für den weiblichen Hormonhaushalt

Zum Glück gibt es ein paar ganz einfache Möglichkeiten, Ihren Hormonhaushalt auszugleichen, unabhängig davon, ob Sie gerade Ihre Periode haben oder sich bereits in der Perimenopause befinden.

Monatliches »Ausmist«-Ritual

Aufgrund der negativen Auswirkungen von Xenoöstrogenen und Toxinen in unserem Umfeld empfehle ich Ihnen ein allmonatliches Ausmisten Ihrer Küche, Ihres Putzschranks sowie Ihrer Körperpflege- und Schönheitsprodukte. Ich räume immer am letzten Tag des Monats einen Schrank oder eine Schublade auf, um mit neuer Hoffnung von vorn anfangen zu können, wenn der nächste Monat beginnt. In Kapitel 14 erfahren Sie mehr darüber, worauf man dabei achten sollte.

Anti-Stress-Ritual

Wenn Sie noch nicht begonnen haben, die in Kapitel 5 vorgeschlagenen Rituale in Ihr Repertoire aufzunehmen, versuchen Sie jetzt ein paar davon zu praktizieren! Außerdem empfehle ich Ihnen dringend, eine spirituelle Praxis zu finden, die Sie persönlich anspricht, da praktizierte Spiritualität aus einer überforderten Frau eine starke Frau machen kann.

Ritual »Innehalten und Atmen«

Versuchen Sie, jeden Tag mit einem Tiefenatmungsritual zu beginnen und zu beenden. Atmen Sie gleich nach dem Aufwachen zehnmal tief in den Bauch hinein. Schließen Sie die Augen und konzentrieren Sie sich auf etwas, das Sie wirklich glücklich macht. Damit senden Sie Ihrem Körper die Botschaft, dass Sie alles im Griff haben und Ihren Stress gut bewältigen können. Wenn Sie dieses Ritual vormittags, mittags, nachmittags und um die Abendessenszeit praktizieren, wird es Ihnen bald zur zweiten Natur werden. Stellen Sie Ihren Wecker so, dass er Sie alle drei Stunden daran erinnert, oder praktizieren Sie es vor jeder Mahlzeit. Mit dieser wunderbaren Entspannungsmethode können Sie Stress abbauen, wann immer es notwendig ist.

Hautpflegeritual

Als größtes Organ Ihres Körpers braucht Ihre Haut jeden Tag ganz besonders viel Zuwendung, vor allem in Form von Massagen, Bädern, Feuchtigkeitsbehandlungen, Duschen und Gesichtsdampfbädern mit ätherischen Ölen. Zu meinen Favoriten gehören Trockenbürstenmassagen, die die Durchblutung und den Lymphfluss anregen, zur Ausscheidung von Giftstoffen (beispielsweise den üblen Xenoöstrogenen) beitragen und die Haut wieder zum Strahlen bringen.

Kompresse mit ätherischen Ölen

Wenn Sie unter Krämpfen, Verspannungen, Muskelschmerzen oder anderen Beschwerden im Körperinneren leiden, können Sie ätherische Öle und Ölmischungen mithilfe warmer Kompressen tief in Ihr System einbringen und dabei gleichzeitig auch noch etwas für Ihre Entspannung tun. Legen Sie einfach einen warmen feuchten Waschlappen auf die Stelle, in die Sie Ihre ätherischen Öle einmassiert haben. Dadurch gelagen die Öle tiefer in den Körper, und außerdem wird Ihre ganze Umgebung von den Düften dieser Öle erfüllt, sodass Sie und Ihre Mitbewohner gleichzeitig auch noch in den Genuss einer heilsamen Aromatherapie kommen.

Kapitel 10

Libido

Sind Sie schon rot geworden? Mir geht es jedenfalls so. Lassen Sie uns nun einmal über Sex (oder vielleicht auch über die »tote Hose« in Ihrem Schlafzimmer) sprechen.

Ich hatte aufgrund meines unausgewogenen Hormonhaushalts schon von Jugend an Probleme mit zu geringem sexuellem Verlangen. Das fing an, als ich mit achtzehn Jahren die Antibabypille zu nehmen begann. Damals hielt ich mein schwaches sexuelles Verlangen für normal und zwang mich dazu, Spaß am Geschlechtsverkehr zu haben. Doch in Wirklichkeit empfand ich ihn als schmerzhaft – und das war alles andere als sexy. Um ehrlich zu sein, ich hielt mich jahrelang für gestört. Ich schämte mich entsetzlich, fühlte mich überfordert und mit meinem Problem alleingelassen. Mit wem kann man schon über so etwas reden? Mit seiner Mutter? Seinen Freunden? Ganz bestimmt nicht mit seinem Partner. Also behielt ich die Sache einfach für mich, machte mit meinem chaotischen Leben weiter und tat so, als führte ich ein befriedigendes Sexualleben, obwohl das ganz und gar nicht stimmte.

Damals wusste ich noch nicht, dass mein fehlendes sexuelles Verlangen auf einen unausgewogenen Hormonhaushalt und die Einnahme der Pille zurückzuführen war. Natürlich gibt es auch noch andere Gründe, die bei Frauen zu einer Abnahme der Libido führen können, zum Beispiel Krankheiten oder Medikamente. Doch bei den meisten Frauen ist dieses Problem hormonell bedingt – und daran können selbst die glücklichste Beziehung und der verständnisvollste Partner nichts ändern. Es sind schlicht und einfach die Hormone!

Heißt das, dass die Qualität der Beziehung für das sexuelle Verlangen überhaupt keine Rolle spielt? Natürlich nicht. Die sexuelle Chemie zwischen zwei Menschen, der Grad ihrer Vertrautheit und ihre emotionale Verbindung zueinander sind für die Libido und für ein gesundes Sexualleben sehr wichtig. Eine gute, tragfähige Beziehung ermöglicht es Ihnen, gemeinsam an der Lösung des Problems zu arbeiten. Sie sollten also offen mit Ihrem Partner darüber reden können, warum Sie vielleicht nicht immer Lust haben, mit ihm ins Bett zu springen. Zum Glück war ich mit einem wunderbaren Mann gesegnet, dem ich alles anvertrauen konnte: Die Nähe zwischen uns war so groß, dass ich offen über meine Probleme mit dem sexuellen Verlangen sprechen konnte.

Die Einstellung unserer Gesellschaft zur weiblichen Libido ist längst veraltet. Filme und Fernsehsendungen verfestigen das Klischee, dass Frauen entweder frigide und prüde oder wahre Wildkatzen sind, die am liebsten mit jedem ins Bett steigen würden. Männer dagegen gelten als sexy, romantische Casanovas, die Frauen mit ihren unwiderstehlichen Pheromonen und charmanten Schmeicheleien vom Hocker reißen. Die Herren der Schöpfung scheinen eher zu viel als zu wenig sexuelles Verlangen zu haben. Natürlich haben diese Klischees nichts mit dem wirklichen Leben zu tun, und es ist höchste Zeit für uns Frauen, endlich zu begreifen, dass die meisten Menschen unter hormonellen Problemen leiden – sogar Männer. Sie stehen damit also keineswegs allein da.

Sex gehört zu den schönsten Dingen, die es gibt. Er lindert chronischen Stress, und man kann danach besser schlafen. Außerdem ist er ein Anti-Aging-Mittel und verbrennt Kalorien. Er macht Spaß und verbindet Sie auf die intimste Art und Weise mit Ihrem Partner. Sex sollte stets Freude machen. Es gibt keinen Grund, sich keine sexuelle Erfüllung zu gönnen, und ätherische Öle können Ihnen den Schritt von fehlendem sexuellem Verlangen zu einem gesunden Liebesleben erleichtern.

Wie kommt es zum Verlust des sexuellen Verlangens?

Frauen haben nicht nur weibliche, sondern auch männliche Geschlechtshormone (sogenannte Androgene), allerdings ist der Spiegel dieser männlichen Hormone bei ihnen viel niedriger. Das wichtigste Androgen ist das Testosteron, das – wen wundert es – für den Grad unseres sexuellen Verlangens eine wichtige Rolle spielt. Nur leider beginnt der Testosteronspiegel bei Frauen schon mit Mitte zwanzig zu sinken – also nicht erst zehn oder zwanzig Jahre später in der Perimenopause. Wenn dann auch noch die traumatischen Belastungen hinzukommen, mit denen unser Körper durch chronischen Stress konfrontiert ist, sodass unser Fortpflanzungssystem zugunsten des Überlebens abgeschaltet wird, kann das zu einem echten Problem werden. Östrogen- oder Testosterondominanz können zu Erkrankungen wie beispielsweise dem polyzystischen Ovarialsyndrom führen, aber auch Nebennierenschwäche, Schilddrüsenprobleme, bestimmte Medikamente, Alkohol, Rauchen und Erschöpfung können zur Abnahme des sexuellen Verlangens beitragen.

Wenn dann die Perimenopause naht, haben Frauen oft bereits mit einer zu schwachen Libido zu kämpfen und leiden stillschweigend darunter, trauern um den Verlust ihres glücklichen Sexuallebens, tun aber nur wenig zur Verbesserung dieser Situation, weil sie es für aussichtslos halten oder ihnen wieder einmal eingeredet wurde, dass das Leben nun mal so ist. Aber das stimmt nicht!

Studien zufolge sind die Beschwerden, unter denen Frauen in der Perimenopause und Menopause am häufigsten leiden, Mangel an sexuellem Verlangen, Scheidentrockenheit und Orgasmusunfähigkeit. Ignorieren Sie die Anzeichen und Symptome eines hormonellen Ungleichgewichts nicht! Es ist höchste Zeit, Ihre Gesundheit wieder in den Griff zu bekommen.

Welche Hormone wirken sich auf das sexuelle Verlangen aus?

Die folgenden Hormone haben direkte Auswirkungen auf das sexuelle Verlangen.

Cortisol

Stress führt dazu, dass der Körper in den Überlebensmodus geht und das Signal aussendet: »Jetzt ist nicht der richtige Zeitpunkt für intimes Beisammensein!« Bei einem aus dem Gleichgewicht geratenen Fortpflanzungssystem, das nicht die richtigen Mengen an Östrogen und Testosteron für eine gesunde Libido produziert, bleibt der Sexualtrieb zugunsten des Überlebens auf der Strecke.

Östrogen

Ein Ungleichgewicht in Ihrem Progesteronspiegel kann zu den verschiedensten Beschwerden führen, über die wir bereits in Kapitel 9 gesprochen haben – unter anderem zur Abnahme des sexuellen Verlangens und zu Scheidentrockenheit.

Testosteron

Normale Testosteronspiegel regen den Hypothalamus dazu an, Ihre erogenen Zonen auf sexuelle Aktivität vorzubereiten. Die Hälfte des Testosterons im Körper wird aus den Androgenen DHEA und Androstendion in Testosteron umgewandelt. Ausgeschüttet werden diese beiden Androgene in den Nebennieren und Eierstöcken. In der Perimenopause sind unsere Testosteronspiegel jedoch bereits um die Hälfte zurückgegangen, und dieser Prozess setzt sich in der Menopause noch weiter fort, begleitet von einer Abnahme der Adrenalinproduktion und des Östrogenspiegels. Die Eierstöcke produzieren zwar immer noch Testosteron, aber weniger als früher, und wenn der Testosteronspiegel niedrig ist, lässt auch das sexuelle Verlangen nach.

Das größte Problem mit dem Testosteron bekommen Frauen, die zusätzlich auch noch orale Verhütungsmittel einnehmen. Denn die Pille erhöht den Spiegel des Proteins SHBG (Sexualhormon-bindendes Globulin), das an freies, im Körper zirkulierendes Testosteron bindet – genau das Testosteron, das unser Körper braucht und dessen Mangel zu einer Abnahme des sexuellen Verlangens, zu Scheidentrockenheit und Beschwerden beim Geschlechtsverkehr führt! Falls Sie die Pille nehmen, empfehle ich Ihnen, mit einem Arzt Ihres Vertrauens über andere Verhütungsmethoden zu sprechen.

Emotionale Auslöser

Obwohl Hormone für die Libido eine wichtige Rolle spielen, können auch negative Emotionen zu einer Abnahme des sexuellen Verlangens führen. Viele meiner Patientinnen leiden unter ihrem unbefriedigenden Sex, fühlen sich jedoch verpflichtet, ihren Partnern Vergnügen zu bereiten, auch wenn das für sie noch so traumatisch oder schmerzhaft ist. Manche geben sogar zu, dass sie das intime Beisammensein mit dem Partner genießen, wenn es erst einmal im Gang ist, doch der erste Schritt dazu kann die schwierigste Hürde sein. In den meisten Fällen erlebe ich allerdings, dass meine Patientinnen sich aufgrund ihrer unangenehmen Erfahrungen mit mangelndem sexuellem Verlangen und Sexualität im Allgemeinen förmlich darauf konditioniert haben, negativ auf Sex zu reagieren.

Auch Probleme mit dem eigenen Körper können dazu führen, dass Frauen sich schämen, beim Geschlechtsverkehr nervös sind oder sich einfach nicht sexy finden. Gewichtszunahme, Falten, erschlafftes Gewebe und die sichtbaren Folgen von Schwangerschaften können Schamgefühle auslösen. Wenn man sich in seiner eigenen Haut nicht mehr wohlfühlt und mit seinem Partner nicht offen darüber reden kann, fühlt man sich womöglich bei jedem Versuch eines intimen Zusammenseins so unsicher, als wäre es das erste Mal.

Angst kann ebenfalls ein Problem sein: Viele Frauen sind zu nervös, um ihrem Partner zu sagen, was ihnen im Bett wirklich gefällt, oder ihm zu zeigen, wie er sie zum Orgasmus bringen kann. Manchen Frauen fehlt es auch an den nötigen anatomischen Grundkenntnissen. Sie haben keine Ahnung, wo ihre erogenen Zonen liegen, oder wissen vielleicht nicht einmal genau, wie Geschlechtsverkehr ausgeführt werden sollte. Der Sexualkundeunterricht in der Schule und die unrealistischen Darstellungen von Sex in den Medien (und in der Pornografie) haben unser Wissen zu diesem Thema nicht unbedingt bereichert. Die meisten von uns wissen zwar, was man tun muss, um nicht schwanger zu werden, und was beim Geschlechtsverkehr passiert, doch mit allem anderem – beispielsweise dem Vorspiel – kennen sie sich nicht aus. Manchmal ist es einfacher, »Nein« zu sagen, als gemeinsam mit dem Partner an einem befriedigenden Sexualleben zu arbeiten.

Sie sollten sich niemals unter Druck gesetzt oder schuldig fühlen, weil Sie keinen Sex haben möchten. Es gibt viele Alternativen zum eigentlichen Geschlechtsakt, beispielsweise Vorspiel, Kuscheln oder Massagen. Erforschen Sie diese Möglichkeiten gemeinsam mit Ihrem Partner, um Vertrauen und Intimität aufzubauen und vielleicht sogar zu entdecken oder wiederzuentdecken, was jedem von Ihnen beiden Spaß macht – auf den Augenblick hinzuarbeiten, in dem Geschlechtsverkehr sich ganz spontan ergibt. Ihren Körper auf den Geschlechtsakt vorzubereiten, für eine natürliche Scheidenfeuchtigkeit zu sorgen und sicherzugehen, dass Sie beide für den nächsten Schritt bereit sind, hat sehr viel mit Kommunikation, Verständnis und Respekt zu tun.

Unabhängig von Ihrer Libido kann auch Ihre emotionale Verfassung starke Auswirkungen auf Ihre sexuelle Befriedigung haben. Ätherische Öle können Ihnen dabei helfen, sich in intimen Situationen wohlzufühlen, zu entspannen und sexuell erregt zu werden. Doch bevor es so weit kommen kann, müssen Sie zunächst einmal sämtliche hormonellen Probleme beheben, die Ihrem glücklichen Sexualleben womöglich im Weg stehen.

Wie können ätherische Öle das sexuelle Verlangen stärken?

Mit ihrer starken aromatherapeutischen Wirkung, die sofort Ihr limbisches System und Ihre Lustzentren beeinflusst, sodass Sie sich entspannen und für sexuellen Genuss öffnen können, sind ätherische Öle die optimale Lösung für Probleme mit dem sexuellen Verlangen. Indem sie die Hypophyse (den »Dirigenten« aller anderen Drüsen in Ihrem Körper) stimulieren, sorgen sie außerdem für die Ausschüttung der Hormone, die Sie für einen befriedigenden Sexualtrieb brauchen.

Jeder Mensch hat ein Recht darauf, Geschlechtsverkehr zu genießen. Sexuelles Verlangen, sexueller Genuss, sexuelles Begehren – all das sind völlig normale Empfindungen. Lernen Sie, mit Ihrem Partner offen über Ihre sexuellen Wünsche und andere intime Dinge zu sprechen – all das sind wichtige Schritte, um die emotionale Seite Ihrer Libido wiederzubeleben. Sie sollten Sex nicht als bloße unangenehme Pflicht empfinden, sondern als lebensbejahendes, genussvolles Abenteuer, das die enge, vertraute Beziehung zu Ihrem Partner stärkt.

Schon seit Jahrhunderten werden ätherische Öle zur Förderung der Entspannung und Stärkung der Sinnlichkeit eingesetzt. Sie können dazu beitragen, dass Sie in erotische Stimmung kommen und sich wirklich sexy fühlen. Solche Öle anzuwenden und ihren Duft einzuatmen, ist ein genauso beglückendes Gefühl, wie wenn man ein schönes Kleid anzieht oder schönen Schmuck anlegt. Und sie wirken!

Die besten ätherischen Öle für ein befriedigendes Sexualleben

Geranie (*Pelargonium graveolens*)

- Beruhigt und erdet Ihre Emotionen und wirkt auf natürliche Weise stresslindernd
- Stärkt Glücks- und Liebesgefühle und entspannt Körper und Geist

Aromatherapie

- 3–4 Tropfen im Diffuser vernebeln
- Vor dem intimen Zusammensein mit Ihrem Partner 10 Tropfen in ein 60-ml-Sprühfläschchen geben und die Bettwäsche damit besprühen

Äußerliche Anwendung

- 1–2 Tropfen mit Ihrem Lieblingsträgeröl verdünnen und als Massageöl verwenden
- Nach einem warmen Bad oder einer warmen Dusche 1 Teil Öl mit 1 Teil Trägeröl verdünnen und in die Haut einmassieren

Jasmin (*Jasminum grandiflorum*)

- Beruhigt und entspannt Körper und Geist
- Stärkt das Selbstvertrauen und steigert Sinnlichkeit und sexuelle Erregung
- Hilft gegen Müdigkeit, hebt die Stimmung, macht optimistisch und schaltet Ängste aus

Aromatherapie

- Vor einem romantischen Abend 3–4 Tropfen im Diffuser vernebeln
- Vor dem intimen Zusammensein mit Ihrem Partner 10–15 Tropfen in ein 60-ml-Sprühfläschchen mit Wasser geben und Ihre Bettwäsche damit besprühen

Äußerliche Anwendung

- 1–2 Tropfen mit Ihrem Lieblingsträgeröl verdünnen und auf die Pulspunkte auftragen
- 1–2 Tropfen mit Ihrem Lieblingsträgeröl verdünnen und auf die Fußsohlen auftragen

Muskatellersalbei (*Salvia sclarea*)

- Entspannt und beruhigt Körper und Geist und wirkt ausgleichend auf die Stimmung
- Baut Stress ab
- Wird häufig zur Anregung der sexuellen Energie und Steigerung des sexuellen Verlangens eingesetzt

Aromatherapie

- 3–4 Tropfen im Diffuser vernebeln
- Direkt aus der Flasche tief einatmen

Äußerliche Anwendung

- 1–2 Tropfen mit Trägeröl verdünnen, auf die Pulspunkte auftragen und den ganzen Tag über (oder vor dem intimen Zusammensein mit Ihrem Partner) als Parfüm benutzen
- 2–3 Tropfen in ein warmes Bad geben, in dem Sie vorher 90 g Bittersalz aufgelöst haben; um Ihr sexuelles Verlangen zusätzlich zu steigern, fügen Sie Geranien- oder Jasminöl hinzu
- 1–2 Tropfen mit Ihrem Lieblingsträgeröl verdünnen und vor dem intimen Zusammensein mit Ihrem Partner für eine Tiefenmassage verwenden

Neroli (*Citrus × aurantium*)

- Fördert das sexuelle Verlangen und baut Hemmungen ab
- Lindert Wechseljahrsbeschwerden
- Beruhigt Körper und Geist und hilft gegen Angst und Stress

Aromatherapie

- Direkt aus der Flasche tief einatmen
- In den Handflächen verreiben, die Hände trichterförmig über die Nase legen und tief einatmen

Äußerliche Anwendung

- 1–2 Tropfen mit Ihrem Lieblingsträgeröl verdünnen und für eine sinnliche Massage verwenden; für ein noch intensiveres sinnliches Erlebnis Lavendel- oder Ylang-Ylang-Öl hinzufügen
- 1–2 Tropfen mit Ihrem Lieblingsträgeröl verdünnen und auf die Pulspunkte auftragen

Rose (*Rosa damascena*)

- Verbessert die emotionale Verfassung und lindert Depressionen
- Wird in der Geschichte der Menschheit schon seit Langem als anregendes, berauschendes Aphrodisiakum verwendet

Aromatherapie

- 2–3 Tropfen im Diffuser vernebeln
- Vor dem intimen Zusammensein mit Ihrem Partner 5 Tropfen in ein 60-ml-Sprühfläschchen mit Wasser geben und Ihre Bettwäsche damit besprühen

Äußerliche Anwendung

- 1–2 Tropfen mit Ihrem Lieblingsträgeröl verdünnen und auf die Pulspunkte auftragen (vor allem über der Herzregion)
- 1–2 Tropfen zusammen mit 90 g Bittersalz in warmem Badewasser auflösen; nehmen Sie das Bad allein oder mit Ihrem Partner

Sandelholz (*Santalum album*)

- Gilt als hervorragendes Aphrodisiakum für Männer und Frauen
- Wirkt ausgleichend bei hormonellen Problemen und verbessert die Stimmung
- Lindert Ängste im Zusammenhang mit Intimität

Aromatherapie

- 2–3 Tropfen im Diffuser vernebeln
- 1 Tropfen auf Kopfkissen oder Bettwäsche geben

Äußerliche Anwendung

- 1–2 Tropfen mit Ihrem Lieblingsträgeröl verdünnen und auf die Pulspunkte auftragen
- 1–2 Tropfen mit Ihrem Lieblingsträgeröl verdünnen und für eine sinnliche Massage verwenden

Ylang-Ylang (*Cananga odorata*)

- Steigert mit seiner aphrodisierenden Wirkung Sinnlichkeit und sexuelles Verlangen
- Beruhigt die Emotionen und stärkt die intime Energie

Aromatherapie

- 3–4 Tropfen im Diffuser vernebeln
- 10 Tropfen in ein 60-ml-Sprühfläschchen aus Glas geben, im Schlafzimmer versprühen und Ihre Bettwäsche damit einsprühen

Äußerliche Anwendung

- 2–3 Tropfen zusammen mit 90 g Bittersalz in einem warmen Bad auflösen
- 1–2 Tropfen mit Ihrem Lieblingsträgeröl verdünnen und in verspannte Muskeln einmassieren

Shellies Geschichte

Die 43-jährige Shellie unterrichtete Schüler im letzten Grundschuljahr und war Mutter von zwei Kindern, die bereits aufs College gingen. Sie kam wegen ihrer PMS-Beschwerden zu mir. Kurz vor Beginn ihrer Periode litt sie stets unter einem aufgetriebenen Leib, und ihre Blutung war unnatürlich stark. Außerdem fehlte es ihr an Energie, um nach einem langen Unterrichtstag noch Sport zu treiben, und sie litt auch unter Stimmungsschwankungen. Ihr fehlendes sexuelles Verlangen und ihre oft unberechenbare emotionale Verfassung wirkten sich negativ auf ihre Beziehung zu ihrem Mann aus.

Shellies Beschwerden waren auf einen zu niedrigen Progesteronspiegel und chronischen Stress zurückzuführen. Ich empfahl ihr folgende Selbsthilfemaßnahmen:

- Stresslindernde Ölmischung (mit Muskatellersalbei-, Lavendel- und Bergamotteöl) und Meditation an drei Tagen pro Woche, um den Stress abzubauen, der sich negativ auf ihre Hormonspiegel auswirkte
- Grapefruit- und Ingweröl für mehr Energie und gegen Heißhungerattacken am Nachmittag
- Einmal pro Woche eine intime Massage mit der Massagemischung »Mehr Würze für Ihr Liebesleben« aus Sandelholzöl, Zimtöl und Wildorangenöl (Seite 149) zum »Aufpeppen« ihres Liebeslebens
- Durch achtsames Genießen schmackhafter Gerichte (vor allem zum Frühstück und als kleine Snacks für zwischendurch) ihren Zuckerkonsum einschränken
- Kaffee durch Matcha-Latte oder Yerba-Matetee ersetzen
- Nahrungsergänzungsmittel: 500 mg Mönchspfeffer, B-Vitaminkomplex, 1500 mg Maca-Pulver, in grüne Smoothies eingerührt, 600 mg Kalziumcitrat und 300 mg Magnesiumglycinat für eine bessere Stimmung, einen ausgewogeneren Hormonhaushalt und mehr Energie
- Selbstfürsorgerituale: zweimal pro Monat eine Aromatherapiemassage und ein Abendritual mit entspannenden Bädern und Vernebeln ätherischer Öle, um in die richtige Stimmung für Sex zu kommen

Schon nach vier Wochen hatten sich die Wasseransammlungen und Stimmungsschwankungen vor Shellies Periode verringert. Ihr Gewicht während der Lutealphase (vor der Menstruation) stabilisierte sich. Sie hatte wieder genügend Energie, um dreimal pro Woche 30 Minuten Sport treiben zu können, und hatte sogar zweieinhalb Kilo abgenommen. Als ich sie nach Selbstfürsorgeritualen fragte, antwortete sie: »Diese Rituale sind der größte Segen in meinem Leben! Ich bin den ganzen Tag über ruhiger und kann mit Stresssituationen souveräner umgehen. Ich verbringe mehr Zeit mit meinem Mann, und wir sind beide ganz begeistert davon, wie gut es uns gelingt, mithilfe ätherischer Öle eine intimere Atmosphäre zwischen uns zu schaffen.«

Ätherische Ölmischungen

Die folgenden Ölmischungen wirken sich auf Ihre Libido aus.

Diffusermischungen für die Aromatherapie

Diffusermischung »Einfach entspannen«

2 Tropfen Neroliöl
2 Tropfen Jasminöl
2 Tropfen Ylang-Ylang-Öl

Diffusermischung »In Stimmung kommen«

2 Tropfen Neroliöl
2 Tropfen Lavendelöl
1 Tropfen Sandelholzöl
1 Tropfen Ylang-Ylang-Öl

Diffusermischung »Aufregende Nacht«

2 Tropfen Sandelholzöl
2 Tropfen Muskatellersalbeiöl
2 Tropfen Geranienöl

Raumspray für die Aromatherapie

Raumspray »Mach mich heiß!«

6 Tropfen Sandelholzöl
4 Tropfen Ylang-Ylang-Öl
3 Tropfen Geranienöl
2 Tropfen Neroliöl
60 ml Aquadest

Die Öle in ein 60-ml-Sprühfläschchen aus Glas geben und mit Aquadest auffüllen. Das Fläschchen verschließen und schütteln, damit sich die Zutaten miteinander vermischen. Vor dem Gebrauch nochmals schütteln und vor dem Schlafengehen in die Luft, auf Kopfkissen und Bettdecken sprühen.

Roll-on-Ölmischungen zur äußerlichen Anwendung

Roll-on-Ölmischung »Glühende Leidenschaft«

10 Tropfen Muskatellersalbeiöl
8 Tropfen Ylang-Ylang-Öl
5 Tropfen Neroli- oder Rosenöl
Trägeröl nach Wahl

Die Öle in ein 10-ml-Roll-on-Fläschchen aus Glas geben und mit dem Trägeröl auffüllen. Kugel und Deckel wieder aufsetzen und das Fläschchen vorsichtig schütteln, um die Öle miteinander zu vermischen. Die Mischung auf die Pulspunkte und über der Herzregion auftragen, um Ihre Sinnlichkeit zu stärken und Sie in die richtige Stimmung für intime Stunden zu bringen.

Roll-on-Ölmischung »Sinnlicher Genuss«

3 Tropfen Sandelholzöl
3 Tropfen Geranienöl
3 Tropfen Ylang-Ylang-Öl
3 Tropfen Muskatellersalbeiöl
Trägeröl nach Wahl

Die Öle in ein 10-ml-Roll-on-Fläschchen aus Glas geben und mit dem Trägeröl auffüllen. Kugel und Deckel wieder aufsetzen und das Fläschchen vorsichtig schütteln, um die Öle miteinander zu vermischen. Auf die Pulspunkte und über der Herzregion auftragen.

Roll-on-Ölmischung »Liebestrank«

6 Tropfen Jasminöl
6 Tropfen Rosenöl
6 Tropfen Ylang-Ylang-Öl
Trägeröl nach Wahl

Die Öle in ein 10-ml-Roll-on-Fläschchen aus Glas geben und mit dem Trägeröl auffüllen. Kugel und Deckel wieder aufsetzen und das Fläschchen vorsichtig schütteln, um die Öle miteinander zu vermischen. Auf die Pulspunkte (vor allem hinter den Ohren und bis tief ins Dekolleté hinein) auftragen.

Massageölmischungen

Massagemischung »Sinnliche Berührung«

3 Tropfen Ylang-Ylang-Öl
2 Tropfen Jasminöl

Die Öle mit 1 TL Jojoba-, Süßmandel- oder fraktioniertem Kokosöl vermischen und sanft in die Haut einmassieren.

Massagemischung für die Oberschenkel

2 Tropfen Muskatellersalbeiöl
2 Tropfen Lavendelöl
1 Tropfen Ylang-Ylang-Öl

Die Öle mit 1 TL Jojoba-, Süßmandel- oder fraktioniertem Kokosöl vermischen und sanft in die Haut einmassieren.

Massagemischung »Mehr Würze für Ihr Liebesleben«

2 Tropfen Sandelholzöl
1 Tropfen Zimtöl
2 Tropfen Wildorangenöl

Die Öle mit 1 TL Jojoba-, Süßmandel- oder fraktioniertem Kokosöl vermischen und sanft in die Haut einmassieren.

Ölmischung für Dusche und Bad

Bademischung »Romantische Stunden zu zweit«

45 g Bittersalz
2 Tropfen Muskatellersalbeiöl
2 Tropfen Geranienöl
1 Tropfen Ylang-Ylang-Öl

Das Bittersalz in einem warmen Bad auflösen und dann die ätherischen Öle hineingeben.

Selbstfürsorgerituale für mehr sexuelles Verlangen

Denken Sie daran, dass die Menschen verschieden sind und daher auch unterschiedliche Selbstfürsorgerituale ausprobieren müssen, um das für sie richtige zu finden – Sie können also wahrscheinlich nicht einfach ein Ritual aus dieser Liste auswählen und erwarten, dass es sofort Wunder wirkt. Bei der Suche nach dem richtigen Ritual kommt es auf Ausdauer und Konsequenz an. Also geben Sie nicht auf! Sie sind es wert!

Einfach atmen

Das ist eines meiner Lieblingsrituale zur Steigerung des sexuellen Verlangens und gleichzeitig auch eines der unkompliziertesten: Atmen Sie einfach. Wählen Sie Ihr beruhigendes, angstlösendes oder stresslinderndes Lieblingsöl aus und atmen Sie tief ein. Das ist eine gute Vorbereitung für Rituale, die Sie in sexuelle Erregung versetzen oder ausgleichend auf Ihre Emotionen wirken sollen, weil man dabei gut abschalten und sich entspannen kann – und ohne Entspannung gibt es nun mal kein genussvolles Liebesleben!

Ylang-Ylang-Ritual

Als ich mit meiner Mutter über ätherische Öle und sexuelles Verlangen sprach, gab sie mir augenzwinkernd folgenden Rat: »Gib einfach ein bisschen Ylang-Ylang auf deine Ylang-Ylang.« Da musste ich lachen, denn wir beide wissen, dass Ylang-Ylang-Öl für die Steigerung der Libido eine wichtige Rolle spielen kann.

Immer wenn es um das Thema Aphrodisiaka geht, fällt mir der Ylang-Ylang-Baum ein. Seine wunderschönen gelben Blüten wurden schon immer gern als Schmuck für Hochzeitszeremonien und für die Schlafkammer jungvermählter Paare verwendet, um sie auf ihre erste gemeinsame Nacht einzustimmen. Für ein einfaches Abendritual oder sexuelles Vorspiel verdünnen Sie Ylang-Ylang-Öl zu gleichen Teilen mit Trägeröl und massieren es in die Innenseiten Ihrer Oberschenkel ein. Beginnen Sie auf Kniehöhe und wandern Sie dann mit langsamen kreisförmigen Bewegungen immer weiter nach oben. Schließen Sie dabei die Augen, atmen Sie das berauschende Aroma ein und konzentrieren Sie sich auf Ihr Lustzentrum. Sobald Sie sich mit diesem Ritual vertraut gemacht haben, laden Sie Ihren Partner ein mitzumachen – dadurch wird diese Massage zu einem noch aufregenderen Erlebnis.

Sinnliches Massageritual

In den meisten Menschen wecken Berührungen ein Gefühl der Wärme und des Wohlbefindens, weil unser Körper dann das Kuschelhormon Oxytocin freisetzt. Eigentlich ist es ja auch kein Wunder, dass die Haut als unser größtes Organ starke emotionale und körperliche Reaktionen auslösen kann. Eine Massage kann Ihnen auch dabei helfen, tief sitzende Ängste und Sorgen rund um das Thema Intimität loszulassen.

Ich empfehle Ihnen, zuerst mit ein paar einzelnen Ölen zu experimentieren, bevor Sie eine der in diesem Kapitel beschriebenen Ölmischungen ausprobieren. Begeben Sie sich zunächst einmal allein auf die Suche nach Ihren verspanntesten Körperpartien und entspannen Sie sich mithilfe der Düfte von aromatischen Ölen. Als Nächstes laden Sie Ihren Partner ein, an dem Vergnügen teilzunehmen. Aber setzen Sie Ihre Erwartungen dabei nicht zu hoch! Ihr einziges Ziel besteht darin, eine Massage anzubieten oder zu erhalten – mehr nicht.

Außerdem ist es wichtig zu wissen, dass Massagen mit ätherischen Ölen manchmal zu Gefühlsausbrüchen führen. Es kann also durchaus sein, dass Sie dann zum Weinen neigen und emotionaler reagieren als sonst. Aber erschrecken Sie deshalb nicht – es tut gut, angestaute Emotionen herauszulassen. Danach werden Sie sich gleich viel ausgeglichener fühlen! Ich halte meine Reaktionen auf ätherische Öle gern schriftlich fest, wenn ich etwas Neues ausprobiere oder wenn sie bei mir eine andere Reaktion hervorrufen als erwartet. Führen Sie ruhig ebenfalls Tagebuch und dokumentieren Sie Ihre emotionalen Reaktionen auf bestimmte Öle!

Meditationsritual mit Bitterschokolade

Obwohl viele Menschen abends gern bei einem Glas Wein abschalten oder sich dadurch in erotische Stimmung zu bringen versuchen, kann Alkohol genau das Gegenteil bewirken. Denn dadurch verlangsamen sich Ihre emotionalen und körperlichen Reaktionen, sodass Sie nicht mehr richtig im jetzigen Moment präsent sind, also auch keine tiefe innere Verbindung mit Ihrem Partner erleben können. Und was noch viel schlimmer ist: Alkohol kann dem Körper Flüssigkeit entziehen, das Feuchtwerden der Scheide erschweren und den Testosteronspiegel senken, sodass Sie nicht zum Orgasmus kommen.

Bitterschokolade dagegen schmilzt langsam in Ihrem Mund, während Sie meditieren und sich auf das sinnliche, seidige Gefühl an Ihrem Gaumen konzentrieren. Das verstärkt Ihre sexuelle Bereitschaft. Die für ihre aphrodisierende Wirkung bekannte Bitterschokolade enthält zwei chemische Substanzen, die dazu beitragen, Sie so richtig in Stimmung zu bringen: Phenethylamin und Tryptophan. Phenethylamin ist die biochemische Substanz, die im Gehirn ausgeschüttet wird, wenn wir uns verlieben. Bei Tryptophan handelt es sich um einen Vorläufer von Serotonin, dem Nervenbotenstoff, der uns in glückliche Stimmung und sexuelle Erregung versetzt. Lassen Sie den Geschmack tief in Ihren Gaumen eindringen, damit er Ihre Stimmung heben und Sie in eine positive emotionale Verfassung versetzen kann, während Sie sich ganz auf das beglückende Gefühl sexueller Intimität konzentrieren.

Zeit für sich selbst

Auch wenn es Ihnen anfangs albern vorkommen mag, müssen Sie vielleicht regelmäßig ein bisschen Zeit für sich selbst einplanen, um Ihr sexuelles Verlangen zu stärken. Legen Sie jede Woche einen bestimmten Zeitpunkt fest, an dem Sie sich ganz auf die Stärkung Ihrer sexuellen Energie und Libido konzentrieren. Anfangs können Sie diese Zeit allein verbringen, um sich in aller Ruhe auf Ihre Wünsche und Bedürfnisse zu konzentrieren und herauszufinden, ob Sie unter emotionalen Ängsten oder (wenn auch vielleicht nur in Ihrer Einbildung vorhandenen) körperlichen Einschränkungen leiden, die Sie davon abhalten, Intimität zu genießen. Unterstützen Sie diesen Selbsterforschungsprozess mit ätherischen Ölen, mit denen Sie gleichzeitig auch etwas für Ihre emotionale und körperliche Gesundheit tun können.

Als Nächstes laden Sie Ihren Partner zur Teilnahme an dieser kleinen Auszeit ein, indem Sie einen festen Termin daraus machen. Versuchen Sie in dieser Zeit möglichst ungestört zu sein. Wenn Sie kleine Kinder haben, ist es vielleicht sinnvoll, einen Babysitter zu engagieren! Schalten Sie Radio, Fernseher und elektronische Geräte aus, schließen Sie die Türen ab und legen Sie Ihre sexuellen Hemmungen an der Schlafzimmertür ab.

Dieses Ritual ist für überlastete und überforderte Paare ungeheuer wichtig, damit sie ihre Beziehung nicht vernachlässigen. Das weiß ich aus eigener Erfahrung, denn manchmal geht es mir selbst so, dass ich mich extra mit meinem Mann verabreden muss, weil wir so beschäftigt sind, dass wir sonst nie Zeit füreinander finden würden. Glauben Sie mir: Zeit für Zweisamkeit = Zeit für Intimität = toller Sex!

Yogaritual

Wenn Sie feststellen, dass intensive körperliche Aktivität einfach nicht das Richtige für Sie ist, oder wenn Sie Ihr normales Training gern durch langsamere Bewegungen ergänzen möchten, lege ich Ihnen dieses Yogaritual ans Herz. Sie können seine Wirkung durch ätherische Öle verstärken, indem Sie die Öle zum Beispiel während der Yogaübungen im Diffuser vernebeln und vorher und nachher auf Ihre Pulspunkte auftragen. Außerdem gibt es verschiedene Yogahaltungen, die sich positiv auf den weiblichen Körper auswirken und Ihren Muskeln die Kraft und Beweglichkeit verleihen, die Sie für den Geschlechtsakt brauchen.

- Um angestaute Spannung in Ihren Hüftbeugern abzubauen und sie beweglicher zu machen, versuchen Sie es einmal mit der »Taube« und/oder der »Eidechse«.
- Um Ihren Beckenboden und die am Orgasmus beteiligten Muskeln zu stärken, probieren Sie die »Brücke« aus.
- Um in die richtige Stimmung für intime Stunden zu kommen, Ihren ganzen Körper zu dehnen und gleichzeitig Stress abzubauen, eignet sich die Yoga-Grundhaltung »Nach unten schauender Hund«.
- Um Wechseljahrsbeschwerden zu lindern, versuchen Sie es mit der »Göttinnenstellung«.
- Um Ihre Durchblutung anzuregen, Ihre Eierstöcke zu stimulieren und Ihrem Körper mehr Kraft für den Geschlechtsverkehr anzutrainieren, probieren Sie die Übung »Baddha Konasana« aus.

Kapitel 11

Emotionen – Hilfe gegen Ängste, Depressionen und Stimmungsschwankungen

Frauen haben ein doppelt so hohes Risiko für Stimmungsstörungen wie Männer. Obwohl man nicht genau weiß, warum das so ist, habe ich aufgrund meiner beruflichen Erfahrung im Lauf der Jahre eine Theorie entwickelt: Wenn wir Frauen die ganze Last der Welt auf unseren Schultern tragen und es allen Menschen recht zu machen versuchen, steuern wir auf eine Katastrophe zu, denn chronischer Stress bringt den Hormonhaushalt durcheinander. Das wiederum geht mit einer ungesunden Lebensweise bzw. Vernachlässigung des eigenen Wohlbefindens einher. Wie soll man sich auf so einem Fundament ein gesundes, erfolgreiches Leben aufbauen? Das kann doch gar nicht funktionieren!

Selbstfürsorge muss in unserem Leben an oberster Stelle stehen. Wenn wir uns nicht richtig um uns selbst kümmern, wie können wir dann unser Bestes für andere Menschen geben, die uns brauchen? Wenn Ihr Arzt bei Ihnen eine Stimmungsstörung diagnostiziert und Ihnen daraufhin ein Antidepressivum verschreibt, wird Ihnen das vielleicht nicht unbedingt dabei helfen, das Fundament wiederaufzubauen, das Sie brauchen, um in unserer modernen Welt ein gesundes, glückliches Leben führen zu können.

Eines der besterforschten Gebiete der Aromatherapie ist die Wirkung ätherischer Öle auf unsere Stimmung und unsere Emotionen. Aufgrund dieser wissenschaftlichen Untersuchungen weiß man inzwischen, dass solche Öle uns bei der Bewältigung unserer Emotionen helfen können. Wenn ich im Laufe meines Lebens etwas gelernt habe, dann ist es Folgendes: Die Fähigkeit, richtig mit unseren Gefühlen umzugehen, ist der Schlüssel zu einem glücklichen und erfolgreichen Leben. Es gibt kein Wundermittel gegen emotionale Probleme – das wissen wir alle. Aber es gibt auch keinen Grund für Ärzte, ihren Patienten Antidepressiva und andere stimmungsverändernde Medikamente zu verschreiben, ohne vorher zu untersuchen, ob sie diese Mittel überhaupt brauchen.

Es sind schon viele Frauen zu mir in die Praxis gekommen, weil sie keine Antidepressiva einnehmen wollten. Sie haben genug von den Nebenwirkungen solcher Medikamente und wünschen sich stattdessen eine natürlichere Lösung. Wenn Sie mich nun fragen, ob ätherische Öle eine Stimmungsstörung heilen können, muss ich Ihnen leider sagen, dass das nicht möglich ist – aber sie können sicherlich einen Beitrag zum Heilungsprozess leisten. Und zwar einen sehr wichtigen. Vor allem dann, wenn die Patientin in Wirklichkeit gar nicht an einer Stimmungsstörung leidet, sondern an einem unausgewogenen Hormonhaushalt, der durch Faktoren wie

Dauerstress, Perimenopause, Darmprobleme und eine ungesunde Lebensweise entstanden ist. Wenn Ihre Hormone aus dem Gleichgewicht geraten sind und zur Entstehung von Ängsten und Depressionen beigetragen haben, müssen Sie Ihren Hormonhaushalt wieder in Ordnung bringen. Dadurch kann auch das mit Ihren emotionalen Problemen einhergehende Gefühl der Überforderung nachlassen.

Wie entstehen emotionale Probleme?

In meiner Praxis stoße ich immer wieder auf drei Hauptursachen emotionaler Probleme: Stress, Schlafmangel und ein durcheinandergeratener Hormonhaushalt. Man darf nicht vergessen, dass eine gesunde Balance zwischen Neurotransmittern und Hormonen auch unsere Stimmung und unsere Emotionen im Gleichgewicht hält! Den Grundstein dazu können wir durch eine Kombination aus gesunder Ernährung, Bewegung und Stressmanagement und durch ein gesundes Schlafverhalten legen – und indem wir unser Lebensumfeld möglichst frei von Giftstoffen halten. Ätherische Öle tragen dazu bei, Stimmung, Emotionen und andere Systeme ins Gleichgewicht zu bringen.

Vor allem chronischer Stress führt zu einem Anstieg des Cortisolspiegels. Wenn man nichts gegen diesen Stress tut, erzeugt er mit der Zeit ständige Sorgen und ein Gefühl der Überforderung. Das wirkt sich wiederum darauf aus, wie wir auf unsere Umwelt reagieren. Chronischer Stress schaltet übrigens auch das Verdauungssystem ab; und da der größte Teil unseres Serotonins im Darm (unserem zweiten Gehirn) produziert wird, wirkt sich jede psychische Belastung negativ auf unser emotionales Wohlbefinden aus.

Welche Hormone beeinflussen Ihr Gefühlsleben?

Sie wissen ja bereits, dass manche Emotionen oder Stimmungen hormongesteuert sein können, vor allem in bestimmten Phasen Ihres Menstruationszyklus oder wenn in der Perimenopause und Menopause Ihre weiblichen Geschlechtshormonspiegel sinken. Denken Sie daran, dass alle Menschen sich in ihrer genetischen Veranlagung, ihren früheren Erfahrungen, ihrer Persönlichkeit und ihrem Lebensstil voneinander unterscheiden! Unsere Stimmungen stehen in direktem Zusammenhang mit diesen Einflussfaktoren, hängen aber auch von psychosozialen und physiologischen Faktoren und Umwelteinflüssen ab. Es gibt kein Allheilmittel gegen emotionale Probleme. Doch wenn Sie die Signale Ihres Körpers verstehen lernen, wird es Ihnen leichter fallen, sich einen Lebensstil anzugewöhnen, der Ihrem Hormonhaushalt guttut – vor allem, wenn Sie unterstützend zu dieser Änderung Ihrer Lebensweise auch noch ätherische Öle anwenden.

Zwei Hormone spielen für Ihre Stimmung eine besonders wichtige Rolle: Östrogen und Progesteron.

Die drei P: PMS, PMDD und Perimenopause

PMS wird oft als eine Phase des Monatszyklus beschrieben, in der sich die Stimmung verändert. Die Symptome können je nach allgemeiner körperlicher Verfassung von leicht bis intensiv reichen. Alles, was kurz vor Ihrer Periode passiert, kann man als Teil eines typischen PMS betrachten. Die meisten Frauen halten Symptome wie Krämpfe, Kopfschmerzen und Spannungsgefühle in den Brüsten für ganz normale Begleiterscheinungen ihres Menstruationszyklus und empfinden daher eher ihre Stimmungsschwankungen als Hauptproblem. Diese können von leichter Reizbarkeit und Angst bis hin zu richtigen Depressionen, Panikattacken und Wutanfällen reichen. Abfällige Kommentare unserer lieben Mitmenschen (nach dem Motto: »Die kriegt wohl wieder ihre Tage«) verschlimmern diese Situation oft noch, weil die Frauen dann zusätzlich auch noch Selbsthass und Schuldgefühle entwickeln. Wenn Sie unter PMS leiden, müssen Sie Ihren Organismus so schnell wie möglich wieder ins Gleichgewicht bringen, sonst werden Sie in der Perimenopause noch größere Probleme bekommen.

Die PMDS (prämenstruelle dysphorische Störung) lässt Frauen jeden Monat aufs Neue in einem Zustand lähmender Depressionen und anderer Stimmungsprobleme versinken. Diese Störung äußert sich in starken Gefühlen der Hoffnungslosigkeit und Überforderung, heftigen Stimmungsschwankungen, unkontrollierbarer Reizbarkeit, ja sogar Wutanfällen und extremen Angst- und inneren Anspannungszuständen, die die Frauen in ihren normalen Alltagsaktivitäten beeinträchtigen. Ich habe festgestellt, dass für diese quälenden PMDS-Symptome das Gleiche gilt wie für andere hormonelle Störungen: Wenn die Patientinnen ihre Lebensweise von Grund auf ändern, geht es ihnen wieder besser. Richtige Ernährung, körperliche Aktivität, gute Stressbewältigungsstrategien und genügend Schlaf können wahre Wunder bewirken und den Körper in seinem Selbstheilungsprozess unterstützen. Ätherische Öle können der Schlüssel zu diesem tief greifenden Veränderungsprozess sein.

Während der Perimenopause sinkt Ihr Östrogen- und Progesteronspiegel. Dadurch entsteht ein hormonelles Ungleichgewicht, das Panikattacken, Stimmungsschwankungen, Sorgen und Depressionen verursachen kann. Wenn Sie diese Symptome ignorieren, können sie bis in die Menopause hinein anhalten. Also sprechen Sie lieber mit Ihrem Arzt oder Heilpraktiker darüber und probieren Sie natürliche Methoden zur Steigerung Ihres emotionalen Wohlbefindens aus. Eine Änderung Ihrer Lebensweise, mehr Selbstfürsorge und die regelmäßige Anwendung ätherischer Öle sind eine gute Basis für mehr emotionales Wohlbefinden!

Östrogen

Da Ihr Östrogenspiegel während des Menstruationszyklus ständig hin und her schwankt, beeinflusst er auch Ihre Stimmung – je nachdem, in welcher Phase Ihres Zyklus Sie sich gerade befinden. Außerdem kann Östrogen den Serotoninspiegel erhöhen und diesen (und andere Neurotransmitterspiegel) ins Gleichgewicht bringen.

Progesteron

Solange Ihr Progesteronspiegel in einem ausgewogenen Verhältnis zum Östrogenspiegel steht, sollten Sie mit Ihrer Stimmung keine Probleme haben. Progesteron hat eine beruhigende Wirkung, die Angst oder Depressionen lindern kann.

Cortisol

Sie wissen ja bereits, was zu viel Cortisol in Ihrem Körper anrichtet. Chronische Sorgen, Stress und Ängste können uns so lange zermürben, bis wir noch ein Schatten dessen sind, was wir eigentlich sein könnten. Wenn dann auch noch traumatische Ereignisse oder emotional belastende Krankheiten hinzukommen, ist es kein Wunder, dass wir uns irgendwann völlig überfordert fühlen.

Emotionale Auslöser

Da unsere Emotionen untrennbar mit den Abläufen in unserem Körper verbunden sind, liegt es auf der Hand, dass bestimmte Anblicke, Gerüche und sonstige Wahrnehmungen zu Gefühlsausbrüchen führen können. Wenn sich Gefühle in unserem Inneren angestaut haben, können wir uns nicht wirklich frei fühlen. Doch mithilfe ätherischer Öle können Körper und Geist diese angestauten Gefühle loslassen, da diese Öle über das limbische System Ihre für Emotionen zuständigen Gehirnregionen stimulieren. Das heißt, Sie können die Wirkung ihrer Aromen bereits spüren, bevor Ihr Verstand begreift, warum Sie sich so fühlen.

Von jeder Emotion – von Wut bis hin zu Angst, von Besorgnis und Kummer bis hin zu dem Gefühl, versagt zu haben oder nichts wert zu sein – kann man sich durch die Anwendung des jeweils geeigneten ätherischen Öls befreien. Wenn Sie zusätzlich auch noch eine positive Selbstbestätigung vor sich hin sprechen, kann das eine sehr wirksame Kombination sein, um angestaute Emotionen loszulassen. Folgende Affirmationen verwende ich bei meinen Selbstfürsorgeritualen am liebsten:

- Ich bin ein wertvoller Mensch.
- Ich bin stark.
- Ich habe Zutrauen zu mir selbst.
- Ich liebe mich selbst.
- Ich bin schön.
- Ich bin gut genug.

Wählen Sie einfach einen Satz aus, durch den Sie sich stärker und selbstbewusster fühlen. Das wird Ihnen helfen, Ihre Emotionen wieder unter Kontrolle zu bekommen und Ihre Stimmung zu stabilisieren. Also probieren Sie ruhig einmal eine Kombination aus ätherischen Ölen und solchen Affirmationen aus und dokumentieren Sie die Ergebnisse zusammen mit Ihren emotionalen Auslösern in Ihrem Tagebuch.

Was können Sie mit ätherischen Ölen für Ihr emotionales Wohlbefinden tun?

Da ätherische Öle eine solch starke Wirkung haben, wirkt sich das Einatmen dieser Öle direkt auf das limbische System aus, das für die Regulation unserer emotionalen Reaktionen zuständig ist. Eigentlich ist es ja auch kein Wunder, dass die Düfte ätherischer Öle unsere Emotionen so stark beeinflussen! Da sie so unterschiedliche Inhaltsstoffe haben, wirkt jedes Öl anders.

Wir assoziieren bestimmte Düfte häufig mit bestimmten Emotionen. Oft weckt ein Duft ganz konkrete Erinnerungen in uns. So kann das würzige Aroma von Zimtschnecken, die Ihre Großmutter in ihrer Küche bäckt, beispielsweise ein Gefühl von Wärme und Behaglichkeit in Ihnen erzeugen; und der Geruch von rauchendem Holz kann Sie zu Tode ängstigen, wenn Sie schon einmal in einem brennenden Haus eingeschlossen waren. Es ist wirklich erstaunlich, wie Gerüche uns in eine andere Stimmung versetzen können!

Wie bereits erwähnt, gibt es drei verschiedene Kategorien von ätherischen Ölen, die dazu beitragen, unsere Stimmung zu stabilisieren: beruhigende/entspannende, stimmungsaufhellende/belebende und erdende/ausgleichende Öle. Einzeln angewendet, trägt jedes dieser Öle dazu bei, eine Basis für emotionales Gleichgewicht zu schaffen. Doch wenn man sie miteinander kombiniert wie in den Empfehlungen und Rezepturen weiter unten, erzielt man die besten Wirkungen. Oft hilft es besonders gut gegen emotionale Unausgeglichenheit, die Öle nicht nur als Aromatherapie, sondern zusätzlich auch innerlich anzuwenden. Seien Sie bei der Anwendung ätherischer Öle stets ausdauernd und konsequent und experimentieren Sie, um herauszufinden, welche Öle bei Ihnen in verschiedenen Situationen am besten wirken!

Die Wissenschaft hinter den Düften

Nun möchte ich einmal dem Wissenschaftsfreak in mir das Wort erteilen und Ihnen etwas über die chemischen Inhaltsstoffe erzählen, dank denen ätherische Öle eine solch erstaunliche Wirkung auf unsere Stimmung haben.

Monoterpene wie Limonen, Alpha-Pinen, Terpinen und Cymen befreien uns von negativen Emotionen. Limonen ist in beruhigenden ätherischen Ölen wie Schwarzpfeffer-, Grüne-Minze- und Dillöl, aber auch in anregenden und stimmungsaufhellenden Zitrusölen wie Bergamotte, Wildorange, Mandarine, Grapefruit, Zitrone und Limette enthalten. Alpha-Pinene sind bekannt für ihre stärkende Wirkung. Man findet sie unter anderem in Weihrauch-, Wacholderbeer-, Zypressen-, Rosmarin- und Helichrysumöl (Strohblumenöl).

Sesquiterpene wie Caryophyllen, Zingiberen und Alpha-Cedren wirken Wunder bei der Beruhigung der Emotionen, da sie inneres Gleichgewicht und geistige Klarheit fördern. Das in Vetiver-, Copaiba-, Melissen- und Ylang-Ylang-Öl enthaltene Caryophyllen beruhigt emotionalen Aufruhr ebenso wie das Zingiberen in Ingwer- und das Alpha-Cedren in Zedernöl.

Alkohole wie Santalol, Linalool, Geraniol und Menthol wirken klärend, beruhigend und energetisierend und stabilisieren Stimmung und Emotionen. Menthol bringt unser Gefühlsleben in Schwung; darauf ist die positive Wirkung von Pfefferminzöl zurückzuführen. Das in Geranien- und Rosenöl enthaltene Geraniol klärt die Emotionen, während Linalool, das in Koriander-, Cilantro-, Basilikum-, Lavendel-, Petitgrain-, Muskatellersalbei- und Bergamotteöl vorkommt, sowohl klärend als auch beruhigend wirkt. Eher stimmungsstabilisierend wirken ätherische Öle, die Santalol (Sandelholz), Cedrol (Zeder) und Patchoulol (Patschuli) enthalten.

Aldehyde wie Zimtaldehyd, Geranial und Neral wirken beruhigend auf Stimmung und Emotionen und schützen Körper und Geist. Schützende ätherische Öle wie beispielsweise Cassiaöl enthalten Zimtaldehyd, während beruhigendes Melissen- und Zitronengrasöl hauptsächlich Geranial und Neral enthalten.

Ketone wie Carvon, Kampfer und Menthon wirken beruhigend auf die Stimmung und fördern die geistige Konzentration. Pfefferminzöl enthält neben Menthol auch Menthon, das die Stimmung aufhellt, während Dill und Grüne Minze Carvon enthalten, das ebenfalls belebend wirkt und das Gefühlsleben in Schwung bringt.

Ester wie Methylsalicylat, Linalylacetat und Nerylacetat tragen dazu bei, Ihre Stimmung zu beruhigen und Sie gefühlsmäßig wieder aufzubauen. Außerdem wirken sie sich positiv auf den Hormonhaushalt aus. Heilende ätherische Öle wie Wintergrün und Birke enthalten Methylsalicylat, während der wichtigste Inhaltsstoff von Helichrysumöl Nerylacetat ist. Lavendel-, Petitgrain-, Muskatellersalbei- und Bergamotteöl wirken dank ihrem Hauptbestandteil Linalylacetat beruhigend auf die Emotionen.

Die besten ätherischen Öle für emotionales Wohlbefinden

Die folgenden Öle sind besonders gut für Ihr emotionales Wohlbefinden.

Beruhigend/entspannend

Basilikum (*Ocimum basilicum*)

- Lindert nervöse Anspannung und Ängste in Körper und Geist
- Stärkt Wachheit und Konzentration und regeneriert Körper und Geist
- Baut Muskelverspannungen ab

Aromatherapie

- 3–4 Tropfen im Diffuser vernebeln
- Direkt aus der Flasche einatmen

Äußerliche Anwendung

- 1 verdünnten Tropfen auf die Fingerspitzen geben und in die Schläfen einmassieren
- 1–2 Tropfen mit einem Trägeröl verdünnen und in verspannte Muskeln einmassieren. In Kombination mit 1 Tropfen Wintergrünöl entsteht ein kühlendes, entspannendes Gefühl

Copaiba (*Copaifera reticulata, C. officinalis, C. coriacea und C. langsdorffii*)

- Beruhigt und lindert Angstzustände und nervöse Anspannung
- Beruhigt und entspannt das Nervensystem und stärkt das emotionale Gleichgewicht
- Wirkt sich positiv auf verschiedene Körpersysteme aus und hilft Ihrem Körper, im Gleichgewicht zu bleiben

Aromatherapie

- 3–4 Tropfen im Diffuser vernebeln
- Direkt aus der Flasche einatmen

Äußerliche Anwendung

- 1–2 Tropfen mit einem Trägeröl verdünnen und in verspannte Körperpartien einmassieren

Geranie (*Pelargonium graveolens*)

- Beruhigt Nerven, Geist und Körper bei übermäßigem Stress
- Erdet Emotionen, die durch Sorgen, Frustration und Stress entstehen

Aromatherapie

- 3–4 Tropfen im Diffuser vernebeln
- 1 Tropfen in den Handflächen verreiben, die Hände trichterförmig über die Nase legen und tief einatmen. Den Rest in Nacken und Schultern oder ins Gesicht einreiben

Äußerliche Anwendung

- 1–2 Tropfen mit einem Trägeröl verdünnen und in den Körper einmassieren
- Nach dem Duschen auf den Körper auftragen

Jasmin-Absolue (*Jasminum grandiflorum*)

- Weckt positive Emotionen
- Erzeugt ein Gefühl von Freude und innerem Frieden und stärkt das Selbstvertrauen
- Fördert eine positive Lebenseinstellung

Aromatherapie

- 3–4 Tropfen im Diffuser vernebeln

Äußerliche Anwendung

- 1–2 Tropfen mit einem Trägeröl verdünnen und auf die Pulspunkte auftragen
- 1–2 Tropfen mit einem Trägeröl verdünnen und morgens in die Fußsohlen einmassieren

Lavendel (*Lavandula angustifolia*)

- Lindert Angst, innere Anspannung und Stress und vermittelt ein allgemeines Gefühl der Ruhe
- Entspannt den ganzen Körper und fördert einen erholsamen Schlaf
- Lässt Ihren Körper inmitten des stressigen Alltagslebens zur Ruhe kommen

Aromatherapie

- 3–4 Tropfen im Diffuser vernebeln
- Vor dem Schlafengehen 1–2 Tropfen auf Kissen und Bettwäsche geben
- Direkt aus der Flasche tief einatmen

Äußerliche Anwendung

- 1–2 Tropfen mit einem Trägeröl verdünnen und in verspannte Körperpartien einmassieren
- 3–4 Tropfen mit 45 g Bittersalz vermischen und in einem warmen Bad auflösen

Melisse (*Melissa officinalis*)

- Lindert Ängste, Nervosität und innere Anspannung
- Hebt die Stimmung
- Beruhigt und entspannt Körper und Geist

Aromatherapie

- Vor dem Zubettgehen 3–4 Tropfen im Diffuser vernebeln
- 1 Tropfen in den Handflächen verreiben, die Hände trichterförmig über die Nase legen und tief einatmen

Äußerliche Anwendung

- 1–2 Tropfen mit einem Trägeröl verdünnen und in Schultern und Nacken einmassieren
- 1–2 Tropfen mit einem Trägeröl verdünnen und in Schläfen und Pulspunkte einmassieren

Muskatellersalbei (*Salvia sclarea*)

- Entspannt und beruhigt Körper, Geist und Emotionen
- Baut nervöse Anspannung und Ängste aufgrund eines unausgewogenen Gefühlslebens und Hormonhaushalts ab
- Wirkt ausgleichend auf Körper und Geist, sodass man sich besser entspannen kann

Aromatherapie

- 2 Tropfen zusammen mit 2 Tropfen Ihres Lieblingszitrusöls im Diffuser vernebeln
- Vor dem Zubettgehen 3–4 Tropfen im Diffuser vernebeln

Äußerliche Anwendung

- 1–2 Tropfen mit einem Trägeröl verdünnen und in die Bauchregion einmassieren
- 1–2 Tropfen mit einem Trägeröl verdünnen und in die Pulspunkte einmassieren
- 2 Tropfen Muskatellersalbeiöl, 2 Tropfen Römisches Kamillenöl und 2 Tropfen Lavendelöl mit 45 g Bittersalz vermischen und in einem warmen Bad auflösen

Römische Kamille (*Anthemis nobilis*)

- Beruhigt und entspannt Körper und Geist
- Macht Mut und hebt das Selbstwertgefühl
- Schenkt körperliches und geistiges Wohlbefinden, wenn man sich überfordert fühlt und aus dem inneren Gleichgewicht zu geraten droht

Aromatherapie

- 3–4 Tropfen im Diffuser vernebeln
- Einatmen oder im Diffuser vernebeln und tief durchatmen, um Stress abzubauen

Äußerliche Anwendung

- 1–2 Tropfen in Ihre Lieblingsfeuchtigkeitscreme geben
- Vor dem Schlafengehen 1–2 Tropfen mit einem Trägeröl verdünnen und auf die Fußsohlen auftragen

Innerliche Anwendung

- 1–2 Tropfen in Ihren Lieblingskräutertee geben

Ylang-Ylang (*Cananga odorata*)

- Beruhigt Körper und Geist und hebt die Stimmung
- Trägt durch seine stimmungsaufhellende Wirkung zu einer positiven Lebenseinstellung bei
- Lindert innere Anspannung und Stress und wirkt ausgleichend auf die Emotionen

Aromatherapie

- 3–4 Tropfen im Diffuser vernebeln

Äußerliche Anwendung

- 1–2 Tropfen mit einem Trägeröl verdünnen und auf die Pulspunkte auftragen
- 1–2 Tropfen mit einem Trägeröl verdünnen und in verspannte Körperpartien einmassieren
- 3–4 Tropfen mit 45 g Bittersalz vermischen und in einem warmen Bad auflösen

Belebend/stimmungsaufhellend

Bergamotte (*Citrus bergamia*)

- Wirkt beruhigend und aufbauend auf Körper und Geist und lindert Müdigkeit, innere Anspannung und Angstzustände
- Eignet sich hervorragend für Massagemischungen und zum Vernebeln im Diffuser; sorgt als Zutat zu Kräutertees für innere Ruhe

Wildorange (*Citrus sinensis*)

- Belebendes Aroma, das Körper und Geist aufbaut und die Luft reinigt
- Eignet sich hervorragend als Zutat zu Smoothies und aromatisiertem Wasser zur Unterstützung und Entgiftung Ihres Organismus

Aromatherapie

- 2 Tropfen Wildorangenöl zusammen mit Pfefferminz- und Weihrauchöl oder anderen dazu passenden ätherischen Ölen im Diffuser vernebeln
- Direkt aus der Flasche einatmen

Äußerliche Anwendung

- In Massage- oder Roll-on-Ölmischungen geben

Warnhinweis: Bitte denken Sie daran, dass Zitrusöle phototoxisch sind, und setzen Sie sich bei den meisten Zitrusölen mindestens 12, bei Bergamotteöl bis zu 72 Stunden nach der Anwendung keinem direkten Sonnenlicht aus!

Pfefferminze (*Mentha piperita*)

- Belebt die Sinne und weckt positive Gefühle
- Fördert eine gesunde Funktion der Atemwege, damit Sie besser trainieren können
- Kühlt und belebt die Haut und fördert dadurch Wachheit und Konzentrationsvermögen

Aromatherapie

- 3–4 Tropfen im Diffuser vernebeln
- Zusammen mit Wildorangenöl im Diffuser vernebeln – diese Kombination sorgt für einen echten Energieschub!

Äußerliche Anwendung

- Je 1 Tropfen Pfefferminz-, Wildorangen- und Weihrauchöl in den Handflächen verreiben und tief einatmen
- Mit einem Trägeröl verdünnen und in Nacken und Schultern einmassieren
- Mit einem Trägeröl verdünnen und in ermüdete und verspannte Körperpartien einmassieren

Erdend/ausgleichend

Indisches Sandelholz (*Santalum album*)

- Beruhigt und stabilisiert die Emotionen und verbessert dadurch die Stimmung
- Wirkt erdend und stimmungsaufhellend, vor allem in Kombination mit Meditation und Gebet

Aromatherapie

- 3–4 Tropfen im Diffuser vernebeln
- 1 Tropfen auf den Boden Ihrer Duschkabine geben

Äußerliche Anwendung

- 3–4 Tropfen mit 90 g Bittersalz vermischen und in einem warmen Bad auflösen
- 1–2 Tropfen mit einem Trägeröl verdünnen und vor dem Schlafengehen in Nacken und Fußsohlen einmassieren

Patschuli (*Pogostemon cablin*)

- Stabilisiert die Stimmung durch Erdung und Ausgleich Ihrer Emotionen
- Lindert innere Anspannung und angestaute Wut

Aromatherapie

- 3–4 Tropfen im Diffuser vernebeln
- Direkt aus der Flasche tief einatmen

Äußerliche Anwendung

- 1–2 Tropfen mit einem Trägeröl verdünnen, mit Pfefferminzöl kombinieren und in die Schläfen, hinter die Ohren und in den Nacken einmassieren
- 1–2 Tropfen mit einem Trägeröl verdünnen, mit Vetiveröl kombinieren und vor dem Schlafengehen in die Fußsohlen einmassieren

Vetiver (*Vetiveria zizanioides*)

- Beruhigt und erdet Körper und Geist und stärkt dadurch das emotionale Gleichgewicht
- Beseitigt Nervosität, Angstzustände und starken Stress
- Fördert eine tiefe Entspannung, die die Emotionen beruhigt und erholsamen Nachtschlaf ermöglicht

Aromatherapie

- 2 Tropfen Vetiver- und 2 Tropfen Lavendelöl im Diffuser vernebeln
- 1 Tropfen in den Handflächen verreiben, die Hände trichterförmig über die Nase legen und tief einatmen. Den Rest in Schultern und Nacken einmassieren

Äußerliche Anwendung

- 1–2 Tropfen mit einem Trägeröl verdünnen und vor dem Schlafengehen in die Fußsohlen einmassieren
- 3 Tropfen mit 45 g Bittersalz vermischen und in einem warmen Bad auflösen

Weihrauch (*Boswellia carterii, B. frereana und B. sacra*)

- Schenkt ein Gefühl von innerer Ruhe und Wohlbefinden und stärkt so das emotionale Gleichgewicht
- Öffnet Körper und Geist für Entspannung und erdendes Gleichgewicht
- Vertreibt negative Gedanken, baut Stress ab und beruhigt und entspannt die Emotionen

Aromatherapie

- 3–4 Tropfen im Diffuser vernebeln
- Direkt aus der Flasche einatmen

Äußerliche Anwendung

- 1–2 Tropfen mit einem Trägeröl verdünnen und vor dem Schlafengehen auf die Fußsohlen auftragen
- 1–2 Tropfen mit einem Trägeröl verdünnen und in verspannte Körperpartien einmassieren

Zeder (*Juniperus virginiana*)

- Beruhigt und entspannt Körper und Geist und stabilisiert die Stimmung
- Gibt Selbstvertrauen und steigert das Selbstwertgefühl
- Verbessert allgemeines Wohlbefinden und Vitalität

Aromatherapie

- 3–4 Tropfen im Diffuser vernebeln
- Direkt aus der Flasche einatmen

Äußerliche Anwendung

- 1–2 Tropfen mit einem Trägeröl verdünnen und in den Brustkorb einmassieren
- 1–2 Tropfen mit einem Trägeröl verdünnen und in verspannte Körperpartien einmassieren

Joannes Geschichte

Die 47-jährige Joanne, die als Verwaltungsangestellte bei einer gemeinnützigen Organisation arbeitete und außerdem ehrenamtlich bei der Tafel ihrer Stadt tätig war, kam wegen gelegentlicher Traurigkeit und Angstzustände zu mir. Sie war 22 Jahre lang verheiratet gewesen und erst seit Kurzem geschieden, doch obwohl sie sich stets mit irgendetwas beschäftigte, fiel es ihr schwer, sich an ihr neues Singledasein zu gewöhnen. Meistens fühlte sie sich einsam und traurig, litt auf dem Heimweg von der Arbeit unter scheinbar grundlosen Panikattacken und konnte sich am Wochenende kaum dazu aufraffen, überhaupt aufzustehen. Außerdem begann sie erste hormonelle Veränderungen zu spüren. Sie wollte dringend etwas gegen ihre Energielosigkeit und Müdigkeit unternehmen. Joankne steckte mitten in der Perimenopause und litt an leichten Depressionen und Angstzuständen. Ich empfahl ihr folgende Selbsthilfemaßnahmen:

- Diffusermischung »Innerer Reichtum und Dankbarkeit« (Seite 166) und Führen eines Dankbarkeitstagebuchs an fünf Tagen pro Woche, um den Tag jeden Morgen mit einem Gefühl der Dankbarkeit und des Glücks zu beginnen
- Sich abends und am Wochenende mit Freunden treffen oder gesellschaftliche Veranstaltungen besuchen
- Zur Unterstützung den ganzen Tag über ätherische Öle anwenden; stets die Inhalatormischung »Ungetrübtes Glück« (Seite 167) oder die Diffusermischung für mehr Selbstliebe und Selbstfürsorge (Seite 166) griffbereit haben und einen genauen Zeitplan für deren Anwendung aufstellen
- Regelmäßig ein Morgenritual mit ätherischen Ölen praktizieren; den Tag mit der Inhalatormischung »Stimmungskanone« (Seite 167) beginnen, um mehr Energie zu haben und ihre Stimmung zu verbessern, und diese Ölmischung auch nachmittags weiter anwenden
- Kaffee durch Matcha-Grüntee ersetzen; das darin enthaltene L-Theanin lindert Stress und Angstgefühle
- Vollwertige Lebensmittel in ihr Frühstück, Mittag- und Abendessen einbauen, um etwas für einen gesünderen Darm zu tun
- Drei- bis viermal pro Woche 30 Minuten lang Sport treiben, um mehr Energie zu haben und damit ihr Körper mehr Glücksbotenstoffe ausschüttet
- Nahrungsergänzungsmittel: Multivitaminpräparat, 2000 mg Omega-3-Fettsäuren, 450 mg Johanniskraut, 300 mg Magnesiumglycinat zur Stimmungsaufhellung, zum Ausgleich des Hormonhaushalts und für mehr Energie
- Selbstfürsorgeritual: bei Angstgefühlen das »Intensive Tiefenatmungsritual« (Seite 169) praktizieren

Schon nach sechs Wochen litt Joanne seltener unter Ängsten und Stimmungsschwankungen und war nicht mehr so depressiv. Auch körperlich fühlte sie sich wieder mehr im Gleichgewicht. Außerdem war sie zufriedener mit ihrem Leben und genoss es, Zeit mit ihren Freunden zu verbringen. Zwar wusste sie, dass sie sich immer noch nicht richtig an ihr Singledasein gewöhnt hatte, doch ihre Arbeit und ihre ehrenamtliche Tätigkeit machten ihr wirklich Freude. Das Morgenritual und das Dankbarkeitstagebuch waren genau das, was sie brauchte, und die ätherischen Ölmischungen halfen ihr den ganzen Tag über, vor allem in schwierigen Situationen: Lavendel und Weihrauch wirkten gut gegen ihre Traurigkeit, und die Ölmischungen zur Beeinflussung ihres Gefühlslebens schenkten ihr mehr Energie und verbesserten ihre Stimmung. »Ich hatte keine Ahnung, dass ätherische Öle mir so gut helfen, wenn ich wieder einmal zu emotional reagiere – aber das tun sie tatsächlich! Und sie sind so einfach anzuwenden. Ich trage meine Lieblingsmischungen stets in der Handtasche mit mir herum und hole sie mindestens vier- bis fünfmal am Tag heraus. Für mich gibt es nichts Schöneres, als meinen Morgen mit Wildorangen- und Bergamotteöl zu beginnen. Seitdem komme ich viel leichter aus dem Bett.«

Ätherische Ölmischungen

Die folgenden Ölmischungen wirken sich positiv auf Ihr emotionales Wohlbefinden aus.

Diffusermischungen für die Aromatherapie

Diffusermischung »Positive Bestätigung«

3 Tropfen Bergamotteöl
2 Tropfen Muskatellersalbeiöl
1 Tropfen Wildorangenöl

Diffusermischung »Schluss mit Angst und innerer Anspannung«

2 Tropfen Patschuliöl
2 Tropfen Wildorangenöl
1 Tropfen Ylang-Ylang-Öl
1 Tropfen Lavendelöl

Diffusermischung »Innerer Reichtum und Dankbarkeit«

2 Tropfen Weihrauchöl
2 Tropfen Wildorangenöl
2 Tropfen Pfefferminzöl

Diffusermischung »Negative Gefühle loslassen«

2 Tropfen Geranienöl
2 Tropfen Bergamotteöl
1 Tropfen Zitronengrasöl
1 Tropfen Ylang-Ylang-Öl

Diffusermischung für mehr Selbstliebe und Selbstfürsorge

3 Tropfen Bergamotteöl
2 Tropfen Zedernöl
1 Tropfen Lavendelöl

Inhalatormischungen für die Aromatherapie

Inhalatormischung »Ungetrübtes Glück«

7 Tropfen Wildorangenöl
4 Tropfen Grapefruitöl
4 Tropfen Ylang-Ylang-Öl

Inhalatormischung »Stimmungskanone«

5 Tropfen Rosmarinöl
5 Tropfen Pfefferminzöl
5 Tropfen Grapefruitöl

Erdende und beruhigende Inhalatormischung

4 Tropfen Lavendelöl
4 Tropfen Schafgarbenöl
4 Tropfen Weihrauchöl
3 Tropfen Zedernöl

Roll-on-Ölmischungen zur äußerlichen Anwendung

Roll-on-Ölmischung gegen Überforderung

8 Tropfen Geranienöl
8 Tropfen Muskatellersalbeiöl
6 Tropfen Zypressenöl
3 Tropfen Patschuliöl
3 Tropfen Ylang-Ylang-Öl
Trägeröl nach Wahl

Die Öle in ein 10-ml-Roll-on-Fläschchen aus Glas geben und mit dem Trägeröl auffüllen. Kugel und Deckel wieder aufsetzen und das Fläschchen vorsichtig schütteln, um die Öle miteinander zu vermischen. Zur Anwendung auf Nacken, Schläfen, Handgelenke und hinter den Ohren auftragen.

Roll-on-Ölmischung für mehr emotionales Gleichgewicht

10 Tropfen Geranienöl
5 Tropfen Neroliöl
5 Tropfen Jasminöl
5 Tropfen Ylang-Ylang-Öl
Trägeröl nach Wahl

Die Öle in ein 10-ml-Roll-on-Fläschchen aus Glas geben und mit dem Trägeröl auffüllen. Kugel und Deckel wieder aufsetzen und das Fläschchen vorsichtig schütteln, um die Öle miteinander zu vermischen. Zur Anwendung auf die Pulspunkte auftragen und tief einatmen.

Roll-on-Ölmischung »Keine Panik!«

8 Tropfen Muskatellersalbeiöl
7 Tropfen Lavendelöl
5 Tropfen Vetiveröl
5 Tropfen Römisches Kamillenöl
Trägeröl nach Wahl

Die Öle in ein 10-ml-Roll-on-Fläschchen aus Glas geben und mit dem Trägeröl auffüllen. Kugel und Deckel wieder aufsetzen und das Fläschchen vorsichtig schütteln, um die Öle miteinander zu vermischen. Zur Anwendung auf die Pulspunkte auftragen und tief einatmen.

Selbstfürsorgerituale für mehr emotionales Gleichgewicht

Die folgenden Rituale sorgen für emotionales Gleichgewicht.

Tut mir das gut?

Eine meiner Lieblingsfragen lautet: »Tut mir das im Augenblick gut?« Ich entwickle gerne positive Bestätigungen aus Fragen, weil mich das dazu bringt, innezuhalten und die Situation, in der ich mich gerade befinde, genau zu analysieren. Manchmal suche ich dann nach einer Rechtfertigung, um so weitermachen zu können wie bisher, doch meistens gelingt es mir, mich zu bremsen und mit der Aktivität, die mir nicht guttut, aufzuhören. Ich erlaube mir, einfach »Nein« zu etwas zu sagen, das mir mehr Schaden als Freude bringt.

Diese Frage kann man auf fast alle Situationen, ja sogar auf konkrete Objekte anwenden. Wenn ich ein Kleid anziehe, in dem ich mich aus irgendeinem Grund nicht wohlfühle, frage ich mich: »Tut mir das gut?« Nein, tut es nicht – denn dann werde ich den ganzen Tag darüber nachgrübeln, wie ich mich in diesem Kleid fühle und wie ich darin aussehe. Wenn es mir nicht gefällt und ich es nicht mit Selbstbewusstsein tragen kann, ist es höchste Zeit, es zu entsorgen!

Und was ist mit dem Glas Wein nach einem anstrengenden Tag? Tut es mir gut? Wenn ich daran denke, dass ich noch nichts zu Abend gegessen und mich den ganzen Tag nur mit süßen Snacks über Wasser gehalten habe und dass sich bei mir in den letzten Stunden jede Menge Stress angesammelt hat, weiß ich: Nein … dieses Glas Wein wird mir nicht helfen. Stattdessen sollte ich mir lieber eine beruhigende Tasse Kräutertee und ein gesundes Abendessen gönnen. Und schon habe ich wieder etwas vermieden, was mir nur geschadet hätte!

Sobald Sie aus dieser Frage ein Ritual machen, wird es Ihnen bald zur zweiten Natur werden, sie sich bei Bedarf immer wieder zu stellen. Für mich ist diese Frage zu einer sehr wertvollen Entscheidungshilfe geworden!

Intensives Tiefenatmungsritual

Meine liebste Tiefenatmungstechnik haben Sie ja bereits kennengelernt (siehe Kapitel 5). Ich wende diese Technik immer dann an, wenn ich schlecht gelaunt bin oder mich überfordert fühle. Ich empfehle Ihnen sogar, sie zu einem Ritual zu machen, das Sie mehrmals täglich praktizieren, und zwar so lange, wie Sie es in Zeiten von starkem Stress brauchen. Saugen Sie die Luft in gleichmäßigem Rhythmus durch die Nasenlöcher bis in die tiefsten Ecken und Winkel Ihrer Lunge ein und lassen Sie sie dann langsam durch den Mund wieder hinausströmen. Versuchen Sie, die Pausen zwischen Ein- und Ausatmen – diese beglückenden Augenblicke der Ruhe – so lange auszudehnen, dass Sie während dieser Zeit bis auf Zehn zählen können.

Mit der Zeit werden Sie dieses Ritual immer besser beherrschen. Dann können Sie diese Pausen nutzen, um zu meditieren, sich auf positive Affirmationen zu konzentrieren oder ein kurzes Dankgebet zu sprechen. Wenn Sie diese Tiefenatmung durch hochwertige ätherische Öle unterstützen, wirkt sie verjüngend auf Körper und Geist, versetzt Sie in positive Stimmung und stärkt Ihr Selbstvertrauen.

Dem Gefühl der Überforderung die Rote Karte zeigen

Vor nicht allzu langer Zeit hatte ich einen fünfminütigen Nervenzusammenbruch, weil ich mich total überfordert fühlte. Zum Glück griff ich sofort nach meinem Täschchen mit ätherischen Ölen und holte meine Roll-on-Ölmischung gegen Überforderung (Seite 167) heraus. Mit zitternden Händen öffnete ich das Fläschchen, schloss die Augen und praktizierte mein intensives Tiefenatmungsritual. Ich verrieb ein paar Tropfen der Ölmischung in meinen Handflächen, legte die Hände über meine Nase und beruhigte mich allmählich so weit, dass ich die Pausen zwischen Ein- und Ausatmung immer weiter verlängern konnte. Ich konzentrierte mich auf das Gefühl der Dankbarkeit für alles Schöne und Gute in meinem Leben, und mit der Zeit begannen meine Emotionen sich zu stabilisieren. Nachdem ich die Augen wieder aufgeschlagen hatte, trug ich die Ölmischung auf meine Pulspunkte auf und nahm mir noch ein bisschen Zeit, weiterzuatmen und im Jetzt und Hier zu sein. Diese Panikattacke hat mir wirklich Angst eingejagt, doch zum Glück hatte ich die nötigen Hilfsmittel zur Hand, um mich wieder zu zentrieren.

Ich empfehle Ihnen, auf solche Situationen vorbereitet zu sein. Finden Sie die ätherischen Öle, die Ihnen am besten dagegen helfen, haben Sie sie stets griffbereit und führen Sie sie in einem kleinen Täschchen bei sich, wenn Sie unterwegs sind.

Partnerritual zur Bewahrung innerer Ruhe

Obwohl ich meinen Patientinnen beibringe, wie sie ihr Leben verändern können, haut das Leben auch mich selbst immer noch ab und zu in die Pfanne. Dann nehme ich mir einen

Moment Zeit, innezuhalten und einfach nur zu atmen. Zum Glück habe ich einen verständnisvollen Ehemann, der meine Stressauslöser erkennt, die Hilferufe meines Körpers manchmal sogar schon vor mir wahrnimmt und weiß, wann ich Hilfe brauche. Dann gibt er mir meine Lieblings-Roll-on-Ölmischung und sagt mir, dass alles wieder gut wird. Er nimmt mir meine Ängste, massiert mich, um meine verspannten Muskeln zu lockern, und hält mich im Gleichgewicht, wenn ich meine Stressauslöser wieder einmal ignoriere. Und ich tue das Gleiche für ihn. Wir führen eine sehr harmonische Beziehung, bei der wir uns gegenseitig beruhigen, um das Leben, das wir lieben, weiterführen und uns gegenseitig gesund erhalten zu können.

Finden auch Sie einen Menschen, der Ihnen nahesteht, und machen Sie ihn (oder sie) zum Partner bei der Bewahrung Ihrer inneren Ruhe! Das kann ein Freund, spiritueller Führer, Lebens- oder Ehepartner sein – eigentlich jeder Mensch, der regelmäßig darauf achtet, wie es Ihnen geht, Ihre Bedürfnisse erkennt und weiß, welche Fragen er Ihnen stellen oder welche ätherischen Öle er Ihnen in die Hand drücken muss, wenn Angst und Nervosität Sie wieder einmal in ein Gefühlschaos zu stürzen drohen. Und Sie können für diese Person das Gleiche tun. Legen Sie einen regelmäßigen Termin fest, um sich zu treffen und darüber zu sprechen, wie es Ihnen geht – und was für Öle Sie verwenden!

Kapitel 12

Kognitive Probleme – Gedächtnis und Konzentration

Ich bitte Euch, Liebster, erinnert Euch«, sagt Ophelia in Shakespeares *Hamlet* und bezeichnet Rosmarin als Kraut der Erinnerung. Damit hat sie nicht unrecht – diese Pflanze ist tatsächlich eine der einfachsten Methoden zur Stärkung von Gedächtnis und Konzentrationsvermögen. Man braucht dazu nur ein Fläschchen Rosmarinöl zu öffnen und tief einzuatmen. Aber Shakespeare wusste damals natürlich noch nicht, was Wissenschaftler erst vor Kurzem entdeckt haben – nämlich dass ätherisches Rosmarinöl unserem Gedächtnis in Sekundenschnelle auf die Sprünge hilft: Bis zu 75 Prozent kann man das schlicht und einfach durch Einatmen seines Aromas bewirken. Das haben wir dem wichtigsten Inhaltsstoff von Rosmarinöl (1,8-Cineol) zu verdanken. In weiteren Studien konnte inzwischen nachgewiesen werden, dass Rosmarinöl auch das Langzeitgedächtnis verbessert und die Aufmerksamkeit steigert. Und was noch besser ist: Man hat auch festgestellt, dass dieses 1,8-Cineol bereits durch bloßes Inhalieren des Dufts von Rosmarinöl über die Riechbahn ins Blut aufgenommen wird. Somit kann diese Substanz direkt auf den Neurotransmitter Acetylcholin (ACh) einwirken, durch den Nervenzellen miteinander kommunizieren, und auf diese Weise Gedächtnis, Kognition und Lernprozesse beeinflussen.

Wenn wir älter werden, hängt das Schreckgespenst degenerativer Gehirnerkrankungen wie ein Damoklesschwert über uns – vor allem, wenn solche Krankheiten in unserer Familie gehäuft vorkommen. Laut einer Studie, die im März 2016 in der Zeitschrift *Neuropharmacology* erschienen ist, trägt Linalool (ein wichtiger Bestandteil ätherischer Öle wie Basilikum, Cilantro, Muskatellersalbei, Koriander und Lavendel) dazu bei, Lernprozesse, das Gedächtnis und die gesamte kognitive Funktion zu verbessern, wenn man diese Substanz über längere Zeit einnimmt. Wenn man diese innerliche Anwendung ätherischer Öle dann auch noch mit Vernebeln im Diffuser oder anderen Formen der Aromatherapie kombiniert, können diese Öle ungeheuer positive Auswirkungen auf Körper und Geist haben und stellen somit sicherlich eine vielversprechende Behandlungsmethode für die Zukunft dar.

Doch wenn Sie mitten in Ihrem Wohnzimmer stehen und sich den Kopf darüber zerbrechen, warum Sie Ihre Schlüssel gerade in der Spülmaschine gefunden haben, ist das schon ziemlich beängstigend, und wenn Sie Ihre Kinder mit dem falschen Namen ansprechen oder Ihnen das Wort für »Wäschetrockner« nicht mehr einfällt, so ist das ausgesprochen peinlich. Manche Patienten kommen in panischer Angst und der festen Überzeugung in meine Praxis, unter beginnender Demenz zu leiden. Doch zum Glück kann ich die meisten von ihnen beruhigen, indem ich ihnen verspreche, dass wir der Ursache des Problems auf den Grund gehen werden und dass höchstwahrscheinlich keine Demenz dahintersteckt.

Natürlich spielt die Verbindung zwischen Körper und Geist für unser allgemeines Wohlbefinden und unsere Vitalität eine wichtige Rolle. Aber es gibt auch innere Faktoren und Umweltbedingungen, die unser Konzentrationsvermögen stark beeinträchtigen können. Einige davon werden Sie vielleicht überraschen, andere werden Ihnen aufgrund dessen, was Sie aus diesem Buch bereits gelernt haben, plausibel erscheinen. Selbst wenn Sie bisher noch nicht unter Konzentrations- oder Gedächtnisstörungen leiden, können Sie die in diesem Kapitel beschriebenen Techniken trotzdem anwenden, um sich auch in Zukunft vor solchen Problemen zu schützen.

Wie entstehen kognitive Probleme?

Kognitive Probleme können ihren Ursprung in verschiedenen Faktoren haben.

Stress

Stress wirkt sich vor allem auf den Neurotransmitter (Nervenbotenstoff) Acetylcholin aus und beeinträchtigt ihn in seiner Fähigkeit, an der Gedächtnisbildung mitzuwirken. Dann leiden wir oft auch unter vermehrten Angstzuständen und Entzündungsprozessen, gestörtem Schlaf und Verdauungsproblemen. Außerdem kann dadurch die Funktion der Bauchspeicheldrüsenhormone beeinträchtigt werden, und sogar das Risiko für neurologische Erkrankungen wie Parkinson und Alzheimer könnte ansteigen.

Emotionale Gesundheit

Wie Sie gerade erfahren haben, ist Acetylcholin für die Gedächtnisbildung zuständig. Doch es kann Tage dauern, bis der Spiegel dieses Neurotransmitters sich wieder normalisiert, wenn er durch (körperliche oder emotionale) Traumata in Mitleidenschaft gezogen wurde. Daher kann ein traumatisches Ereignis Ihr Gehirn eine Zeit lang durcheinanderbringen, während Sie das Geschehene zu verarbeiten versuchen. Dadurch wird verständlich, warum akute belastende Ereignisse Depressionen, Gedächtnisverlust oder sonstige mit dem Gedächtnis zusammenhängende Probleme verursachen können!

Alterungsprozess

Der Alterungsprozess beeinträchtigt uns in unserer Fähigkeit, Informationen zu verarbeiten und logisch zu denken. Außerdem wirkt er sich negativ auf verschiedene Gedächtnisfunktionen aus. Andererseits kommt uns die Weisheit, die wir durch unsere Lebenserfahrung erworben haben, auf lange Sicht zugute. Auch der Geruchssinn wird mit zunehmendem Alter schwächer. Daher vermuten Wissenschaftler, dass die im Alter auftretenden kognitiven Beeinträchtigungen mit dieser Verschlechterung des Geruchssinns zusammenhängen könnten. Doch zum Glück kann man mit ätherischen Ölen sämtliche an der Gedächtnisleistung beteiligten Gehirnregionen aktivieren.

Ernährung

Es versteht sich von selbst, dass eine unzureichende Versorgung des Körpers mit den Makro- und Mikronährstoffen, die er braucht, die Leistungsfähigkeit des Gehirns drastisch beeinflusst. Auch eine zu geringe Flüssigkeitszufuhr kann das Konzentrationsvermögen beeinträchtigen. Achten Sie also darauf, den ganzen Tag über genug zu trinken! Halten Sie sich an die Ernährungsempfehlungen in diesem Buch (vor allem im 14-Tage-Rettungsprogramm), dann wird sich Ihre Gehirnleistung garantiert verbessern.

Darmgesundheit

Im nächsten Kapitel werden Sie erfahren, wie der Darm unsere kognitiven Prozesse beeinflusst. Dieser auch als unser »zweites Gehirn« bezeichnete Teil unseres Verdauungstrakts sendet ständig Nachrichten ans Gehirn, um unseren Körper gesund und im Gleichgewicht zu halten. Eine unausgewogene Darmflora beeinträchtigt die Produktion von Neurotransmittern wie Serotonin, die unsere Stimmung beeinflussen, und Unverträglichkeiten gegenüber Gluten oder Milchprodukten, aber auch Candida und andere Probleme, die den Darm durcheinanderbringen, können unser Denken beeinflussen.

Schlaf

Das Wachstum und die Neuroplastizität unseres Gehirns hängen von ausreichendem Schlaf ab. Unter zu kurzem oder gestörtem Schlaf leiden unsere kognitiven Fähigkeiten. Auch die synaptischen Verbindungen werden während eines erholsamen Nachtschlafs gestärkt, also tun Sie Ihr Möglichstes, um Ihren Körper in seiner zirkadianen Rhythmik zu unterstützen, und achten Sie darauf, jede Nacht lange genug zu schlafen! Nähere Informationen dazu finden Sie in Kapitel 7.

Welche Hormone können zu kognitiven Problemen führen?

Die folgenden Hormone können bei der Entstehung von kognitiven Problemen eine Rolle spielen.

Cortisol und chronischer Stress

Und damit wären wir wieder einmal bei den negativen Auswirkungen eines zu hohen Cortisolspiegels angelangt! Erhöhte Cortisolwerte können zwar unsere Fähigkeit zur Konsolidierung des Kurzzeitgedächtnisses verbessern, wirken sich aber dafür negativ auf die Kontextualisierung und das Speichern und Abrufen von Inhalten unseres Langzeitgedächtnisses aus. Wenn ein zu hoher Cortisolspiegel zur Entstehung von Angstzuständen und Depressionen beiträgt, gehen

Synapsen im präfrontalen Kortex verloren – jener Hirnregion, in der unser Kurzzeitgedächtnis untergebracht ist und die somit die Kommunikation in unserem gesamten Gehirn ermöglicht. Die Synapsen sind für die Verarbeitung, Speicherung und das Abrufen von Informationen zuständig. Durch anhaltenden Stress in Verbindung mit dem ganz normalen Alterungsprozess können sie jedoch schrumpfen und absterben – eine Art »Verwitterung« des Gehirns. Infolgedessen muss Ihr Gehirn mehr arbeiten, um Gedächtnisinhalte zu erzeugen und zu speichern, und diese Inhalte bei Bedarf abzurufen, kostet das Gehirn noch mehr Mühe.

Östrogen und Progesteron

Bei normaler Funktion trägt das Östrogen zur Regulation des Cortisolspiegels bei, was wiederum für eine gesunde Neurotransmitterfunktion wichtig ist. Östrogen trägt also zu effektiven Entscheidungsprozessen bei und wirkt sich gleichzeitig positiv auf das Kurzzeitgedächtnis aus. Viele Östrogenrezeptoren befinden sich im Hippocampus. Auch der für das episodische Gedächtnis und das Arbeitsgedächtnis zuständige präfrontale Kortex enthält zahlreiche Östrogenrezeptoren. Progesteron hat ebenfalls eine schützende Wirkung auf das Gehirn: Es verstärkt die Hirndurchblutung, was sich positiv auf unsere mentalen Funktionen auswirkt. Außerdem trägt das Progesteron dazu bei, freie Radikale in Schach zu halten.

Wenn die Spiegel dieser Hormone mit zunehmendem Alter sinken, kommt es naturgemäß zu Gedächtnisverlust und kognitiven Beeinträchtigungen, denn wenn wir weniger Östrogen haben, können wir unseren Cortisolspiegel nicht mehr so gut regulieren. Das führt zu Problemen mit dem Kurzzeitgedächtnis und bei der Ausführung verbaler Aufgaben.

Schilddrüsenerkrankungen

Sowohl eine Überfunktion als auch eine Unterfunktion der Schilddrüse können das Konzentrationsvermögen und die Fähigkeit zur Bildung und Speicherung von Gedächtnisinhalten beeinträchtigen. Dieses Problem wird oft als »Gehirnnebel« bezeichnet. Falls Ihre Schilddrüsenwerte bisher noch nicht untersucht worden sind, sollten solche Symptome bei Ihnen die Alarmglocken klingeln lassen!

Emotionale Auslöser

Die einfachste Erklärung für die Auswirkungen von Emotionen auf Ihr Gedächtnis ist das, was ich als »Gedächtnistrübungseffekt« bezeichne: Wenn wichtige emotionale Erlebnisse gleichzeitig oder zeitnah mit anderen Ereignissen und/oder Informationen auf uns einstürmen, trüben diese Emotionen unsere Wahrnehmung der Details und verändern unsere Erinnerungen. Bei Frauen ist dieser Effekt noch stärker ausgeprägt als bei Männern. Nach dem 11. September 2001 stellten zum Beispiel viele Menschen fest, dass bestimmte Details dieses schrecklichen Terroranschlags genau in ihrem Gedächtnis verankert waren. Wie sie jedoch an diesem Abend nach Hause gekommen sind oder was sie an den Tagen danach taten, daran konnten sie sich nicht mehr erinnern. Übrigens wirkt sich Ihre Stimmung auch auf Ihre Fähigkeit aus, sich an Details zu erinnern. Wenn Sie sich also gerade in positiver Stimmung befinden, sind oft auch Ihre Erinnerungen eher positiv gefärbt. Je stärker Ihre Emotionen bei einem bestimmten Erlebnis sind, desto höher ist die Wahrscheinlichkeit, dass Sie sich hinterher noch an konkrete Details eines Ereignisses erinnern können. Andererseits bedeutet das natürlich, dass psychische Störungen wie Depressionen oder Angststörungen auch Ihre Erinnerungen vernebeln oder verdüstern.

Bei sehr belastenden oder angstauslösenden Erlebnissen schüttet unser Körper Cortisol aus. Dieses Hormon hilft uns bei der Bewältigung der Stresssituation. Gleichzeitig wird dabei aber auch Oxytocin freigesetzt, das die Erinnerungsbildung intensiviert. Zusammen führen diese beiden Hormone zur Entstehung tief im Gedächtnis verankerter, emotional traumatischer Langzeiterinnerungen, die uns dazu bringen sollen, ähnlichen Situationen in Zukunft aus dem Weg zu gehen. Doch immer wenn eine solche traumatische Erinnerung später wieder in uns aufsteigt, steigen auch die Cortisolwerte an, sodass der Körper die betreffende Situation fast noch einmal in der gleichen Intensität durchlebt, und zwar mit den gleichen belastenden Emotionen. So entstehen Panikattacken, Angststörungen und eine posttraumatische Belastungsstörung (PTBS).

Was können Sie mit ätherischen Ölen gegen kognitive Probleme tun?

Die folgenden Öle können bei kognitiven Problemen helfen.

Die besten ätherischen Öle für Gedächtnis und Konzentration

Basilikum (*Ocimum basilicum*)

- Fördert geistige Wachheit und Konzentration und lindert Angstzustände
- Baut innere Anspannung und Stress ab und versetzt Sie wieder in einen Zustand der Ruhe und Erleichterung
- Lindert Menstruationsbeschwerden, die Sie von Ihrer Arbeit ablenken

Aromatherapie

- 3–4 Tropfen im Diffuser vernebeln
- Direkt aus der Flasche einatmen

Äußerliche Anwendung

- 1–2 Tropfen mit einem Trägeröl verdünnen und in verspannte Körperpartien (vor allem Schläfen und Nacken) einmassieren; für eine noch stärkere Wirkung 1 Tropfen Wintergrünöl dazugeben
- 1–2 Tropfen mit einem Trägeröl verdünnen und während der Menstruation in den Unterleib einmassieren

Lavendel (*Lavandula angustifolia*)

- Baut Stress ab, sodass Ihr Geist sich wieder beruhigen und auf seine Aufgaben konzentrieren kann
- Wirkt ausgleichend auf die Emotionen und beruhigt den Geist, was das Konzentrationsvermögen verbessert und die Stimmung hebt
- Fördert einen erholsamen Nachtschlaf und stärkt und unterstützt das Gehirn dadurch in seiner Funktion

Aromatherapeutische Anwendung

- Nachts 3–4 Tropfen im Diffuser vernebeln
- Direkt aus der Flasche einatmen
- Vor dem Schlafengehen 1–2 Tropfen auf die Bettwäsche geben

Äußerliche Anwendung

- 1–2 Tropfen mit einem Trägeröl verdünnen und in verspannte Körperpartien einmassieren
- 3–4 Tropfen mit 90 g Bittersalz vermischen und in ein warmes Bad einrühren

Melisse (*Melissa officinalis*)

- Steigert Wachheit und Aufmerksamkeit, sodass man konzentrierter arbeiten kann
- Beruhigt Körper und Geist und hilft gegen innere Anspannung, vor allem bei Angstzuständen und Schlafstörungen
- Stärkt bei innerlicher Einnahme das Immunsystem

Aromatherapie

- 3–4 Tropfen im Diffuser vernebeln, um die negativen Auswirkungen von innerer Anspannung und Nervosität auf den Körper zu lindern
- Nachts zusammen mit Lavendelöl im Diffuser vernebeln, um für einen entspannenden, erholsamen Schlaf zu sorgen, damit Sie emotional ausgeglichen in den nächsten Tag starten können
- Direkt aus der Flasche einatmen, um bei Angstzuständen wieder zur Ruhe zu kommen

Äußerliche Anwendung

- 1–2 Tropfen mit einem Trägeröl verdünnen und in Stirn, Schultern und Brustkorb einmassieren
- 1 Tropfen in Ihre Lieblingsfeuchtigkeitscreme bzw. -lotion geben und in Gesicht und Körper einmassieren

Pfefferminze (*Mentha piperita*)

- Belebt die Sinne, regt dadurch die Konzentration an und schenkt mehr Energie
- Verbessert die Funktion der Atemwege, sodass Sie Ihre Tiefenatmungsrituale besser durchführen können
- Wirkt kühlend und belebend auf die Haut und stärkt dadurch die Konzentration und geistige Leistungsfähigkeit

Aromatherapeutische Anwendung

- 3–4 Tropfen im Diffuser vernebeln
- Für einen extra Energieschub zusammen mit Wildorangenöl im Diffuser vernebeln

Äußerliche Anwendung

- Je 1 Tropfen Pfefferminz-, Wildorangen- und Weihrauchöl in den Handflächen verreiben und tief einatmen
- 1–2 Tropfen mit einem Trägeröl verdünnen und in Nacken und Schultern einmassieren
- 1–2 Tropfen mit einem Trägeröl verdünnen und in ermüdete und verspannte Körperpartien einmassieren

Rosmarin (*Rosmarinus officinalis*)

- Steigert Wachheit und Konzentrationsvermögen und stärkt das Gedächtnis
- Wirkt anregend auf Körper und Geist und verbessert die kognitive Leistungsfähigkeit
- Hebt die Stimmung und sorgt dadurch für eine bessere Gehirnfunktion

Aromatherapie

- 3–4 Tropfen im Diffuser vernebeln, um die Konzentration zu stärken und aufrechtzuerhalten
- Direkt aus der Flasche einatmen, um Ihrem Gehirn einen sofortigen »Kick« zu geben

Äußerliche Anwendung

- 1–2 Tropfen mit einem Trägeröl verdünnen und in den Körper einmassieren, um Spannungen zu lindern und Körper und Geist zu regenerieren; zur Stressbekämpfung mit Lavendelöl vermischen
- 2 Tropfen Rosmarin- und 2 Tropfen Weihrauchöl mit 45 g Bittersalz vermischen und in ein warmes Bad einrühren

Vetiver (*Vetiveria zizanioides*)

- Beruhigt und erdet intensive Emotionen und erhält Ihre Vitalität aufrecht
- Sorgt für ein gesundes Immunsystem
- Verbessert die geistige Leistungsfähigkeit und Konzentration

Aromatherapeutische Anwendung

- 3–4 Tropfen im Diffuser vernebeln

Äußerliche Anwendung

- 1–2 Tropfen mit einem Trägeröl verdünnen und in verspannte Körperpartien einmassieren

- 1–2 Tropfen mit einem Trägeröl verdünnen und nach einem belastenden Ereignis und vor dem Schlafengehen auf die Fußsohlen auftragen
- 3 Tropfen mit 45 g Bittersalz vermischen und in einem warmen Bad auflösen

Wacholderbeere (*Juniperus communis*)

- Sorgt für eine gesunde Funktion der inneren Organe, vor allem der Nieren und Harnwege
- Erdet und beruhigt Körper und Geist
- Hilft gegen das Gefühl der Überforderung, sodass man sich wieder besser konzentrieren kann

Aromatherapie

- 3–4 Tropfen im Diffuser vernebeln; zur Stimmungsaufhellung und Schaffung einer positiven Atmosphäre mit Bergamotteöl kombinieren

Äußerliche Anwendung

- 1–2 Tropfen mit einem Trägeröl verdünnen und in verspannte Körperpartien einmassieren
- 1–2 Tropfen mit einem Trägeröl verdünnen, in den Handflächen verreiben, die Hände trichterförmig über die Nase legen und tief einatmen; den Rest in Nacken und Schultern einreiben

Weihrauch (*Boswellia carterii, B. frereana und B. sacra*)

- Sorgt für eine gesunde Zellfunktion, vor allem im zentralen Nervensystem
- Vermittelt ein Gefühl der Ruhe und Entspannung und fördert die allgemeine Vitalität
- Sorgt für eine lang anhaltende positive Stimmung und Konzentration, sodass Sie den ganzen Tag über ausgeglichen und konzentriert bleiben

Aromatherapeutische Anwendung

- 3–4 Tropfen im Diffuser vernebeln
- Beim Yoga oder Training im Diffuser vernebeln

Äußerliche Anwendung

- 1–2 Tropfen mit einem Trägeröl verdünnen und auf die Fußsohlen auftragen
- 1–2 Tropfen mit einem Trägeröl verdünnen und in alle Körperpartien einmassieren, in denen die Wirkung des Öls gebraucht wird

Die im Folgenden genannten Zitrusöle sind sich in ihrer Wirkung alle ziemlich ähnlich.

Bergamotte (*Citrus bergamia*)

- Beruhigt Körper und Geist, gibt Ihnen wieder Auftrieb und lindert Müdigkeit, innere Anspannung und Angstzustände
- Eignet sich für Massagemischungen und zum Vernebeln im Diffuser; als Zutat zu schwarzem Kräutertee versetzt dieses Öl Sie in einen Zustand innerer Ruhe

Limette (*Citrus aurantifolia*)

- Regt Körper und Geist an, hebt die Stimmung und belebt die Sinne
- Fördert emotionale Gesundheit und Wohlbefinden
- Eignet sich hervorragend als Zutat für Smoothies und aromatisiertes Wasser zur Stärkung und Entgiftung des Organismus

Wildorange (*Citrus sinensis*)

- Belebt Körper und Geist, wirkt stimmungsaufhellend und reinigt die Luft
- Eignet sich hervorragend als Zutat für Smoothies und aromatisiertes Wasser zur Stärkung und Entgiftung Ihres Organismus

Aromatherapie

- 2 Tropfen Zitrusöl mit Pfefferminz- und Weihrauchöl oder anderen dazu passenden ätherischen Ölen im Diffuser vernebeln
- Direkt aus der Flasche einatmen

Äußerliche Anwendung

- In Massagemischungen oder Roll-on-Ölmischungen geben

Zitrone (*Citrus limon*)

- Bringt Sie in positive Stimmung und belebt Körper und Geist
- Eignet sich hervorragend als Zutat für Smoothies und aromatisiertes Wasser zur Stärkung und Entgiftung des Organismus und für eine gesunde Verdauung

Warnhinweis: Bitte denken Sie daran, dass Zitrusöle phototoxisch sind, und setzen Sie sich bei den meisten Zitrusölen mindestens 12, bei Bergamotteöl bis zu 72 Stunden nach der Anwendung keinem direkten Sonnenlicht aus!

Patricias Geschichte

Die 52-jährige Patricia kam zu mir, weil sie seit einiger Zeit unter Konzentrationsproblemen litt und es ihr oft an Motivation für ihre Arbeit fehlte. Als Personalanalystin musste Patricia den ganzen Tag am Computer sitzen und sich mit Zahlen beschäftigen. Sie fürchtete, dass ihre gelegentliche Vergesslichkeit sich negativ auf ihre Leistung auswirken und ihren Kollegen das früher oder später auffallen würde. Deshalb hatte sie sich angewöhnt, nachmittags dauernd Kaffee zu trinken und Eiweißriegel zu essen, um konzentriert und motiviert zu bleiben – nur leider klappte das nicht immer. Sie spürte, dass ihre neuen Ess- und Trinkgewohnheiten sich negativ auf ihr Energieniveau am späteren Abend auswirkten. Ihr Ziel war es, sich wieder besser konzentrieren zu können, mehr Energie zu haben und sich weniger gestresst zu fühlen.

Aufgrund ihrer Wechseljahre litt Patricia unter Gehirnnebel und niedrigen, schwankenden Östrogenspiegeln, und abends war ihr Cortisolspiegel zu hoch. Ich empfahl ihr folgende Selbsthilfemaßnahmen:

- Gegen nachmittägliche Leistungstiefs eine fünfminütige Dehnübungspause einlegen und dabei die Diffusermischung »Wach und konzentriert« (Seite 181) inhalieren
- Bei Stress am Arbeitsplatz die Roll-on-Ölmischung »Motivation« (Seite 182) auf Handgelenke und Handflächen auftragen und drei- bis fünfmal tief in den Bauch hineinatmen

Für einen erholsameren Schlaf:

- Zwei Stunden vor dem Schlafengehen die Diffusermischung »Tiefenentspannung« (Seite 103) vernebeln; vor dem Zubettgehen Lavendel- und Muskatellersalbeiöl auf Hals und Füße auftragen
- Jeden Morgen mit einer fünfminütigen Meditation beginnen und dazu die Diffusermischung »Wach und konzentriert« (Seite 181) vernebeln, um Stress abzubauen und den Tag in einem Zustand geistiger Klarheit zu beginnen
- Für sofortige Energie und Konzentration bei der Arbeit morgens die Inhalatormischung »Fit in den Morgen« (Seite 85) inhalieren
- Zwei- bis dreimal pro Woche 30 Minuten lang Herz-Kreislauf- und Krafttraining und ein- bis zweimal pro Woche Walking und/oder Yoga, um die Endorphinausschüttung zu steigern, das Gehirn besser mit Glukose und Sauerstoff zu versorgen und überschüssiges Cortisol zu »verbrennen«
- Immer eine große Wasserflasche an den Arbeitsplatz mitnehmen und häufig nachfüllen, um ihren Körper mit mehr Flüssigkeit zu versorgen
- Den Kaffee durch Matcha ersetzen und auf die Snacks am Nachmittag verzichten; das L-Theanin im grünen Tee lindert Stress, ohne sedierend zu wirken
- Das 14-Tage-Rettungsprogramm absolvieren, um sämtliche Lebensmittel von ihrem Speisezettel zu streichen, die Gehirnnebel verursachen können, und mehr vollwertige Lebensmittel zu sich nehmen, die die Gehirnleistung verbessern
- Nahrungsergänzungsmittel: ein Multivitaminpräparat, 500 mg Rosenwurz (*Rhodiola rosea*), 2000 mg Omega-3-Fettsäuren zur Senkung des Stressniveaus und Verbesserung der Gehirnfunktion und jeden Morgen 1500 mg Maca-Pulver in einen grünen Smoothie einrühren

Schon nach vier Wochen litt Patricia längst nicht mehr so stark unter Gehirnnebel und Stress bei der Arbeit. Sie konnte abends besser einschlafen, weil sie sich jetzt nach Feierabend keine Sorgen mehr über ihre Arbeit machte. Sie nahm dreieinhalb Kilo ab und hatte wieder mehr Energie, vor allem, nachdem sie sich angewöhnt hatte, in ihren Arbeitstag immer wieder fünfminütige Dehnübungspausen einzustreuen und dabei die Diffusermischung »Wach und konzentriert« (Seite 181) zu inhalieren. Ihr Kaffeedurst am Nachmittag war verschwunden, und auch ihr Gedächtnis funktionierte wieder hervorragend. Als ich sie nach ihrem allgemeinen Befinden fragte, antwortete sie: »Ich hatte keine Ahnung, dass ätherische Öle die Stimmung und das Gedächtnis so sehr verbessern und einem so viel Energie schenken. Ich habe das Gefühl, bei der Arbeit jetzt wieder sehr viel leistungsfähiger zu sein, und meine Gehirnnebelwolke hat sich aufgelöst. Ich werde auch weiterhin jede Stunde eine Pause mit ätherischen Ölen einlegen. Schon allein diese Gewohnheit hat mein Leben von Grund auf verändert!«

Ätherische Ölmischungen

Die folgenden Ölmischungen können bei kognitiven Problemen helfen.

Diffusermischungen für die Aromatherapie

Gedächtnisstärkende Diffusermischung

4 Tropfen Wacholderbeeröl
3 Tropfen Rosmarinöl
3 Tropfen Bergamotteöl

Diffusermischung »Energiebündel«

3 Tropfen Pfefferminzöl
3 Tropfen Wildorangenöl

Diffusermischung »Wach und konzentriert«

2 Tropfen Weihrauchöl
2 Tropfen Pfefferminzöl
2 Tropfen Rosmarinöl

Diffusermischung »Konzentration und Gedächtnis«

3 Tropfen Rosmarinöl
2 Tropfen Grüne-Minze-Öl
2 Tropfen Zitronenöl
1 Tropfen Ylang-Ylang-Öl

Inhalatormischungen für die Aromatherapie

Inhalatormischung »Mentale Fokussierung«

8 Tropfen Wildorangenöl
7 Tropfen Pfefferminzöl

Inhalatormischung »Optimales Konzentrationsvermögen«

6 Tropfen Zitronen- oder Grapefruitöl
3 Tropfen Basilikumöl
3 Tropfen Rosmarinöl
2 Tropfen Weihrauchöl

Raumspray für die Aromatherapie

Stimmungsaufhellendes und konzentrationsstärkendes Raumspray

3 Tropfen Vetiveröl
3 Tropfen Rosmarinöl
3 Tropfen Zitronen- oder Bergamotteöl
3 Tropfen Pfefferminzöl
2 EL Hamameliswasser
2 EL Aquadest

Die Öle in ein 60-ml-Sprühfläschchen aus Glas geben und mit Hamameliswasser und Aquadest auffüllen. Den Sprühkopf wieder aufsetzen und das Fläschchen schütteln, damit sich die Zutaten miteinander vermischen. Die Ölmischung in die Luft, auf die Kleidung oder im Zimmer versprühen.

Roll-on-Ölmischungen zur äußerlichen Anwendung

Roll-on-Ölmischung »Fokussierung und Konzentration«

10 Tropfen Lavendelöl
8 Tropfen Grapefruitöl
3 Tropfen Basilikumöl
3 Tropfen Pfefferminzöl
Trägeröl nach Wahl

Die Öle in ein 10-ml-Roll-on-Fläschchen aus Glas geben und mit dem Trägeröl auffüllen. Kugel und Deckel wieder aufsetzen und das Fläschchen vorsichtig schütteln, um die Öle miteinander zu vermischen. Die Mischung mindestens zweimal täglich auf die Schläfen auftragen und sanft einmassieren.

Roll-on-Ölmischung »Motivation«

5 Tropfen Basilikumöl
10 Tropfen Grapefruitöl
10 Tropfen Wildorangenöl

Die Öle in ein 10-ml-Roll-on-Fläschchen aus Glas geben und mit dem Trägeröl auffüllen. Kugel und Deckel wieder aufsetzen und das Fläschchen vorsichtig schütteln, um die Öle miteinander zu vermischen. Über Handflächen, Handgelenke und Fußknöchel rollen.

Roll-on-Ölmischung »Selbstvertrauen und Kreativität«

8 Tropfen Bergamotteöl
6 Tropfen Grüne-Minze-Öl
4 Tropfen Muskatellersalbeiöl
4 Tropfen Melissen- oder Geranienöl
Trägeröl nach Wahl

Die Öle in ein 10-ml-Roll-on-Fläschchen aus Glas geben und mit dem Trägeröl auffüllen. Kugel und Deckel wieder aufsetzen und das Fläschchen vorsichtig schütteln, um die Öle miteinander zu vermischen. Hinter den Ohren und an Nacken und Handgelenken entlangrollen.

Nahrungsergänzungsmittel zur Stärkung Ihrer kognitiven Fähigkeiten

Die folgenden Nahrungsergänzungsmittel sind bei kognitiven Problemen sinnvoll.

Curcumin

Curcumin ist in Kurkuma (Gelbwurz) enthalten, einem beliebten indischen Gewürz, das sowohl in der fernöstlichen als auch in der ayurvedischen Medizin verwendet wird. Diese Substanz steigert die Durchblutung von Körper und Gehirn und lindert Entzündungsprozesse; daher ist sie ein vielversprechendes Nahrungsergänzungsmittel zur Vorbeugung und Behandlung verschiedener entzündungsbedingter neurologischer Erkrankungen wie Alzheimer und anderer Demenzformen – in manchen Studien zeigten sich erstaunlicherweise schon innerhalb einer knappen Stunde positive Ergebnisse. Außerdem trägt Curcumin dazu bei, das Gedächtnis zu stärken, Stimmungsstörungen zu lindern und Stress abzubauen. Als Gewürz kann man Kurkuma in der Küche verwenden, muss es jedoch mit einem gesunden Fett kombinieren. Als Nahrungsergänzungsmittel sollten Sie hochwertiges Curcumin aus biologischem Anbau ohne Zusatz- und Füllstoffe wählen.

Matcha

Dieser grüne Tee wird in der chinesischen Heilkunst schon seit Jahrtausenden eingesetzt und hat äußerst vielfältige positive Wirkungen. Er ist stärker als herkömmlicher grüner Tee. Wer ihn trinkt, kommt zu 100 Prozent in den Genuss seiner Nährstoffe und seines Gesundheitswerts, da er aus dem ganzen Teeblatt hergestellt wird. Matcha hat einen zehnmal so hohen Antioxidanziengehalt wie anderer grüner Tee und bekämpft freie Radikale, die den Körper auf Zellebene angreifen. Außerdem liefert Matcha L-Theanin, eine Aminosäure, die geistige Klarheit fördert, und Epigallocatechingallat (EGCG), ein Polyphenol, das sich in synergistischem Zusammenwirken mit L-Theanin positiv auf die Gehirngesundheit auswirkt.

Rosenwurz

Rosenwurz *(Rhodiola rosea)* ist ein Adaptogen, das Stressfaktoren bekämpft, die den Körper belasten, und das allgemeine Wohlbefinden erhöht. Außerdem trägt es dazu bei, die Konzentration zu steigern, hilft gegen Müdigkeit und verbessert die Stimmung.

Vitamin B_{12}

Vitamin B_{12} ist ein sehr wichtiges Vitamin, das für die Energieproduktion in den Zellen und viele andere Aufgaben – beispielsweise Immunfunktion, Blutbildung, DNA-Synthese und Verdauung – benötigt wird. Bei einem Mangel an diesem Vitamin fühlt man sich schwach und ermüdet leicht, und es kann zu Beschwerden wie Muskelschwäche, Konzentrationsstörungen, Stimmungsproblemen und mangelnder Motivation kommen.

Vitamin D

Dieses Vitamin, von dem viele Menschen zu wenig haben, kann man sich leicht durch 15- bis 20-minütige direkte Sonneneinstrahlung pro Tag, aber auch durch eine Vitamin-D-reiche Ernährung oder Einnahme entsprechender Nahrungsergänzungsmittel verschaffen. Es wirkt sich positiv auf die Gehirngesundheit aus, da es an der Entstehung neuer Nervenbahnen beteiligt ist. Außerdem erhöht es den natürlichen Dopamin- und Serotoninspiegel. Beide Neurotransmitter spielen für die Erhaltung einer ausgeglichenen und positiven Stimmung eine wichtige Rolle. Ein Mangel an Dopamin und Serotonin kann zu Müdigkeit und Depressionen führen. Ein ausgeprägter Vitamin-D-Mangel kann zur Entstehung schwerer Erkrankungen wie Krebs, Depressionen oder Schilddrüsenunterfunktion beitragen.

Omega-3-Fettsäuren (DHA und EPA)

DHA und EPA sind für die Aufrechterhaltung unserer normalen Gehirnfunktion unentbehrlich. Sie kommen in den fetthaltigen Membranen von Gehirnzellen in hoher Konzentration vor und haben die Aufgabe, die Zellmembranen gesund zu erhalten, Entzündungsprozesse einzudämmen und die Kommunikation zwischen den Nervenzellen zu erleichtern. Die meisten Menschen brauchen kein Nahrungsergänzungsmittel mit Omega-3-Fettsäuren, wenn sie mindestens zwei Portionen fetthaltigen Fisch pro Woche essen. Falls nicht, trägt ein Omega-3-Fettsäuren-Präparat dazu bei, Entzündungsprozesse zu lindern und die neuronale Kommunikation zu verbessern. DHA stärkt nachweislich die Gehirnfunktion, während EPA Entzündungsprozesse eindämmt und dadurch die Durchblutung steigert. Man hat sogar festgestellt, dass EPA bei der Genesung von traumatischen Hirnverletzungen helfen kann.

Kleines Fettblatt

Das Kleine Fettblatt *(Bacopa monnieri)* wird in der ayurvedischen Medizin schon seit Jahrtausenden eingesetzt. Es wirkt sich positiv auf Kognition und Gedächtnisfunktion aus und lindert

Entzündungsprozesse im Gehirn. Allerdings muss man dieses Nahrungsergänzungsmittel mindestens vier bis sechs Wochen lang einnehmen, um echte Erfolge damit zu erzielen.

Selbstfürsorgerituale zur Behandlung kognitiver Probleme

Auch wenn das Inhalieren von ätherischem Rosmarinöl Ihr Gedächtnis um mindestens 75 Prozent verbessern kann, gibt es kein einfaches »Allheilmittel« zur Unterstützung der kognitiven Funktion. Hier gelten genau dieselben Prinzipien wie bei anderen gesundheitlichen Problemen auch: Sorgen Sie dafür, dass Ihr Gehirn das bekommt, was es braucht – achten Sie auf eine gesunde Ernährung, genügend Schlaf und einen vernünftigen Umgang mit Stress und versuchen Sie, Ihren Körper weniger Giftstoffen auszusetzen. Da Stress das Konzentrationsvermögen stark beeinträchtigt, sollten Sie zusätzlich zu den Selbstfürsorgeritualen in diesem Kapitel, die sich positiv auf die geistigen Fähigkeiten auswirken, auch ein paar Rituale aus Kapitel 5 praktizieren.

Geh doch mal wieder nach draußen

Ein Aufenthalt in der freien Natur, um frische Luft zu schnappen, kann Ihr Gehirn im Handumdrehen wach und fit machen. Ich gehe gern nach draußen, wenn ich mich schlapp und träge fühle, das erhöht nicht nur mein Energieniveau, sondern ich bekomme dadurch auch einen klareren Kopf, meine Stimmung verbessert sich, und ich kann meinem Körper das Vitamin D zuführen, das er braucht. Wenn Sie keine Gelegenheit haben, ins Freie zu gehen, versuchen Sie sich zumindest an einen Ort zurückzuziehen, der Ihre Stimmung stabilisiert oder verbessert. Irgendwo festzusitzen, wo man sich nicht wohlfühlt, umnebelt das Gehirn und beeinträchtigt das Konzentrationsvermögen. Dann sollten Sie zumindest Ihre Lieblingsölmischung im Diffuser vernebeln, um etwas für Ihr Wohlbefinden zu tun.

Dein Gehirn ist ein Muskel

Früher hielten Wissenschaftler die Anzahl unserer Neuronen (Nerven- bzw. Gehirnzellen) für endlich, doch unser Gehirn ist erstaunlich anpassungsfähig: Es bildet immer wieder neue Nervenverbindungen. Einer der besten Wege zu mehr Gehirnpower sind spezielle Übungen, die eine intensive Gehirnaktivität auslösen und gleichzeitig auch die Muskeln trainieren. Eine wunderbare Methode, diesen Effekt durch körperliche Aktivität zu bewirken, ist Tanzen oder ein Training mit ständig wechselnden Bewegungsabläufen, die Ihr Gehirn dazu zwingen, mitzudenken oder mitzuzählen, während Sie sich bewegen. Sie können aber auch mit geschlossenen Augen, in Ihrer bloßen Fantasie, Bewegungen ausführen – auch wenn das anfangs gar nicht so einfach ist! Wenn Sie Ihr körperliches Training möglichst abwechslungsreich gestalten, wirkt das nicht nur anregend auf Ihr Gehirn, sondern der Sport wird dann auch nicht so schnell langweilig.

Gehirntraining

Ich habe viele Freunde, die sich gerne mit Kreuzwort- oder Zahlenrätseln wie beispielsweise Sudoku oder mit Denksportaufgaben beschäftigen. Es ist ein sehr befriedigendes Gefühl, ein Rätsel gelöst zu haben. Noch viel befriedigender ist es, zu wissen, dass solche Gedächtnisspiele – auch wenn man sich jeden Tag nur ein paar Minuten Zeit dafür nimmt – das Gehirn nachhaltig in Schwung zu bringen. Es gibt auch Apps für Quizshows wie *Jeopardy!*, mit denen Sie testen können, wie gut Ihr Gedächtnis ist. Inhalieren Sie vorher Rosmarin- oder Pfefferminzöl oder vernebeln Sie ein paar Tropfen Ihrer Lieblingsölmischung im Diffuser, dann können Sie sich besser konzentrieren und die Rätsel in Rekordzeit lösen. Und nicht zuletzt ist es auch sinnvoll, fünf bis zehn Minuten pro Tag zu meditieren, um die Leistungsfähigkeit des Gehirns zu steigern und Stress abzubauen.

Kapitel 13

Verdauungsprobleme

Fast alle Frauen, die ich im Lauf der Jahre behandelt habe, sind mit sehr unterschiedlichen Problemen zu mir gekommen, doch so gut wie jede hat über etwas ganz Bestimmtes geklagt: Verdauungsbeschwerden. Wie wir bereits in Kapitel 5 besprochen haben, führt Stress dazu, dass das Verdauungssystem zugunsten des Überlebens abgeschaltet wird. Daher ist es eigentlich kein Wunder, dass so viele Menschen unter Verdauungsproblemen leiden.

Stress und Überarbeitung äußern sich in Form von Magenschmerzen und Verdauungsbeschwerden, die die Patienten meist entweder als »Knoten im Bauch« oder »zu weichen Stuhlgang« beschreiben. Bei mir ist das eines der ersten Anzeichen dafür, dass mein Körper aus dem Gleis gerät. Ein träges Verdauungssystem war schon immer mein Fluch, seit ich ein kleines Mädchen war, und mir ist bewusst, wie wichtig Ernährung und Bewegung für eine gesunde Verdauung sind. Außerdem achte ich darauf, nicht unter so starken Stress zu geraten, dass meine Nebennieren zu viel Cortisol ausschütten. Denn wenn es erst einmal so weit gekommen ist, erholt sich der Körper nur schwer wieder davon – erst recht nicht, wenn auch noch andere belastende Faktoren hinzukommen, zum Beispiel zu viele Giftstoffe (auf die ich in Kapitel 14 noch näher eingehen werde), Ernährungsprobleme oder vielleicht sogar eine beginnende Krankheit aufgrund eines geschwächten Immunsystems.

Doch zum Glück hilft ein tiefer Atemzug aus einem Fläschchen Pfefferminzöl gegen Übelkeit, öffnet die Atemwege und weckt die Sinne. Ein Tropfen Pfefferminzöl, in den Bauch einmassiert, lockert angespannte Verdauungsmuskeln, löst die Knoten im Bauch, die zu weichem Stuhlgang oder Verstopfung führen – und gleichzeitig steigt einem dabei auch noch ein wohltuender Duft in die Nase. Pfefferminzöl lindert selbst schwere Verdauungsprobleme und fördert die Funktion des gesamten Verdauungssystems. Und das ist nur *ein einziges* ätherisches Öl. Warten Sie, bis Sie die enorme Wirksamkeit der verdauungsfördernden Ölmischungen in diesem Kapitel kennengelernt haben!

Wie entstehen Verdauungsprobleme?

Viele Menschen leiden unter chronischen Verdauungsstörungen, die sie inzwischen leider schon für normal halten. Wenn das Verdauungssystem nicht richtig funktioniert, können Blähungen, Reizdarmsyndrom, Verstopfung und andere Verdauungsprobleme, aber auch Herz-Kreislauf-Erkrankungen und Osteoporose entstehen. Viele Ärzte greifen dann sehr schnell zum Rezeptblock und verschreiben irgendwelche Medikamente, die vielleicht ein paar dieser Beschwerden lindern, oder schlagen eine Ernährung vor, die jedoch nur auf ein einziges

Problem abzielt. Doch auch bei Verdauungsstörungen muss man der eigentlichen Ursache auf den Grund gehen und diese behandeln, damit sich die Beschwerden bessern oder wenn möglich sogar völlig verschwinden.

Unser zweites Gehirn

Die meisten Menschen gehen davon aus, dass unser ganzes Wissen zur Regulation der Abläufe in unserem Körper aus dem Gehirn stammt. Aber es gibt auch noch ein anderes System, das dabei eine wichtige Rolle spielt: unsere Verdauung. Das enterische Nervensystem besteht aus über 100 Millionen Neuronen, die es uns ermöglichen, verschiedenste in unserem Verdauungssystem tagtäglich ablaufende Funktionen zu »spüren«. Noch interessanter ist, dass dieses »zweite Gehirn« aufgrund seiner Fähigkeit, seine Verdauungsfunktionen auszuführen und dabei gleichzeitig auch noch Nachrichten an das Gehirn in unserem Kopf zu senden, völlig unabhängig von diesem »Kopfhirn« funktionieren kann. Also waren all die »Bauchgefühle«, die Sie in Ihrem bisherigen Leben schon hatten, vielleicht doch nicht so belanglos! Auf sein Bauchgefühl zu vertrauen, ist manchmal das Klügste, was man tun kann.

Oft gehen wir davon aus, dass unser Gehirn unseren Darm zu übermäßig heftigen Reaktionen veranlasst. Doch eigentlich ist eher das Gegenteil der Fall: Auf jede Nachricht, die das Gehirn an den Darm sendet, kommen neun Signale vom Darm ans Gehirn. Alles – vom Sättigungsgefühl bis hin zu Übelkeit und Verdauungsstörungen – entsteht im Darm und wird als Gefahrenmeldung ans Gehirn weitergeleitet. Und was noch interessanter ist: Selbst wenn das Gehirn nicht rechtzeitig auf diese Nachrichten reagiert, kann das enterische Nervensystem die Probleme selbst bewältigen.

Mit den über 30 Neurotransmittern, die unser Darm enthält, beeinflusst er unsere emotionale Verfassung stärker, als wir glauben. Tatsächlich werden 95 Prozent des Neurotransmitters Serotonin, der für einen reibungslosen Ablauf Ihres Gefühlslebens und Verdauungssystems sorgt, im Darm produziert. Bei einem Ungleichgewicht können Probleme wie Reizdarmsyndrom oder Depressionen entstehen. Da der größte Teil des Immunsystems damit beschäftigt ist, schädliche Bakterien und andere Eindringlinge im Darm zu bekämpfen, ist es kein Wunder, dass das zweite Gehirn für unsere Körperfunktionen eine so wichtige Rolle spielt.

Welche Faktoren wirken sich auf die Darmgesundheit aus?

Der erste Schritt zu einem gesunden Darm besteht darin, Ihren Stress in den Griff zu bekommen (siehe Kapitel 5). Aber es gibt auch noch andere wichtige Einflussfaktoren, die man berücksichtigen sollte.

Antibakterielle Reinigungsmittel: Im Jahr 2016 wurde die antimikrobielle Substanz Triclosan in den USA als Inhaltsstoff für Handdesinfektions- und Reinigungsmittel endlich verboten. In Deutschland wird Triclosan nach wie vor verwendet, vor allem in Zahnpasta und wenigen Deos, aber auch als Desinfektionsmittel. Ein Verbot gibt es bisher nur für Produkte wie Fußcreme oder Körperlotion, die auf der Haut verbleiben und die eine großflächigere Anwendung erfordern. Triclosan vernichtet sowohl gute als auch schlechte Bakterien und trägt zum

Anstieg von Antibiotikaresistenzen bei. Achten Sie daher bei Reinigungsmitteln (aber auch bei Kosmetika) auf die Inhaltsstoffe, verwenden Sie einfach Wasser und Seife oder Spülmittel und nutzen Sie antibakterielle Reinigungsmittel nur dann, wenn es gar nicht anders geht.

Ernährung: Man ist, was man isst! Der Treibstoff, mit dem Sie Ihren Körper versorgen, wirkt sich unmittelbar auf Ihre Darmflora aus. Wenn Sie sich von einer pflanzlichen, ballaststoffreichen Biovollwertkost ernähren und Ihren Körper zusätzlich auch noch mit Eiweiß von grasgefütterten Tieren versorgen, tun Sie etwas für eine gesunde Darmflora und eine gute Nährstoffaufnahme im Verdauungstrakt. Dann wird Ihr Darm gut funktionieren. Durch den Verzicht auf verarbeitete Lebensmittel, Zucker, Koffein, ja sogar Milchprodukte und Gluten kann Ihr Darm sich wieder erholen. Wenn Sie bei jeder Mahlzeit ein gesundes Eiweiß mit einem komplexen Kohlenhydrat kombinieren, bleiben Sie länger satt und führen Ihrem Körper die Ballaststoffe zu, die er braucht.

Ferner zeigen wissenschaftliche Untersuchungen, dass Ihr Körper mehr Serotonin produziert, wenn Sie sich tryptophanreich ernähren. Am meisten Tryptophan ist nicht etwa in Putenfleisch, sondern in Algen (beispielsweise Spirulina), in Spinat, Nüssen, Kernen und Samen (Chiasamen, Leinsamen, Sonnenblumenkernen und Pistazien), in Krustentieren (Hummer, Garnelen, Krabben), Wild (Hirsch, Kaninchen, mageres Rind-, Ziegen- und Wildschweinfleisch), Huhn (und Pute), Fisch (Heilbutt, Thunfisch), Eiern und Bohnen/Linsen enthalten.

Antibiotika: Bakterien entwickeln sich ständig weiter. Durch übermäßigen Antibiotikaeinsatz werden wir mit der Zeit gegen diese Medikamente resistent, sodass sie nicht mehr wirken – daher hat die derzeitige übermäßige Verschreibung von Antibiotika zu einer globalen Krisensituation geführt. Dieses Problem hat inzwischen solch gravierende Ausmaße angenommen, dass die Regierung der Vereinigten Staaten einen nationalen Aktionsplan zur Bekämpfung antibiotikaresistenter Bakterien aufgestellt hat. Erschreckenderweise ist jedes dritte von Ärzten verschriebene Antibiotikum medizinisch unnötig. Schuld an diesem Problem sind sowohl die Patienten, die von ihrem Arzt verlangen, dass er sie möglichst schnell wieder »auf die Beine bringt« – selbst dann, wenn eine Krankheit durch Viren hervorgerufen wurde (gegen die Antibiotika nicht wirken) –, als auch die Ärzte, die Antibiotika »einfach nur so zur Sicherheit« verschreiben. Wenn dann auch noch die in Fleisch und Geflügel enthaltenen Antibiotika dazukommen, bekommt unser Körper sehr leicht zu viel von diesen Wirkstoffen ab, und das tut ihm nicht gut.

Antibiotika töten Bakterien im Darm ab – aber eben leider nicht nur die schädlichen, sondern auch die gesunden. Wenn sich die Population der über 100 Billionen nützlicher Bakterien im Darm nicht wieder erholt, leidet unsere Darmflora darunter. So entstehen optimale Wachstumsbedingungen für ungesunde Bakterien wie *Candida albicans* (Hefebakterien), die sich mit der Zeit über den ganzen Körper ausbreiten können, und wenn unser Serotoninspiegel zu niedrig ist, haben wir gegen dieses übermäßige Pilzwachstum kaum eine Chance. Und denken Sie daran, dass Antibiotika nicht die einzigen problematischen Medikamente sind! Auch die meisten anderen Arzneimittel haben negative Auswirkungen auf unsere Darmflora.

Präbiotika und Probiotika: Wahrscheinlich haben die meisten Menschen schon etwas von Probiotika gehört, doch Präbiotika sind weniger bekannt. Präbiotische Ballaststoffe bieten den gesunden Bakterien in unserem Darm Nahrung. Probiotika tragen dazu bei, den Darm wieder mit gesunden Bakterien zu besiedeln, nachdem diese gesunde Darmflora zerstört worden ist. Also essen Sie möglichst viele probiotikahaltige fermentierte Lebensmittel! Damit können Sie eine Menge für Ihre Darmgesundheit tun. Halten Sie Ausschau nach fermentierten Lebensmitteln wie Kefir, Sauerkraut, Kombucha und Kimchi. Manchmal ist die Einnahme eines probiotischen Nahrungsergänzungsmittels eine einfachere Alternative. Aber recherchieren Sie genau und wählen Sie ein Präparat mit mehreren verschiedenen lebensfähigen Bakterienstämmen!

Schlaf: Der größte Teil Ihrer Verdauungsarbeit findet im Schlaf statt. Achten Sie also auf einen ausreichenden, erholsamen Nachtschlaf, um Ihrem Körper genügend Zeit für seine täglichen Zellprozesse zu geben!

Selbstfürsorgerituale: Wenn Sie Ihren Körper und Geist mit liebevollen Selbstfürsorgeritualen verwöhnen, kann der Körper Stress abbauen. Das wird sich auch sehr positiv auf Ihre Verdauungsprobleme auswirken.

Welche Hormone können Verdauungsprobleme verursachen?

Die folgenden Hormone können die Ursache von Verdauungsproblemen sein.

Die Cortisol-Stress-Connection

Wie Sie ja bereits wissen, ist Cortisol unser wichtigstes Stresshormon. Wenn unser Cortisolspiegel über einen längeren Zeitraum zu hoch ist, kann das dazu führen, dass das Verdauungssystem »abgeschaltet« wird, damit unserem Organismus mehr Energie für die Bewältigung der Stresssituation bleibt. Denn das Überleben wird für Ihren Körper stets höhere Priorität haben als seine Verdauungsfunktion. Das kann sich negativ auf die Hirn-Darm-Achse auswirken und verschiedene Verdauungsprobleme wie beispielsweise entzündliche Darmerkrankungen (IBD), Reizdarmsyndrom (IBS), gastroösophageale Refluxkrankheit (GERD) oder Magengeschwüre verursachen. Darüber hinaus kann Stress das Corticotrophin-Releasing-Hormon (CRH) aktivieren, das für die Regulation des oberen und unteren Verdauungstrakts zuständig ist. Als wichtigstes die HPA-Achse beeinflussendes Neurohormon hat das CRH großen Einfluss darauf, wie unser Darm auf Stress reagiert.

Tief sitzender Stress wirkt sich negativ auf die Billionen gesunder Bakterien in unserem Darm aus. Außerdem macht er die Darmschleimhaut anfällig für das Leaky-Gut-Syndrom (zu durchlässige Darmwände), Nährstoffmangel, Autoimmunerkrankungen und andere Probleme.

Die Serotonin-Darm-Connection

Da fast Ihr ganzes Serotonin im Darm produziert wird, hat dieses Verdauungsorgan großen Einfluss auf Ihre Stimmung. Denn ein aus dem Gleichgewicht geratener Serotoninspiegel wirkt sich negativ auf Ihre Stimmung, Ihren Schlaf, Ihr sexuelles Verlangen (das bei zu viel Serotonin abnimmt) und Ihren allgemeinen Gesundheitszustand aus. Zu niedrige Serotoninwerte können Depressionen verursachen, und falls der Arzt Ihnen ein Antidepressivum verschrieben haben sollte: Viele dieser Medikamente hemmen die Aufnahme von Serotonin sowohl im enterischen als auch im zentralen Nervensystem. Dadurch wird das Serotonin fälschlicherweise zu einem bestimmten Bereich von Nervenzellen hingelenkt, die auf diese Weise mit der Zeit unempfindlich gegen Serotonin werden. Dadurch gerät Ihr Verdauungssystem hoffnungslos durcheinander! Eigentlich ist es kein Wunder, dass viele Menschen, die mit der Einnahme von Antidepressiva beginnen, unter Übelkeit und Durchfall leiden. Ein weitere häufige Nebenwirkung ist Verstopfung. Interessanterweise hat man festgestellt, dass diejenigen Patienten, die nicht unter diesen Beschwerden leiden, ihre Antidepressiva nicht richtig einnehmen.

Die Insulin-Verdauungs-Connection

Das von der Bauchspeicheldrüse hergestellte Insulin ermöglicht die Aufnahme von Glukose in unsere Zellen, wo die Mitochondrien sie in nutzbare Energie verwandeln. Nach dem Essen werden Kohlenhydrate in Glukose umgewandelt und gehen ins Blut über, wodurch der Blutzuckerspiegel steigt. Das veranlasst die Bauchspeicheldrüse wiederum dazu, Insulin zu produzieren, um die Glukose dorthin zu bringen, wo sie gebraucht wird. Bei einer ausgewogenen Ernährung mit nicht zu hohem Anteil an Kohlenhydraten kann das Insulin richtig wirken, den Blutzuckerspiegel im Gleichgewicht halten und dafür sorgen, dass genügend Glukose für die Energiegewinnung in den Zellen und zur Speicherung für den zukünftigen Bedarf bereitgestellt wird. In Leber, Muskeln und Fettzellen wird Glukose in Form von Glykogen gespeichert, das unserem Körper zwischen den Mahlzeiten als Treibstoff dient. Die Feedbackschleife zwischen Insulin und Glykogen hält den Blutzuckerspiegel im Gleichgewicht und sorgt für eine kontinuierliche Energieversorgung Ihres Körpers.

Die exokrinen Zellen der Bauchspeicheldrüse bilden Verdauungsenzyme, die über Bauchspeicheldrüsengänge in den Dünndarm abgegeben werden. Diese Enzyme spalten das Essen in seine Nahrungsbausteine auf. Diese kleineren Nährstoffmoleküle können durch die Darmwände ins Blut aufgenommen werden. Zusätzlich zu den Bauchspeicheldrüsenenzymen sind aber auch noch viele andere Enzyme notwendig, um die Nahrung richtig zu verdauen. Problematisch wird es, wenn die Bauchspeicheldrüsenhormone ihre Aufgabe, für einen ausgewogenen Blutzuckerspiegel zu sorgen, nicht mehr erfüllen können. Oft entsteht dieses Problem durch falsche Ernährung, übermäßiges Essen, Fettleibigkeit, Zuckersucht und zu hohen Alkoholkonsum. Auch chronischer Stress wirkt sich negativ auf die Funktion der Bauchspeicheldrüse aus.

Beim genetisch bedingten Typ-1-Diabetes stellt die Bauchspeicheldrüse ihre Insulinproduktion ein, sodass der Patient stirbt, wenn er sich nicht täglich eine bestimmte Dosis Insulin spritzt. Beim Typ-2-Diabetes, der ebenfalls genetisch bedingt sein kann, aber normalerweise durch eine falsche Lebensweise (zum Beispiel starkes Übergewicht und/oder mangelnde körperliche Aktivität) entsteht, erkennen die Körperzellen das Insulin nicht mehr. So kommt es zu starken Blutzuckerschwankungen, die schwere, manchmal dauerhafte gesundheitliche Schäden verursachen. Diabetes kann Herz-Kreislauf-Erkrankungen, Niereninsuffizienz, Schäden an Augen und Blutgefäßen, Neuropathien und andere gravierende gesundheitliche Probleme verursachen.

Deshalb ist es so wichtig, darauf zu achten, wie und was man isst. Ein zu hoher Blutzuckerspiegel kann Verstopfung oder Durchfall, aber auch Übelkeit und Verdauungsstörungen verursachen und dazu führen, dass unser Körper die Nährstoffe, die er braucht, nicht mehr richtig aufnehmen kann. Man sollte meinen, dass das zu einer Gewichtsabnahme führt, doch in Wirklichkeit ist genau das Gegenteil der Fall: Oft entstehen bei einem Typ-2-Diabetes überschüssiges Bauchfett und krankhaftes Übergewicht, weil der Körper sich nicht von dem überschüssigen Zucker befreien kann, was die normale Zellfunktion beeinträchtigt. Dadurch wird das Herz-Kreislauf-System geschädigt und das Immunsystem geschwächt, und man wird anfälliger für Krankheiten.

Emotionale Auslöser

Angesichts der Gehirn-Darm-Connection ist es eigentlich kein Wunder, dass emotionale Faktoren sich auf unsere Verdauung auswirken. Wenn wir anfangen würden, mehr auf unseren Darm zu achten, statt uns über Verdauungsprobleme zu ärgern (was nur noch mehr Stress erzeugt), könnten wir der Ursache unserer gestörten Verdauung auf die Spur kommen. Denn Verdauungsprobleme können auch emotional bedingt sein. Wir alle kennen dieses Gefühl, als ob sich tief in unserem Bauch alles zusammenziehen würde, wenn wir in Stress geraten oder unter Ängsten leiden. Bei manchen Menschen geht das sogar so weit, dass sie aus lauter Angst vor Verdauungsstörungen lieber hungern. Doch bei den meisten löst es Heißhungerattacken aus und bringt uns dazu, nach »Wohlfühllebensmitteln« wie Süßigkeiten oder Kuchen zu greifen. Kein Wunder, wenn unsere Bauchspeicheldrüse dadurch mit der Zeit ermüdet und nicht mehr genügend Insulin produziert, der Stress chronisch wird und unsere Stimmungsregulation durcheinandergerät!

Was können Sie mit ätherischen Ölen für Ihr Verdauungssystem tun?

Die folgenden Öle können bei Verdauungsproblemen helfen.

Die besten Öle für eine gesunde Verdauung

Fenchel (*Foeniculum vulgare*)

- Baut Stress ab und trägt zu einer gesunden Verdauung bei
- Wirkt sich positiv auf Leber und Kreislauf aus und sorgt für einen gesunden Stoffwechsel

- Hilft bei der Bekämpfung von Zuckersucht, die zu Verdauungsbeschwerden führen kann

Aromatherapie

- 3–4 Tropfen im Diffuser vernebeln
- 1 Tropfen verdünnen, in den Handflächen verreiben, die Hände trichterförmig über die Nase legen und tief einatmen

Äußerliche Anwendung

- 1–2 Tropfen mit einem Trägeröl verdünnen und in den Oberbauch und rund um den Bauchnabel einreiben
- 1–2 Tropfen mit einem Trägeröl verdünnen und in den Bauch einmassieren

Gewürznelke (*Eugenia caryophyllata*)

- Trägt in Zeiten von Stress oder starker innerer Anspannung zur Regulation Ihrer Systeme bei
- Stärkt das Immunsystem, hat einen hohen Gehalt an Antioxidanzien und verbessert dadurch das allgemeine Wohlbefinden
- Beruhigt und entspannt den Körper und trägt so zu einer gesunden Verdauungs- und Herz-Kreislauf-Funktion bei

Aromatherapie

- 3–4 Tropfen im Diffuser vernebeln
- Aus der Flasche einatmen, um gelegentliche Übelkeit und Verdauungsbeschwerden zu lindern

Äußerliche Anwendung

- 1–2 Tropfen mit einem Trägeröl verdünnen und in den Bauch oder in verspannte Muskeln einmassieren
- 1 Tropfen verdünnen und in Ihre Zahnpasta geben

Ingwer (*Zingiber officinale*)

- Beruhigt Verdauungssystem und -muskulatur und trägt so zu einer gesunden Verdauung bei
- Lindert gelegentliche Übelkeit und sorgt für eine gesunde Verdauungsfunktion
- Lindert Beschwerden durch gelegentliche Blähungen und einen aufgetriebenen Bauch

Aromatherapie

- Vor oder während längeren Autofahrten, Flug- oder Schiffsreisen aus der Flasche einatmen, um Reisekrankheit zu bekämpfen
- Bei Reisekrankheit 1 Tropfen verdünnen, in den Handflächen verreiben, die Hände trichterförmig über die Nase legen und tief einatmen
- 3–4 Tropfen im Diffuser vernebeln

Äußerliche Anwendung

- 1–2 Tropfen mit einem Trägeröl verdünnen und in den Bauch einmassieren

- 1–2 Tropfen mit einem Trägeröl verdünnen und rund um den Bauchnabel einmassieren

Innerliche Anwendung

- Morgens 1 Tropfen in Ihren grünen Smoothie geben

Kardamom (*Elettaria cardamomum*)

- Hilft gegen Kontraktionen der Darmmuskulatur und lindert dadurch gelegentliche Verdauungsbeschwerden
- Löst Verspannungen im Darm und hilft gegen zu weichen Stuhlgang
- Beruhigt und entspannt das Verdauungssystem ebenso wie Körper und Geist

Aromatherapie

- 3–4 Tropfen im Diffuser vernebeln
- 1 Tropfen verdünnen, in den Handflächen verreiben, die Hände trichterförmig über die Nase legen und tief einatmen

Äußerliche Anwendung

- 1–2 Tropfen mit einem Trägeröl verdünnen und in den Bauch einmassieren

Pfefferminze (*Mentha piperita*)

- Lindert Krämpfe der glatten Muskulatur im Dickdarm und hilft dadurch gegen Blähungen und einen aufgetriebenen Bauch
- Lindert Symptome gelegentlicher Magenverstimmungen und/oder Verdauungsstörungen
- Lindert Beschwerden durch gelegentliche Blähungen und einen aufgetriebenen Bauch

Aromatherapie

- Direkt aus der Flasche einatmen
- 1 Tropfen verdünnen, in den Handflächen verreiben, die Hände trichterförmig über die Nase legen und tief einatmen

Äußerliche Anwendung

- 1–2 Tropfen mit einem Trägeröl verdünnen und über den Bauch reiben
- 1–2 Tropfen mit einem Trägeröl verdünnen und in kreisenden Bewegungen rund um den Bauchnabel einmassieren
- 1–2 Tropfen mit einem Trägeröl verdünnen und in den Oberbauch einmassieren

Nicoles Geschichte

Die 38-jährige Nicole war Buchhalterin und in ihrer Freizeit begeisterte Wanderin. Als sie zu mir in die Praxis kam, klagte sie über eine zu träge Verdauung und gelegentliche Verstopfung. Sie hatte nur zwei- bis viermal pro Woche Stuhlgang und litt ständig unter Blähungen und einem aufgetriebenen Bauch. Außerdem war sie immer schon um vier Uhr nachmittags erschöpft – ein Problem, das sie früher nicht gekannt hatte – und begann um den Bauch herum zuzunehmen, obwohl sie mehrmals pro Woche in ziemlich flottem Tempo wandern ging.

Nicole litt unter Östrogendominanz, Verdauungsträgheit und übermäßigem Stress bei der Arbeit. Ich empfahl ihr folgende Selbsthilfemaßnahmen:

- Jeden Bissen gründlich kauen, weil der Verdauungsprozess schon mit dem Einspeicheln der Nahrung im Mund beginnt
- Hauptsächlich vollwertige Lebensmittel wie grüne Smoothies, Gemüse, gesunde Fette, mageres Eiweiß und glutenfreie Getreideprodukte zu sich nehmen
- Gegen Stress bei der Arbeit eine Kombination aus Bergamotte-, Lavendel- und Weihrauchöl oder die Inhalatormischung »Zen« (Seite 71) im Diffuser vernebeln bzw. inhalieren
- Gegen Verdauungsstörungen die Diffusermischung für eine bessere Verdauung (Seite 196) oder die Roll-on-Ölmischung »Glücklicher Bauch« (Seite 121) anwenden
- Gegen Blähungen und einen aufgetriebenen Bauch nach den Mahlzeiten vor jedem Essen die Roll-on-Ölmischung »Glücklicher Bauch« (Seite 121) anwenden
- Nachmittags mit Pfefferminz- und Zitronenöl aromatisiertes Wasser trinken, um ihre Flüssigkeitszufuhr zu erhöhen, mehr Energie zu bekommen und ihre Darmperistaltik anzuregen
- Fermentierte Lebensmittel in ihren Speisezettel aufnehmen, um etwas für eine gesunde Darmflora zu tun und Blähungen und einem aufgetriebenen Bauch entgegenzuwirken. Vollwertige Probiotika leisten einen sehr wichtigen Beitrag zur Darmgesundheit!
- 15 bis 30 Minuten vor dem Essen Verdauungsenzyme einnehmen, um ihre Verdauung zu fördern
- Das 14-Tage-Rettungsprogramm absolvieren, um ihre Darmflora wieder in Ordnung zu bringen und ihren Stoffwechsel anzukurbeln

Schon nach 15 Tagen hatte Nicole wieder regelmäßigeren Stuhlgang und weniger Stress bei der Arbeit. Außerdem berichtete sie mir, dass sie jetzt mehr Energie für ihre Wanderungen nach der Arbeit aufbringen konnte. Durch das 14-Tage-Rettungsprogramm nahm sie zweieinhalb Kilo ab, und zwar hauptsächlich um die Körpermitte. Nicole war ganz begeistert darüber, wie positiv die ätherischen Öle sich auf ihre Energie und ihre Verdauung nach der Hauptmahlzeit auswirkten. Die Blähungen und der aufgetriebene Bauch verschwanden, als sie anfing, die Öle regelmäßig anzuwenden.

Ätherische Ölmischungen

Die folgenden Ölmischungen können bei Verdauungsproblemen helfen.

Diffusermischungen für die Aromatherapie

Diffusermischung »Ausruhen und verdauen«

3 Tropfen Lavendelöl
2 Tropfen Pfefferminzöl

Diffusermischung für eine bessere Verdauung

2 Tropfen Zitronenöl
1 Tropfen Pfefferminzöl
1 Tropfen Kardamomöl
1 Tropfen Fenchelöl

Diffusermischung »Gesunde Verdauung und gute Laune«

2 Tropfen Wildorangenöl
2 Tropfen Ingweröl
1 Tropfen Ylang-Ylang-Öl

Inhalatormischungen für die Aromatherapie

Inhalatormischung gegen Bauchschmerzen

4 Tropfen Ingweröl
4 Tropfen Grüne-Minze-Öl
3 Tropfen Fenchelöl
2 Tropfen Limettenöl

Inhalatormischung »Gute Reise«

4 Tropfen Pfefferminzöl
4 Tropfen Ingweröl
3 Tropfen Fenchelöl
2 Tropfen Kardamomöl

Inhalatormischung »Heißhunger, ade«

5 Tropfen Wildorangenöl
4 Tropfen Nelkenöl
2 Tropfen Pfefferminzöl
2 Tropfen Fenchelöl
2 Tropfen Lavendelöl

Roll-on-Ölmischungen zur äußerlichen Anwendung

Roll-on-Ölmischung gegen Reisekrankheit

10 Tropfen Pfefferminzöl
5 Tropfen Ingweröl
Trägeröl nach Wahl

Die Öle in ein 10-ml-Roll-on-Fläschchen aus Glas geben und mit dem Trägeröl auffüllen. Kugel und Deckel wieder aufsetzen und das Fläschchen vorsichtig schütteln, um die Öle miteinander zu vermischen. Vor der Reise vorbeugend und dann alle 15 bis 20 Minuten hinter den Ohren auftragen, bis die Beschwerden nachlassen.

Roll-on-Ölmischung »Magenverstimmung nach zu üppigem Essen«

10 Tropfen Pfefferminzöl
10 Tropfen Fenchelöl
Trägeröl nach Wahl

Die Öle in ein 10-ml-Roll-on-Fläschchen aus Glas geben und mit dem Trägeröl auffüllen. Kugel und Deckel wieder aufsetzen und das Fläschchen vorsichtig schütteln, um die Öle miteinander zu vermischen. Vorne am Hals entlang nach unten fahren und dann mit kreisenden Bewegungen unter dem Brustbein und bis zum linken Oberbauch hinunterrollen, wo der Magen sitzt. Sobald die Beschwerden nachlassen, umkreisen Sie auch den Bauchnabel mit dem Roll-on-Fläschchen. Alle 15 bis 20 Minuten wiederholen, bis Übelkeit und Völlegefühl sich gelegt haben.

Selbstfürsorgerituale gegen Verdauungsprobleme

Denken Sie daran, dass Stress das größte Hindernis für ein gesundes Verdauungssystem sein kann. Also lesen Sie sich unbedingt noch einmal die Selbstfürsorgerituale zum Stressabbau in Kapitel 5 durch! Auch die Vorschläge zur Gewichtskontrolle in Kapitel 8 und zur Verbesserung des Schlafs in Kapitel 7 (insbesondere das abendliche Selbstfürsorgeritual) werden Ihnen sehr weiterhelfen.

Verdauungsmassage

Eine beruhigende Verdauungsmassage kann Sie immer wieder in harmonischen Einklang mit Ihrem Körper bringen, außerdem ist sie ein sehr entspannender Tagesausklang. Wählen Sie dafür das verdauungsfördernde Öl oder die verdauungsfördernde Ölmischung aus, die Ihre Sinne am meisten anspricht. Tragen Sie ein bis zwei Tropfen des Öls um den Bauchnabel herum auf und beginnen Sie es mit kreisenden Aufwärtsbewegungen sanft in Ihre Haut einzumassieren. Machen Sie 10 bis 15 langsame kreisende Massagebewegungen nach rechts und üben Sie dabei leichten Druck mit den Fingerkuppen aus. Sie können diese Massage auch auf dem Rücken, über der Leber und über dem Magen wiederholen, je nachdem, wo Ihr Körper sie am dringendsten braucht.

Genussvolles Essen

Auch wenn es Ihnen vielleicht nicht auffällt: Wir alle essen oft viel zu schnell. Unser Körper braucht Zeit, um seine Verdauungsprozesse in Ruhe zu absolvieren. Doch bei einem stressigen Tagesablauf nimmt man sich diese Zeit leider oft nicht, sondern stopft das Essen womöglich achtlos auf dem Weg zur Arbeit in sich hinein – und steuert damit auf eine Verdauungskatastrophe zu.

Sobald Sie anfangen zu essen, beginnt der Speichel schon mit dem Verdauungsprozess, noch bevor Sie Ihren ersten Bissen hinuntergeschluckt haben. Je langsamer Sie kauen, desto besser kann der Speichel Ihre Nahrung aufspalten und den Verdauungsorganen damit ihre Arbeit erleichtern. Setzen Sie sich zum Essen stets hin, dann können Sie es besser genießen. Decken Sie den Esstisch schön ein und legen Sie die Gabel zwischen den einzelnen Bissen immer wieder hin. Denken Sie darüber nach, wie Ihr Essen schmeckt und was es Ihrem Körper an Positivem bringt. Machen Sie das Essen zu einem genussvollen Akt für Körper und Geist – Ihr Verdauungssystem wird es Ihnen danken! Ihr Gehirn achtet ebenso genau darauf, was Sie essen, wie Ihr Magen.

Kapitel 14

Giftstoffe

Das Leben im 21. Jahrhundert ist von erstaunlichen technologischen Fortschritten geprägt, die die Menschen weltweit miteinander verbinden und viele einstmals schwierige Aufgaben zum bloßen Kinderspiel machen. Doch die Kehrseite der Medaille ist der Schaden, den dieses moderne Leben unserem Planeten – und natürlich auch uns selbst – zufügt. Eine der tragischsten Tatsachen unseres Lebens besteht darin, dass wir keine saubere Welt mehr bewohnen. Sie meinen, wenn Sie Lebensmittel aus biologischem Anbau und umweltfreundliche Reinigungsmittel kaufen und hauptsächlich Kosmetika und Körperpflegeprodukte mit natürlichen Inhaltsstoffen verwenden, müsste doch eigentlich alles im grünen Bereich sein? Leider lautet die Antwort »Nein«. Wir sind von morgens bis abends und auf Schritt und Tritt von Giftstoffen umgeben, sodass Sie selbst mit einem relativ gesunden Lebensstil nicht gegen diese Gefahren gefeit sind. In den USA beispielsweise sind zwischen 80 000 und 85 000 Chemikalien zugelassen, doch nur 200 davon wurden gründlichen Tests unterzogen, und in vielen dieser Untersuchungen ging es nur um die Auswirkungen auf erwachsene Männer – und das auch nur in Umgebungen, in denen man diesen Chemikalien über längere Zeit ausgesetzt ist. Da Sie mit einer Vielzahl an schädlichen chemischen Substanzen durch die Luft, an Land oder durchs Grundwasser in Berührung kommen, ihnen also nicht ausweichen können, müssen Sie wissen, wie man sich davor schützt.

Als ich noch klein war, gehörte es zu meinen Haushaltspflichten, die Bäder in unserem Haus mit scharfen Chemikalien zu reinigen. Schon bald bekam ich jede Woche, nachdem ich diese Arbeit erledigt hatte, furchtbare Migräneanfälle. Damals gab es noch keine biologischen Reinigungsmittel mit natürlichen Inhaltsstoffen, ich wusste nur, dass die Haushaltsprodukte, die wir – ebenso wie alle anderen Menschen – verwendeten, mich krank machten.

Wie bereits erwähnt, erfuhr ich später, dass ich meinen chaotischen Hormonhaushalt in erster Linie von meiner Großmutter geerbt habe, die in ihren Zwanzigern sogenannten endokrinen Disruptoren – chemischen Substanzen, die das Hormonsystem stören können – ausgesetzt gewesen war. Doch zum Glück können Sie vieles tun, um Ihre Giftstoffbelastung zu reduzieren und Ihr Lebensumfeld sauberer zu gestalten. Und zwar jetzt gleich! Ändern Sie Ihre Ernährungsweise und Ihr Essverhalten. Werfen Sie gesundheitsschädliche Körperpflege-, Schönheits- und Reinigungsmittel weg und ersetzen Sie sie durch gesündere, kostengünstigere, selbst gemachte Produkte. Sie werden kaum glauben, um wie viel fitter und vitaler man sich dann gleich fühlt. Und Sie werden über die Reinigungskraft und Wirksamkeit dieser natürlichen Putzmittel und Körperpflegeprodukte staunen – vor allem, wenn Sie sie zusätzlich auch noch mit ätherischen Ölen anreichern.

Was richten Giftstoffe in unserem Körper an?

Viele Menschen wissen gar nicht, wie die Giftstoffbelastung, der sie ausgesetzt sind, sich auf ihren Hormonhaushalt auswirkt. Ich schon, denn als Hormonexpertin habe ich jahrzehntelang erforscht, wie Chemikalien das weibliche Hormon- und Fortpflanzungssystem beeinflussen! Das ist wie ein gigantischer Eisberg, der immer weiter anwächst: In Ihrem Organismus haben sich jahrzehntelang chemische Substanzen und Giftstoffe angesammelt, die Ihre lebenswichtigen Organe und Körpersysteme belasten. Leber und Nieren können nur eine bestimmte Menge dieser Toxine aus Ihrem Körper herausfiltern, und wenn Ihre Entgiftungsorgane überlastet sind, richten diese Chemikalien verheerende gesundheitliche Schäden an. Hier ein paar Begriffe, die Sie kennen sollten:

Umweltschadstoffe verunreinigen unter anderem unser Wasser und unsere Lebensmittel. Meist handelt es sich dabei um Chemikalien, allgemeine Umweltverschmutzung, aber auch um schädliche Strahlen. Jede Substanz mit gleichbleibender chemischer Zusammensetzung bezeichnet man als Chemikalie.

Chemikalien sind natürliche oder synthetische Stoffe, die den Körper belasten können. Am häufigsten sind sie in Umweltschadstoffen, verarbeiteten Lebensmitteln, Xenoöstrogenen und in vielen Produkten enthalten, die wir in unserem täglichen Leben verwenden.

Strahlung entsteht, wenn hochenergetische Teilchen sich negativ auf unsere Zellstrukturen und unsere DNA auswirken. Die häufigste Form der Strahlung kommt von der Sonne.

Toxische Belastung ist ein Sammelbegriff für die Menge und die Auswirkungen dieser Substanzen, die sich im Lauf der Zeit in uns angesammelt haben, auf unseren Körper und die daraus entstehende Belastung für unsere Organe und Systeme. Alles, was nicht auf natürlichem Weg durch Leber und Nieren aus unserem Körper herausgefiltert werden kann, verursacht Schäden – so lange, bis wir etwas tun, um diese negativen Auswirkungen rückgängig zu machen.

Wie reagiert unser Körper auf Giftstoffe?

Toxine stürmen aus verschiedensten Richtungen auf unseren Körper ein, doch die direkte Belastung durch Lunge, Verdauungssystem und/oder die Haut ist bei Weitem am schlimmsten. Glücklicherweise ist unser Körper mit guten Abwehrmechanismen gegen Giftstoffe ausgestattet: mit den Schleimhäuten in Mund, Nase und Rachen und den starken Immunzellen in unserer Lunge. Auch wenn wir nicht immer Kontrolle darüber haben, welche Luft wir atmen oder welchen Umweltschadstoffen wir ausgesetzt sind, können wir doch unser persönliches Lebensumfeld beeinflussen – wir können selbst entscheiden, welchen Substanzen wir unseren Körper innerlich und äußerlich aussetzen und von welchen Lebensmitteln wir uns ernähren.

Giftstoffe in Lebensmitteln und Getränken

Unsere Nahrungsquellen werden in zunehmendem Maß manipuliert – oft von skrupellosen Unternehmen, denen es mehr um ihre Gewinne als um unsere Gesundheit geht. Viele Lebensmittel, die nicht aus biologischem Anbau stammen, sind mit Schädlings- und Unkrautvernichtungsmitteln verunreinigt. Und wissenschaftliche Untersuchungen haben gezeigt: Je mehr Schädlingsbekämpfungsmittel (Pestizide) wir einsetzen, umso resistenter werden die Pflanzenschädlinge dagegen – diese Mittel machen sich durch ihren Einsatz also praktisch selbst unwirksam. Und die Lösung? Man verwendet einfach noch mehr Pestizide.

Um solche Lebensmittel zu vermeiden, sollten Sie Produkte wählen, die mit dem Bio-Siegel gekennzeichnet sind; oder kaufen Sie Ihre Lebensmittel auf dem Bauernmarkt oder im Naturkostladen. Nutzen Sie außerdem eine App, die Ihnen bei der Auswahl Ihrer Lebensmittel hilft.

Eine weitere Form von Giftstoffen, die Sie Ihrem Körper möglicherweise zuführen, ohne es zu wissen, sind Schwermetalle wie Quecksilber, Aluminium, Blei, Nickel und Arsen. Diese Schwermetalle, die in der Luft, in Lebensmitteln, Getränken, Metallfüllungen von Zähnen, Haushaltsreinigern, ja sogar in unserem Trinkwasser vorkommen, können großen oxidativen Stress und erhebliche Zellschäden verursachen, vor allem in den Mitochondrien. Außerdem können sie wichtige Mineralstoffe und Kofaktoren aus unserem Körper verdrängen, den Antioxidanzienspiegel senken und als endokrine Disruptoren nicht zuletzt auch unseren Hormonhaushalt durcheinanderbringen.

Die »Dirty Dozen« und »Clean 15« der EWG

Die Environmental Working Group (EWG) bewertet alljährlich amerikanische landwirtschaftliche Erzeugnisse, analysiert die vom Landwirtschaftsministerium der Vereinigten Staaten durchgeführten Tests und gibt Empfehlungen für die allgemeine Öffentlichkeit. Im Jahr 2017 stellte diese Arbeitsgruppe fest, dass in den von ihr untersuchten Proben 70 Prozent unserer häufigsten landwirtschaftlichen Produkte mit 178 verschiedenen Pestiziden und Rückständen verunreinigt waren – selbst nachdem man sie gesäubert und geschält hatte. Die gute Nachricht lautet, dass Sie die meisten dieser Giftstoffe vermeiden können, indem Sie von den »Dirty Dozen« nur Produkte aus biologischem Anbau kaufen und außerdem regelmäßig Lebensmittel von der Liste der »Clean 15« wählen.

Dirty Dozen

(In absteigender Reihenfolge – von den am stärksten bis zu den am wenigsten verunreinigten Produkten – aufgelistet)

- Erdbeeren
- Spinat
- Nektarinen
- Äpfel
- Pfirsiche
- Sellerie
- Weintrauben
- Birnen
- Kirschen
- Tomaten
- Paprika
- Kartoffeln
- Chilis (Bonuseintrag!)

Clean 15

(In absteigender Reihenfolge aufgelistet – von den saubersten bis hin zu den Produkten, in denen maximal vier verschiedene Pestizide nachweisbar waren)

- Zuckermais
- Avocados
- Ananas
- Kohl
- Zwiebeln
- Erbsen (Tiefkühl)
- Papayas
- Spargel
- Mangos
- Auberginen
- Honigmelone
- Kiwis
- Cantaloupe-Melone
- Blumenkohl
- Grapefruit

Toxine, die unser Körper selbst erzeugt

Dadurch, dass die Nahrung in unserem Körper in Energie umgewandelt wird, entstehen oxidative Nebenprodukte (sogenannte freie Radikale). Das ist ein völlig normaler Vorgang. Doch wenn Ihre Zellen nicht genug von den richtigen Nährstoffen erhalten, fehlt es ihnen womöglich an den nötigen Substanzen zur Neutralisation freier Radikale. Dadurch kann Ihre DNA Schaden nehmen und der Alterungsprozess sich beschleunigen, was wiederum die Entstehung von chronischer Immunschwäche und anderen Krankheiten wie Krebs, Diabetes, Herz-Kreislauf- und neurodegenerativen Erkrankungen begünstigt. Auch übermäßige körperliche Aktivität, Infektionen oder Verletzungen können das Gleichgewicht zwischen Antioxidanzien und freien Radikalen stören, das wir zur Aufrechterhaltung unserer normalen Körperfunktionen benötigen. Durch den Verzehr möglichst vieler Lebensmittel mit hohem Gehalt an Antioxidanzien können Sie freie Radikale in Schach halten.

Darüber hinaus leiden viele Menschen, die sich nicht ausgewogen ernähren, aufgrund von Giftstoffen in ihrem Verdauungstrakt unter Verdauungsträgheit. Wie ich bereits im vorigen Kapitel erklärt habe, beginnt der Entzündungsprozess, der Krankheiten verursacht, im Darm. Daher ist es sehr wichtig, viele ballaststoffreiche Lebensmittel zu essen, um Allergene und Giftstoffe in Ihrer Nahrung so schnell wie möglich auszuscheiden.

Nicht zuletzt können sich unter bestimmten Bedingungen Infektionserreger wie Bakterien, Viren, Schimmelpilze, Parasiten, Hefepilze und andere Organismen in Ihrem Körper einnisten. Viele dieser Krankheitserreger fühlen sich vor allem in einem Verdauungstrakt mit übermäßig saurem Milieu wohl, in dem nicht genügend gesunde Bakterien leben. Wenn dann auch noch die Giftstoffe aus unserer Nahrung, aus Umweltschadstoffen und Schwermetallen und unser allgegenwärtiger Stress hinzukommen, wird das Immunsystem geschwächt und die Darmgesundheit beeinträchtigt. Eine ausgewogene Darmflora und ein gesunder Körper sind Ihr bester Schutz vor solchen schädlichen Einflüssen, denn dann kann Ihr Körper diese Giftstoffe verarbeiten und ausscheiden.

Umweltgifte in Ihren eigenen vier Wänden – und draußen im Freien

Außer den freien Radikalen, die im eigenen Körper entstehen, können auch äußere Einflüsse wie Zigarettenrauch, industrielle Lösungsmittel, Ozonbelastung, Arzneimittel, Pestizide, Umweltschadstoffe und schädliche Strahlen uns krank machen.

Auch wenn wir vielleicht glauben, zumindest in unseren Häusern geschützt zu sein, ist die Luft in unseren Häusern laut Berichten der Environmental Protection Agency (EPA, US-amerikanische Umweltschutzbehörde) in der Regel zwei- bis fünfmal so stark mit Schadstoffen belastet wie die Luft draußen! Unter anderem atmen Sie tagtäglich Giftstoffe aus Reinigungsmitteln, Raumsprays, Farbstoffen, Teppichböden, Möbeln, chemisch gereinigten Kleidungsstücken und schmutzigen Filtern von Klimaanlagen ein. Hinzu kommt dann auch noch der Rauch, der bei der Zubereitung von Mahlzeiten in Ihrer Küche entsteht. In neueren Gebäuden, die von ihrer Bauweise her zwar vielleicht energieeffizienter sind, aber keine gute Belüftung haben oder deren Fenster sich nicht mehr ganz öffnen lassen, ist dieses Problem besonders gravierend. Vielen Bürogebäuden und Hotels, in denen dieselbe Luft immer wieder umgewälzt wird (sodass die Bewohner immer wieder den gleichen Schadstoffen ausgesetzt sind), wird sogar eine neue Krankheit namens »Sick-Building-Syndrom« zugeschrieben.

Mein Mann und ich wohnen in einem älteren Haus, in dem wir im Schlafzimmer glücklicherweise wunderbare Fenstertüren haben, die sich vollständig öffnen lassen und zu einem Innenhof mit einem Avocadobaum hinausgehen. Ich sitze bei der Arbeit ständig vor solchen Fenstertüren, und genau wie unsere Fenster halten wir diese immer geöffnet, sofern das Wetter es erlaubt, um eine optimale Luftzirkulation zu ermöglichen. Auch unsere Diffuser laufen fast ständig, sodass die ätherischen Öle Luftschadstoffen dank ihrer antimikrobiellen Eigenschaften innerhalb von 30 bis 60 Minuten den Garaus machen können. Auch wenn die Umwelt außerhalb unserer eigenen vier Wände sich unserer Kontrolle entzieht, können wir doch wenigstens unser Wohnumfeld schützen, indem wir hochwertige ätherische Öle in den Räumen vernebeln und unsere Pflegeprodukte und Putzmittel selbst herstellen.

In diesem Kapitel stelle ich Ihnen verschiedene Methoden vor, mit denen Sie Ihr Zuhause von Giftstoffen befreien können. Sie werden begeistert sein! Fangen Sie klein an, ersetzen Sie ein schädliches Produkt nach dem anderen durch eine gesündere Alternative und experimentieren Sie mit Düften und natürlichen Inhaltsstoffen, um die Kombinationen zu finden, die Ihnen am meisten zusagen. Sie werden staunen, wie viel Geld Sie dadurch sparen und wie einfach es ist, Ihr Zuhause mit einem kleinen Arsenal an Zutaten in hervorragendem Zustand zu halten!

Umweltgifte in Körperpflegeprodukten

Vor allem wir Frauen laufen durch unsere Körperpflegeprodukte und Kosmetika Gefahr, unseren Körper zu vielen endokrinen Disruptoren auszusetzen. Die durchschnittliche Frau trägt jeden Tag rund zwölf Produkte auf ihre Haut auf, die insgesamt etwa 126 verschiedene Inhaltsstoffe enthalten – und der Großteil dieser Inhaltsstoffe wurde noch nie von einer öffentlich hierfür verantwortlichen Institution wie der Food and Drug Administration (FDA, US-amerikanische Lebensmittel- und Arzneimittelzulassungsbehörde) auf ihre Sicherheit hin untersucht. Das ist umso beängstigender, als unsere Haut alles aufsaugt, was auf sie aufgetragen wird – somit kann der Körper einer Frau allein im Rahmen ihrer Schönheitspflege mehrere Pfund Giftstoffe pro Jahr aufnehmen!

Erschreckenderweise beharren die FDA und die Kosmetikunternehmen weiterhin darauf, dass diese Chemikalien, wenn man sie nur in kleinen Mengen pro Tag verwendet, kein unmittelbares Risiko darstellen. Dabei gibt es überzeugende wissenschaftliche Erkenntnisse, die einen Zusammenhang zwischen den in diesen Körperpflegeprodukten enthaltenen gefährlichen Giftstoffen bzw. synthetischen Substanzen und Fortpflanzungsstörungen, Autoimmunerkrankungen, Allergien, ja sogar Krebs sehen. Konservierungsstoffe wie die in vielen Ländern verbotenen Parabene und Phthalate, die mancherorts noch für die Herstellung von Duftstoffen, Kosmetika und Haarpflegeprodukten verwendet werden, sind sogar in der Muttermilch und in Körpergeweben nachweisbar.

Wenn Sie die Zutatenlisten Ihrer Körperpflegeprodukte genau studieren, können Sie sich vor solchen Gefahren schützen, und doch sind die Hersteller sehr geschickt darin, irreführende Informationen zu liefern. In den USA besteht die einzige Vorgabe, an die sie sich halten müssen, darin, dass arzneimittelähnliche Inhaltsstoffe in einem Kästchen mit der Überschrift »Active Ingredients« aufgeführt werden und andere Inhaltsstoffe je nach ihrem prozentualen Anteil in absteigender Reihenfolge aufgelistet werden müssen. Das Kosmetikrecht der EU sieht hingegen lediglich vor, dass sämtliche Bestandteile (»Ingredients«) eines Kosmetikprodukts nach ihrem Gewichtsanteil aufgelistet werden, und zwar ebenfalls in absteigender Reihenfolge. Für die Kennzeichnung von Duftstoffen gelten besondere Regelungen.

Wenn Sie also bestimmte Inhaltsstoffe nicht erkennen, schlagen Sie die Bedeutung der komplizierten chemischen Namen auf der Verpackung im Internet nach! Manche dieser Substanzen klingen giftig, sind aber in Wirklichkeit ungefährlich und sogar wirksam, wie beispielsweise Vitaminderivate. Doch andere Inhaltsstoffe werden mit Sicherheit nicht ganz so harmlos sein.

Da es so schwierig ist, diese Etiketten zu entschlüsseln und zu beurteilen, welche der darin aufgeführten Substanzen giftig sind und welche nicht, empfehle ich Ihnen dringend, möglichst viele Körperpflegeprodukte selbst herzustellen. Diese Produkte werden Ihnen nicht nur guttun – vor allem, wenn sie mit ätherischen Ölen angereichert sind und dadurch gleichzeitig wunderbar riechen –, sondern auch nur einen Bruchteil ihrer im Laden gekauften Pendants kosten. Ich erkläre meinen Patientinnen immer, dass man die meisten Inhaltsstoffe ihrer Körperpflegeprodukte auch essen können sollte. Natürlich empfehle ich nicht, sie tatsächlich zu essen – aber es sollte möglich sein! Minimale Mengen an Inhaltsstoffen mit aussprechbaren Namen sind stets ungefährlicher als fragwürdige Wirkstoffe, deren Bezeichnungen Sie nicht kennen.

Giftstoffe und Hormonhaushalt

Was stellen all diese Giftstoffe und Chemikalien mit unseren Hormonen an? Es handelt sich dabei um endokrine Disruptoren (EDs), die unsere normale Hormonfunktion verändern, indem sie an Hormonrezeptoren binden, sie dadurch blockieren und sich negativ auf unser Gehirn, unser Fortpflanzungssystem und unseren Stoffwechsel auswirken. Bei Frauen können chemische Konservierungsmittel und Kunststoffe wie BPA, Parabene und Phthalate die Fortpflanzung und Fruchtbarkeit negativ beeinflussen und zu einem vorzeitigen Beginn der Wechseljahre führen. Wie bereits in Kapitel 9 erwähnt, haben die in manchen Lebensmitteln und Körperpflegeprodukten enthaltenen Xenoöstrogene eine ähnliche Wirkung wie das weibliche Geschlechtshormon Östrogen und können eine Östrogendominanz und andere hormonelle und körperliche Probleme verursachen. Bei Männern können diese Chemikalien zu Unfruchtbarkeit, Missbildungen der Genitalien, ja sogar Krebs führen.

Hier die häufigsten EDs und ihre Auswirkungen auf den Hormonhaushalt:

Arsen

Kommt vor in: Lebensmitteln und Trinkwasser, Tabak
Toxische Wirkung: krebserregend, endokriner Disruptor

Atrazin

Kommt vor in: Nutzpflanzen wie Mais, Hirse, Zuckerrohr, Macadamianüssen und Bohnen, Trinkwasser, auf Spiel- und Sportplätzen, Rasenflächen und in immergrünen Bäumen
Toxische Wirkung: Unkrautvernichtungsmittel, endokriner Disruptor

Bisphenol A (BPA)

Die Fachzeitschrift *Environmental Health Perspectives* hat von 2007 bis 2013 Studien zum Thema BPA ausgewertet und festgestellt, dass diese Substanz Fortpflanzungs- und Entwicklungsprobleme bei Tieren, aber auch bei menschlichen Föten und Neugeborenen verursachen kann. In diesen Studien wurde BPA als Fortpflanzungsgift und endokriner Disruptor eingestuft, der eine Gefahr für verschiedene Körpersysteme darstellen kann.
Kommt vor in: Kunststoffen
Toxische Wirkung: Xenoöstrogen

Blei

Kommt vor in: Batterien, Munition, alten Rohren, alten Farben, Dichtungsmaterial und Keramik
Toxische Wirkung: endokriner Disruptor, wirkt sich insbesondere negativ auf die HPA-Achse aus; potenziell krebserregend

Brandschutzmittel

Kommen vor in: Baumaterialien, elektronischen Geräten, Möbeln, Textilien (vor allem Kinderschlafanzügen)
Toxische Wirkung: endokrine Disruptoren, haben eine ähnliche Wirkung wie Schilddrüsenhormone

Dioxin und Furan

Nebenprodukte industrieller Prozesse
Kommen vor in: unserer ganzen Umwelt, Lebensmitteln (vor allem im Fettgewebe von Tieren)
Toxische Wirkung: krebserregend, endokrine Disruptoren

Glykolether

Kommen vor in: Farben, Reinigungsmitteln, Bremsflüssigkeit, Kosmetika
Toxische Wirkung: endokrine Disruptoren

Organophosphorpestizide

Kommen vor in: Schädlingsbekämpfungsmitteln
Toxische Wirkung: endokrine Disruptoren, wirken sich vor allem negativ auf die Testosteron- und Schilddrüsenhormonspiegel aus; krebserregend

Perchlorat

Kommt vor in: Substanzen zur chemischen Reinigung, landwirtschaftlichen Erzeugnissen, Milch und Wasser, Raketentreibstoff, Zündhölzern und Pyrotechnika, Düngemitteln, Natriumhypochlorit (Chlorbleichlauge)
Toxische Wirkung: wirkt sich negativ auf die Schilddrüsenhormonspiegel aus

Perfluorierte Chemikalien (PFCs)

Kommen vor in: Antihaft-Kochgeschirr, wasserdichten Beschichtungen für Möbel, bestimmten Lebensmittelverpackungen und Produkten anderer Branchen
Toxische Wirkung: endokrine Disruptoren, wirken sich vor allem negativ auf die Schilddrüsen- und Geschlechtshormonspiegel aus; potenziell krebserregend

Phthalate

Kommen vor in: Lebensmittelbehältern aus Kunststoff, Kinderspielzeug, PVC-Frischhaltefolie (Recyclingcode 3), Körperpflegeprodukten (in der Zutatenliste als »Duftstoff« aufgeführt) und Hunderten anderer Produkte, von Vinylbodenbelägen und Klebstoffen bis hin zu Reinigungsmitteln und medizinischen Schläuchen
Toxische Wirkung: endokrine Disruptoren, potenziell krebserregend

Quecksilber

Wird bei der Verbrennung von Kohle in die Atmosphäre abgegeben
Kommt vor in: Luft und Meer; mit Methylquecksilber verunreinigten Meeresfrüchten
Toxische Wirkung: endokriner Disruptor

Emotionale Auslöser

Stress ist nach wie vor für viele Menschen der wichtigste emotionale Auslöser – und wenn wir unser Wissen über unsere Giftstoffbelastung und die Bedrohung durch Umweltgifte erweitern, werden wir uns erst recht gestresst fühlen! Und wenn diese Giftstoffe anfangen, sich negativ auf Ihren Hormonhaushalt auszuwirken, wird es erst recht schwierig, Ihre Stimmung in den Griff zu bekommen und sich geerdet zu fühlen. Daher ist es schon ein sehr guter Anfang, die Tipps in Kapitel 5 zu befolgen, um etwas von dem Stress in Ihrem Leben abzubauen. Doch die größte Veränderung werden Sie spüren, wenn Sie die toxischen Produkte in Ihrem Haus bzw. Ihrer Wohnung durch giftfreie Alternativen ersetzen. Sie können nicht nur von innen nach außen, sondern auch von außen nach innen etwas für Ihre Stimmung tun!

Was kann man mit ätherischen Ölen gegen die Giftstoffbelastung tun?

Die folgenden Öle sind sinnvoll, um den Körper bei der Entgiftung zu unterstützen.

Die besten ätherischen Öle zur Luftreinigung und Entgiftung

Cilantro (*Coriandrum sativum*)

- Hat bei innerlicher Einnahme eine stark entgiftende Wirkung und wirkt sich dadurch positiv auf die Verdauung aus
- Sorgt für ein gesundes Immun- und Nervensystem
- Befreit Ihr Zuhause von unerwünschten Gerüchen und reinigt die Luft

Aromatherapie

- 2 Tropfen zusammen mit 2 Tropfen Grapefruit- oder Zitronenöl im Diffuser vernebeln
- 3–4 Tropfen im Diffuser vernebeln

Äußerliche Anwendung

- 1–2 Tropfen mit einem Trägeröl verdünnen und überall einmassieren, wo es nötig ist
- 1–2 Tropfen mit einem Trägeröl verdünnen und für eine Bauchmassage verwenden

Grapefruit (*Citrus × paradisi*)

- Hebt die Stimmung, vermittelt positive Gefühle und lindert Stress und Ängste
- Spült bei innerlicher Einnahme Giftstoffe, die sich im Körper angesammelt haben, heraus und fördert einen gesunden Stoffwechsel
- Steigert die Motivation, schenkt dem Körper neue Energie und hilft gegen Heißhungerattacken

Aromatherapie

- 3–4 Tropfen im Diffuser vernebeln
- 1 Tropfen auf einen Wattebausch geben und die Watte dorthin stecken, wo das Öl zum Desodorieren und Reinigen gebraucht wird

Äußerliche Anwendung

- 1–2 Tropfen mit einem Trägeröl mit Bio-Jojobaöl verdünnen und auf Hautunreinheiten auftragen
- 1–2 Tropfen mit einem Trägeröl verdünnen und in den Körper (vor allem in Nacken und Schultern) einmassieren
- Das Öl in selbst gemachte Duschgels und Peelings geben

Warnhinweis: Zitrusöle sind phototoxisch – also setzen Sie sich mindestens 12 Stunden nach der äußerlichen Anwendung keinem direkten Sonnenlicht aus!

Lavendel (*Lavandula angustifolia*)

- Beruhigt und entspannt Körper und Geist und baut Stress ab
- Fördert einen guten, erholsamen Schlaf, damit der Körper sich regenerieren kann
- Lindert leichte Hautirritationen

Aromatherapie

- 3–4 Tropfen im Diffuser vernebeln
- Ein paar Tropfen auf Kopfkissen oder Bettwäsche geben
- Ein paar Tropfen in ein Potpourri oder auf den Karton im Inneren der Toilettenpapierrolle geben

Äußerliche Anwendung

- 1–2 Tropfen mit einem Trägeröl verdünnen und in die Pulspunkte einmassieren
- 1–2 Tropfen mit einem Trägeröl verdünnen und auf die Fußsohlen auftragen
- Das Öl in Ihre selbst gemachten Körperpflegeprodukte geben, um gereizte Haut zu beruhigen
- 3–4 Tropfen in ein warmes Bad geben, in dem Sie vorher 90 g Bittersalz aufgelöst haben

Pfefferminze (*Mentha piperita*)

- Öffnet auf natürliche Weise die Atemwege und fördert eine gesunde Atemwegsfunktion
- Belebt die Sinne und regt das Konzentrationsvermögen an
- Sorgt für eine gesunde Funktion der Verdauung und anderer durch Giftstoffe beeinträchtigter wichtiger Organe

Aromatherapie

- 2 Tropfen Pfefferminzöl zusammen mit 2 Tropfen eines Zitrusöls im Diffuser vernebeln
- 1 Tropfen verdünnen, in den Handflächen verreiben, die Hände trichterförmig über die Nase legen und tief einatmen

Äußerliche Anwendung

- 1–2 Tropfen mit einem Trägeröl verdünnen und in den Brustkorb einmassieren
- 5 Tropfen in ein 60-ml-Sprühfläschchen aus Glas geben, mit destilliertem Wasser auffüllen und das Gesicht damit einsprühen

Warnhinweis: Pfefferminzöl enthält Menthol und hat eine kühlende Wirkung. Im Falle einer Kreuzkontamination nicht mit Wasser, sondern immer mit einem Träger- oder Pflanzenöl verdünnen!

Rosmarin (*Rosmarinus officinalis*)

- Verbessert Erinnerungs- und Konzentrationsvermögen und die kognitiven Fähigkeiten
- Fördert die Verdauung und die Funktion der inneren Organe und sorgt für eine gesunde Atmung
- Hilft gegen innere Anspannung, nervöse Energie und Müdigkeit

Aromatherapie

- 3–4 Tropfen im Diffuser vernebeln
- 2 Tropfen zusammen mit 1 Tropfen Pfefferminzöl im Diffuser vernebeln

Äußerliche Anwendung

- 3–4 Tropfen in ein warmes Bad geben, in dem Sie vorher 90 g Bittersalz aufgelöst haben
- 2–3 Tropfen in Shampoo, Conditioner oder sonstige Haarpflegeprodukte geben
- 1–2 Tropfen mit einem Trägeröl verdünnen und in den Körper einmassieren, besonders wirksam in Kombination mit Pfefferminzöl; für eine besonders entspannende Massage kombinieren Sie das Rosmarinöl mit Lavendelöl

Wacholderbeere (*Juniperus communis*)

- Reinigt die Luft
- Sorgt für eine gesunde Funktion der Nieren und Harnwege
- Wirkt auf natürliche Weise entgiftend und hat eine beruhigende, erdende Wirkung auf Körper und Geist

Aromatherapie

- 3–4 Tropfen im Diffuser vernebeln
- 2 Tropfen zusammen mit 2 Tropfen Bergamotte-, Grapefruit- oder Zitronenöl im Diffuser vernebeln

Äußerliche Anwendung

- 1–2 Tropfen mit einem Trägeröl verdünnen und direkt in die Haut einmassieren, um sie zu straffen und Hautunreinheiten zu bekämpfen
- 1–2 Tropfen in die »Reinigende und entgiftende Heilerde-Gesichtsmaske« (Seite 217) geben

Wendys Geschichte

Die 45-jährige Kosmetikerin und Schönheitsberaterin Wendy klagte über starke nächtliche Schweißausbrüche, zu schwaches sexuelles Verlangen und ein- bis zweimal wöchentliche Migräneanfälle. Außerdem litt sie im Rahmen ihres Menstruationszyklus immer wieder unter Reizbarkeit und Stimmungsschwankungen. Wie sie mir erklärte, hatte sie bereits seit über fünf Jahren Migräne, aber ihre Anfälle wurden immer schlimmer. Sie vermutete, dass ihr Hormonhaushalt durcheinandergeraten war, konnte sich aber nicht erklären, warum, da sie noch nicht in den Wechseljahren war.

Wendy litt unter einer Östrogendominanz in Kombination mit perimenopausalen Beschwerden und zu starker toxischer Belastung. Ich empfahl ihr folgende Selbsthilfemaßnahmen:

- Das 14-Tage-Rettungsprogramm zur Entgiftung ihres Körpers und zur Verbesserung ihrer Darmgesundheit
- Pfefferminz-, Lavendel- und Weihrauchöl gegen Verspannungen im Kopf- und Nackenbereich
- Um ihre Giftstoffbelastung zu reduzieren, sollte sie ihre Praxis und ihr Haus durchforsten und sämtliche toxischen Hautpflegeprodukte und Kosmetika entsorgen. Außerdem sollte sie in Zukunft keine Hautpflege- und Make-up-Produkte mehr verwenden, die schädliche Chemikalien enthalten
- Zur Verbesserung und Stabilisierung ihrer Stimmung den ganzen Tag über die Inhalatormischungen »Ungetrübtes Glück« und »Stimmungskanone« (Seite 167) anwenden; gegen Reizbarkeit und Stress Bergamotte- und Lavendelöl hinzufügen
- Gegen Nachtschweiß immer ein Anti-Hitzewallungs-Spray aus Pfefferminz-, Muskatellersalbei- und Lavendelöl auf dem Nachttisch stehen haben
- Erhöhung der Flüssigkeitszufuhr zur Entgiftung ihrer Organe: morgens und abends Wasser mit Zitronensaft und ätherischem Zitronenöl trinken oder sich Detox-Wasser zubereiten
- Nahrungsergänzungsmittel: Multivitaminpräparat, 200 mg S-Acetyl-Glutathion, abends Löwenzahntee und 500 mg Mariendistel
- Reinigungsprodukte mit ätherischen Ölen und natürlichen Inhaltsstoffen selbst herstellen und Kunststoffe aus ihrem Haushalt entfernen

Schon nach sieben Wochen berichtete Wendy, dass sie seitdem nur noch einen einzigen Migräneanfall gehabt und zweieinhalb Kilo abgenommen hatte, außerdem litt sie seltener unter Nachtschweiß. Sie entfernte alle Plastikmaterialien und toxischen Produkte aus ihrem Haushalt. Statt der Hautpflegeprodukte, mit denen sie als Kosmetikerin bisher gearbeitet hatte, verwendete sie jetzt eine Biomarke, und ihre Kundinnen waren ganz begeistert davon. Wendy fiel auf, dass ihre Stimmung sich deutlich verbessert hatte. »Ich bin jetzt viel fröhlicher und nehme nicht mehr alles so schwer«, erklärte sie mir. »Ich hatte ja gar keine Ahnung, wie negativ meine Hautpflege- und Make-up-Produkte sich auf meinen Körper und meinen Hormonhaushalt auswirkten. Zwar war es ziemlich aufwendig, alle meine Produkte selbst herzustellen, aber ich bin froh darüber, dass ich es getan habe. Seitdem mein Körper frei von Giftstoffen ist, fühle ich mich wie neugeboren.«

Zitrone (*Citrus limon*)

- Reinigt den Körper von angesammelten Giftstoffen und hebt die Stimmung
- Wirksamer Reiniger für harte Oberflächen
- Sorgt durch seinen hohen Gehalt an Antioxidanzien für gesunde Atmungs- und Verdauungsorgane

Aromatherapie

- 3–4 Tropfen im Diffuser vernebeln
- 1 Tropfen verdünnen, in den Handflächen verreiben, die Hände trichterförmig über die Nase legen und tief einatmen
- 3 Tropfen Zitronen- und 1 Tropfen Pfefferminzöl im Diffuser vernebeln

Äußerliche Anwendung

- 1–2 Tropfen mit einem Trägeröl verdünnen und auf den Brustkorb auftragen, um Schleim zu lösen und dem Körper bei der Ausscheidung von Giftstoffen zu helfen; als Nächstes verdünntes Pfefferminzöl zur Unterstützung der Atemwege auftragen
- Als natürlichen Fettlöser in Ihre selbst gemachte Handseife geben
- Ihr selbst gemachtes Peeling damit anreichern

Warnhinweis: Zitrusöle sind phototoxisch – also denken Sie daran, das Öl zu verdünnen, und setzen Sie sich mindestens 12 Stunden nach äußerlicher Anwendung keinem direkten Sonnenlicht aus!

Innerliche Anwendung

- 1–2 Tropfen Öl auf 500 ml Wasser in eine Flasche aus Edelstahl oder Glas geben und das Wasser den ganzen Tag über trinken
- 1 Tropfen in Ihren täglichen grünen Smoothie geben

Ätherische Ölmischungen

Die folgenden Ölmischungen können gegen Giftstoffe helfen.

Diffusermischungen für die Aromatherapie

Belebende und konzentrationsstärkende Diffusermischung

3 Tropfen Grapefruit- oder Zitronenöl
2 Tropfen Pfefferminzöl

Belebende und desodorierende Diffusermischung

3 Tropfen Grapefruitöl
2 Tropfen Pfefferminzöl
2 Tropfen Limettenöl

Luftreinigende Diffusermischung

2 Tropfen Grapefruitöl
2 Tropfen Zitronenöl
1 Tropfen Teebaumöl
1 Tropfen Rosmarinöl

Diffusermischung »Atmen und empfangen«

2 Tropfen Eukalyptusöl
2 Tropfen Pfefferminzöl
1 Tropfen Teebaumöl
1 Tropfen Zitronenöl

Inhalatormischungen für die Aromatherapie

Inhalatormischung »Hilfe gegen Allergien«

5 Tropfen Lavendelöl
5 Tropfen Zitronenöl
5 Tropfen Pfefferminzöl

Inhalatormischung für ein gesundes Immunsystem

4 Tropfen Teebaumöl
4 Tropfen Rosmarinöl
4 Tropfen Weihrauchöl
3 Tropfen Zitronenöl

Inhalatormischung »Tiefenatmung«

4 Tropfen Pfefferminzöl
4 Tropfen Eukalyptusöl
3 Tropfen Lavendelöl
2 Tropfen Zitronenöl

Roll-on-Ölmischungen zur äußerlichen Anwendung

Roll-on-Ölmischung »Liebe deine Leber«

5 Tropfen Geranienöl
5 Tropfen Fenchelöl
3 Tropfen Grapefruitöl
3 Tropfen Ingweröl
2 Tropfen Rosmarinöl
Trägeröl nach Wahl

Die Öle in ein 10-ml-Roll-on-Fläschchen aus Glas geben und mit dem Trägeröl auffüllen. Kugel und Deckel wieder aufsetzen und das Fläschchen schütteln, um die Öle miteinander zu vermischen. Die Mischung auf Höhe der Leber auftragen und sanft in den Körper einmassieren.

Roll-on-Ölmischung zur Entgiftung und für einen gesunden Hormonhaushalt

10 Tropfen Grapefruitöl
8 Tropfen Geranienöl
5 Tropfen Wacholderbeeröl
2 Tropfen Cilantroöl

Die Öle in ein 10-ml-Roll-on-Fläschchen aus Glas geben und mit einem Trägeröl Ihrer Wahl auffüllen. Kugel und Deckel wieder aufsetzen und das Fläschchen schütteln, um die Öle miteinander zu vermischen. Die Mischung vor dem Schlafengehen auf die Fußsohlen auftragen.

Innerliche Anwendung

Beeren-Antioxidanzien-Booster

70 g Bio-Blaubeeren
70 g Bio-Brombeeren
70 g Bio-Himbeeren
70 g Bio-Erdbeeren
70 g Bio-Kirschen, halbiert und entkernt
¼ kleine Bio-Rote-Bete, geschält und gehackt
1,5 l gefiltertes Wasser
2 Tropfen Zitronenöl

Obst, Rote Bete und 500 ml Wasser ca. 1 Minute lang im Mixer glatt pürieren. Die Mischung durch ein feinmaschiges Sieb in einen 2-Liter-Krug gießen, dann das Zitronenöl hineingeben und umrühren. Das restliche Wasser dazugießen und den Drink dann für mindestens 30 Minuten in den Kühlschrank stellen. Gekühlt oder mit Eiswürfeln servieren.

Regenerierendes Detox-Wasser

70 g Bio-Blaubeeren
2 Tropfen Grapefruitöl
1 Bio-Zitrone, in Scheiben geschnitten
60 g Bio-Gurke, in Scheiben geschnitten
1,5 l gefiltertes Wasser

Die Blaubeeren in einer kleinen Glasschüssel zerdrücken, mit dem Öl verrühren und die Mischung zusammen mit den Zitronen- und Gurkenscheiben in einen 2-Liter-Krug geben.

Das Wasser dazugießen und vor dem Servieren für 3 bis 5 Stunden kalt stellen. Kann im Kühlschrank bis zu 3 Tage lang aufbewahrt werden.

Mischungen für Haushalt und Körperpflege

Hier die wichtigsten Zutaten, die Sie brauchen, um giftfreie Reinigungsmittel und Körperpflegeprodukte selbst herzustellen:

- Backnatron
- Zitronensäure
- Destillierter weißer Essig
- Ätherische Öle: Zitrone, Grapefruit, Teebaum, Lavendel, Wildorange, Eukalyptus, Pfefferminze
- Koscheres Salz
- Kastilische Flüssigseife (z. B. Dr. Bronner)
- Pflanzliches Glycerin
- Waschsoda (Natriumcarbonat)
- Hamameliswasser oder Franzbranntwein

Reinigungsmittel für Küche, Bad und Wäsche

Allzweckreiniger

250 ml destillierter weißer Essig
500 ml warmes Wasser
10 Tropfen Zitrusöl (Zitrone, Grapefruit, Wildorange)
10 Tropfen Teebaumöl

Bitte beachten: Man kann stattdessen auch 10 Tropfen Zitronen- und 10 Tropfen Lavendelöl oder je 7 Tropfen Pfefferminz-, Teebaum- und Zitronenöl verwenden.

Alle Zutaten in eine Sprühflasche aus Glas geben. Vor Gebrauch schütteln, die zu reinigende Fläche damit besprühen und dann mit einem Mikrofasertuch abwischen. Dieser Reiniger eignet sich für die meisten harten Oberflächen. Bei hartnäckigeren Verschmutzungen die Lösung vor dem Abwischen 5 bis 15 Minuten einwirken lassen. Für eine besonders gründliche Reinigung vor dem Besprühen Backnatron auf die Oberfläche streuen.

Glasreiniger

500 ml Aquadest
2 EL weißer Essig
1 EL Hamameliswasser oder Franzbranntwein
5 Tropfen Zitrusöl (z. B. Wildorange, Zitrone, Limette oder Grapefruit)

Alle Zutaten in eine Sprühflasche aus Glas geben und kräftig schütteln. Fenster, Spiegel und Glasflächen damit besprühen und anschließend mit einem Mikrofasertuch abwischen. Bei sachgemäßer Lagerung ist der Reiniger bis zu 3 Monate haltbar.

Scheuerpaste

130 g Backnatron
60 ml Kastilische Flüssigseife
1 EL Wasser
1 EL destillierter weißer Essig
5–10 Tropfen Zitronenöl (oder anderes Zitrusöl Ihrer Wahl)

Alle Zutaten in einem Glasbehälter zu einer Paste vermengen. Auf die zu reinigende Fläche auftragen und 15 Minuten einwirken lassen. Vorsichtig mit einem Schwamm oder Mikrofasertuch abnehmen und dann sauber wischen. Restliche Paste in einem luftdichten Glasgefäß aufbewahren.

Geschirrspülmittel

180 g Waschsoda
60 ml Zitronensäure
45 g koscheres Salz
Ätherische Öle nach Wahl

Alle Zutaten in einem luftdichten Glasbehälter miteinander vermischen. 1 bis 2 EL in die Geschirrspülmaschine geben und wie gewohnt laufen lassen. Als Booster oder statt eines chemischen Klarspülers Essig ins Klarspülerfach geben.

Waschmittel

180 g Waschsoda
180 g Borax
1 Stück Kastilische Seife, gerieben (Duftnote nach Wahl)
Ätherische Öle nach Wahl

Waschsoda und Borax mit der geriebenen kastilischen Seife vermischen und in einem luftdichten Glasbehälter aufbewahren. Wenn der Duft nicht so stark ist, wie Sie ihn gerne hätten, fügen Sie ein paar Tropfen ätherische Öle hinzu.

Zur Verwendung 1 EL in Ihre energieeffiziente Waschmaschine geben. Für zusätzliche Reinigungskraft destillierten weißen Essig in den Vorwaschgang geben oder Handtücher und andere besonders stark verschmutzte Wäschestücke vor dem Waschen in Essig und Wasser einweichen.

Fleckentferner

250 ml destillierter weißer Essig
12 Tropfen Zitronenöl

Die Zutaten in einer Sprühflasche aus Glas miteinander vermischen. Vor Gebrauch schütteln, auf den Fleck sprühen, 5 bis 10 Minuten einwirken lassen und dann sofort waschen.

Körperpflegeprodukte

In Kombination mit den richtigen Trägerölen sind ätherische Öle ein wahres Wundermittel, wenn es darum geht, Ihre Haut zu beruhigen und zu straffen, die Zellregeneration zu fördern, Hautunreinheiten und Falten abzumildern und trockene, rissige Haut zu glätten. Folgende ätherische Öle haben besondere Eigenschaften, die sich positiv auf die Gesundheit von Haut, Haaren und des ganzen Körpers auswirken:

- **Anti-Aging:** Weihrauch, Lavendel, Neroli
- **Für einen gesunden Teint:** Helichrysum, Teebaum, Rose, Weihrauch
- **Gegen Hautirritationen:** Geranie in Kombination mit Lavendel
- **Für empfindliche Haut:** Weihrauch, Lavendel, Teebaum, Römische Kamille
- **Zur Straffung und Reinigung:** alle Zitrusöle
- **Für kräftiges und gesundes Haar:** Zeder, Geranie, Lavendel, Rosmarin, Pfefferminze

Experimentieren Sie mit verschiedenen ätherischen Ölen, um herauszufinden, welche für Ihre Haut am besten geeignet sind. Für Gesichtscremes wechsle ich gern zwischen Sandelholz-, Helichrysum-, Rosen-, Jasmin-, Orangen- und Geranienöl ab. Für Hand- und Fußcremes eignen sich Pfefferminz-, Rosengeranien-, Ringelblumen-, Zitronen- und Eukalyptusöl.

Roll-on-Ölmischung gegen Hautunreinheiten

10 Tropfen Teebaumöl
7 Tropfen Lavendelöl
5 Tropfen Geranienöl
3 Tropfen Rosmarinöl
Jojobaöl

Die Öle in ein 10-ml-Roll-on-Fläschchen aus Glas geben und mit Jojobaöl auffüllen. Kugel und Deckel wieder aufsetzen und das Fläschchen vorsichtig schütteln, um die Zutaten miteinander zu vermischen. Morgens und abends nach der Gesichtsreinigung mit dem Finger über die Kugel fahren und die Ölmischung vorsichtig auf Problemzonen tupfen.

Haarwuchs- und Repair-Conditioner mit ätherischen Ölen

Geranienöl kräftigt Ihr Haar und schützt es vor übermäßiger Hitze von Föhn oder Lockenstab, während Rosmarinöl die Haarfollikel stimuliert und das Haarwachstum fördert. Teebaumöl hilft gegen zu trockene Kopfhaut, während Lavendelöl die Kopfhaut beruhigt und Pfefferminzöl für ein erfrischendes Prickeln sorgt.

360 ml Aquadest
3 EL Bio-Apfelessig
6 Tropfen Rosmarinöl
5 Tropfen Geranienöl
3 Tropfen Lavendelöl
3 Tropfen Pfefferminzöl
3 Tropfen Teebaumöl

Alle Zutaten in einer Sprühflasche aus Glas miteinander vermischen. Vor Gebrauch vorsichtig schütteln, den Conditioner auf die Haarwurzeln auftragen und ins Haar einarbeiten.

Haferflocken-Zitronen-Peeling

20 g Bio-Haferflocken, zu Pulver zermahlen
Aquadest (genug, um eine Paste herzustellen)
5 Tropfen Zitronenöl

Das Haferflockenpulver in eine Glasschüssel geben und tropfenweise Wasser hinzufügen, bis eine Paste entsteht. Das Zitronenöl hinzufügen und gründlich mit der Paste vermischen. Die Mischung mit kreisenden Bewegungen in die Haut einmassieren, um ein natürliches Peeling zu bewirken. Vorsicht: Nicht auf empfindliche Stellen auftragen! Das Peeling 10 bis 15 Minuten einwirken lassen, damit es in die Haut eindringen und sie aufweichen kann. Dann vorsichtig mit warmem Wasser abspülen und die Haut mit einem weichen Handtuch oder Mikrofasertuch trocken tupfen. Denken Sie daran, anschließend eine Feuchtigkeitslotion aufzutragen!

Warnhinweis: Zitrusöle sind phototoxisch – also setzen Sie sich nach diesem Peeling mindestens 12 Stunden lang keinem direkten Sonnenlicht aus!

Reinigende und entgiftende Heilerde-Gesichtsmaske

2 TL Bentonitpulver (falls Ihre Maske eine dickere Konsistenz haben soll, verwenden Sie ½ TL mehr)
2 TL Bio-Apfelessig
1 Tropfen Weihrauchöl
1 Tropfen Lavendelöl
1 Tropfen Teebaumöl
1 Tropfen Wacholderbeeröl

Bentonitpulver und Essig in eine Glasschüssel geben und mit einem Silikonlöffel vermischen. Verwenden Sie KEIN Metall, da dieses die Wirksamkeit der Maske beeinträchtigt. Die Öle einrühren. Maske auf die saubere Haut auftragen, ins Gesicht einmassieren, dabei Augen und Mund aussparen. 5 bis 15 Minuten antrocknen lassen. Die Maske erzeugt ein Spannungsgefühl auf der Haut, sollte aber nicht brennen oder jucken. Denken Sie daran, die Maske mit warmem Wasser abzuspülen und anschließend eine Feuchtigkeitscreme aufzutragen. Bei Hautreizungen die Maske sofort abwaschen und ein feuchtigkeitsspendendes Trägeröl wie Jojoba- oder Kokosöl auftragen.

Schäumende Handseife

360 ml Aquadest
2 EL Kastilische Flüssigseife
1 TL pflanzliches Glycerin
½ TL Kokos- oder Süßmandelöl
Ätherische Öle nach Wahl (ich empfehle für die Küche eine Zitrus-Lavendel-Ölmischung und für das Badezimmer Öle, die das Immunsystem stärken, wie beispielsweise Zimt, Nelke und Wildorange)

Aquadest in einen Seifenspender geben und oben Platz lassen. Dann Seife, Glycerin, Kokos- oder Süßmandelöl und ätherische Öle hinzufügen. Den Seifenspender fest verschließen und kurz nach unten kippen, damit sich die Zutaten miteinander vermischen. Nicht schütteln, um Schaumbildung zu vermeiden. Zur Anwendung in die Hand pumpen und wie gewohnt die Hände waschen.

Selbstfürsorgerituale gegen Giftstoffbelastung

Selbstfürsorgerituale können auch gegen Giftstoffe hilfreich sein.

Monatliches Ausmisten

Ich empfehle Ihnen, jeden Monat einen bestimmten Bereich Ihres Haushalts auf Chemikalien zu untersuchen. Entsorgen Sie diese und stellen Sie die entsprechenden Produkte selbst her oder kaufen Sie welche, die ungefährlicher sind. Nehmen Sie sich zunächst Ihren Putzschrank vor und werfen Sie alles weg, was nicht ausschließlich aus natürlichen Zutaten besteht. Im nächsten Monat nehmen Sie Ihre Körperpflegeprodukte und einen Monat später speziell Ihre Beautyprodukte unter die Lupe – bis Sie überall nur noch gesunde Produkte verwenden, die Ihren Hormonhaushalt nicht durcheinanderbringen. Wie immer sind ätherische Öle auch hier die beste Möglichkeit, Ihr Repertoire an natürlichen Zutaten zu erweitern und diese individuell auf Ihre Bedürfnisse abzustimmen. Schon allein das Experimentieren macht ungeheuren Spaß!

Ölziehen

Das auch unter den ayurvedischen Namen *Gundusha* oder *Kavala* bekannte Ölziehen wird in der ganzheitlichen Medizin schon seit Jahrtausenden praktiziert. Es ist eine hervorragende Ergänzung zu Ihrem Arsenal an Gesundheits- und Wellnesspraktiken, denn damit können Sie Ihren Mund viel besser reinigen und entgiften als mit den herkömmlichen Mundhygienetechniken, sodass Sie weniger Karies, einen besseren Atem, gesünderes Zahnfleisch und weißere Zähne bekommen. Ölziehen kann aber auch Entzündungen lindern, einen trockenen Hals beruhigen und das Immunsystem stärken und hilft sogar gegen Akne. Am besten praktiziert man es gleich morgens auf nüchternen Magen.

Verwenden Sie dafür am besten ein hochwertiges kalt gepresstes Bio-Kokosöl, das fettlösliche Vitamine und andere Nährstoffe enthält, die leicht in den Körper aufgenommen werden können. Manche Menschen bevorzugen aber auch Oliven-, Sesam-, Sonnenblumen- oder Palmöl. Der eigentliche Vorgang ist einfach, bedarf jedoch einer gewissen Gewöhnung. Nehmen Sie einen Esslöffel Öl in den Mund. Das Kokosöl wird sich daraufhin sofort verflüssigen, und Sie können anfangen, es im Mund hin und her zu bewegen und durch die Zähne zu ziehen. Sie brauchen Ihren Mund nicht kräftig damit zu spülen wie bei Mundwasser, doch die Bewegungen sollten kontinuierlich über einen bestimmten Zeitraum (20 Minuten) erfolgen. Es kann zwar mehrere Anläufe erfordern, bis Sie sich an das Gefühl von Öl in Ihrem Mund gewöhnt haben, aber glauben Sie mir – es lohnt sich! Spucken Sie nach 20 Minuten das gesamte Öl aus. Damit befreien Sie Ihren Körper von den Giftstoffen, die das Öl aufgenommen hat. Zum Schluss spülen Sie sich den Mund gründlich mit warmem Salzwasser und putzen dann Ihre Zähne.

Praktizieren Sie dieses Ritual zwei Wochen lang einmal täglich und legen Sie dann eine mehrwöchige Pause ein, bevor Sie aufs Neue mit dem Ölziehen beginnen. Sobald Sie sich an diesen Vorgang gewöhnt haben, können Sie versuchsweise einen Tropfen Zitronen- oder Pfefferminzöl in das Kokosöl geben, bevor Sie es in den Mund nehmen.

So richtig ins Schwitzen kommen

Regelmäßige Bewegung verhilft dem Körper zu natürlichem Schwitzen, wobei Giftstoffe ausgeschieden werden. Außerdem bleibt die Lunge dadurch in Form und kann Luftschadstoffe besser aus der Atemluft herausfiltern. Achten Sie stets darauf, vor, während und nach dem Sport genügend Flüssigkeit zu sich zu nehmen, da Leber und Nieren Giftstoffe nicht so gut in wasserlösliche chemische Substanzen umwandeln und ausscheiden können, wenn Sie dehydriert sind.

Trockenbürstenmassage

Ein erstaunlich einfaches und sehr befriedigendes tägliches Ritual ist das Trockenbürsten am Morgen. Massieren Sie Ihre Haut mit einer trockenen Hautbürste in sanften kreisenden Bewegungen. Beginnen Sie damit an den Füßen und massieren Sie nach oben in Richtung Herz. Als Nächstes massieren Sie Ihre Handflächen und wandern dann mit Ihren Massagebewegungen bis zum Herzen hinauf. Am Oberbauch und unter den Achseln kreisen Sie mit Ihrer Bürste im

Uhrzeigersinn und machen dann mit Rücken und Unterbauch weiter. Ich empfehle zehn Massagestriche pro Körperpartie.

Das Trockenbürsten regt nicht nur Ihr Lymphsystem an, um die Ausscheidung von Giftstoffen zu fördern, sondern trägt auch dazu bei, abgestorbene Hautzellen zu lösen, die Poren zu reinigen und die Haut glatt und weich zu halten. Vernebeln Sie während dieser Massage eine Mischung aus beruhigenden ätherischen Ölen im Diffuser und nehmen Sie sich Zeit, jeden einzelnen Massagestrich zu genießen! Beenden Sie die Massage mit einer Dusche, um die gelösten Hautschuppen wegzuspülen.

Entgiftungsbad

Ein wöchentliches Entgiftungsbad ist ein einfaches, beruhigendes Ritual, das Ihrem Körper helfen kann, sich von unerwünschten Giftstoffen zu befreien, während Sie sich in der Badewanne entspannen und wieder neue Kräfte tanken. Ich bade normalerweise immer zur selben Zeit – abends am Ende der Woche – und mache das Bad zu einem ganz besonderen Ereignis, indem ich dabei meine Lieblingsöle im Badezimmer verdunste, meine beruhigenden Lieblingssongs höre und während des Badens die Augen schließe.

Entgiften und Entspannen

90 g Meersalz
90 g Bittersalz oder Magnesiumflocken
40 g Backnatron
120 ml Apfelessig
4 Tropfen Rosmarinöl
4 Tropfen Grapefruitöl
1 Tropfen Ingweröl

Die Badewanne mit heißem Wasser füllen. Meersalz, Bittersalz und Backnatron in einer kleinen Glasschüssel miteinander vermengen. Diese Trockenmischung zusammen mit dem Apfelessig ins Badewasser geben und mit der Hand verrühren, damit sie sich auflöst. Dann die ätherischen Öle in der Glasschüssel miteinander vermischen und ins Badewasser einrühren. Höchstens 20 Minuten baden und dabei tief durchatmen. Auf der Haut verbliebenes Salz abspülen und den Körper anschließend großzügig mit einer Feuchtigkeitslotion einreiben. Stellen Sie sich vor, wie alle Stressfaktoren, die Sie quälen, den Ausguss hinunterfließen, während Sie tief durchatmen!

TEIL III

Das 14-Tage-Rettungsprogramm – Neustart in einen gesünderen Hormonhaushalt

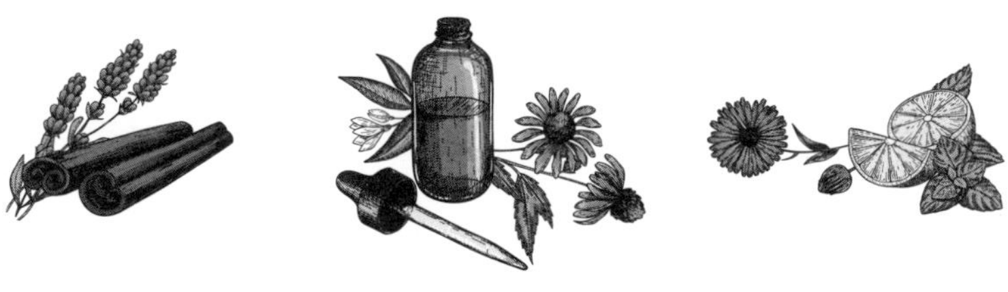

Hätte man mich vor zehn Jahren gefragt, was ich tue, um mich gesund zu halten und für einen ausgewogenen Hormonhaushalt zu sorgen, hätte ich gesagt: »Ich trainiere vier- bis fünfmal pro Woche jeweils eine Stunde im Fitnessstudio. Natürlich versuche ich auch, mich gesund zu ernähren, obwohl ich zugeben muss, dass ich um vier Uhr nachmittags immer einen Heißhunger auf Pfefferminztaler bekomme. Ich trinke jeden Tag zwei bis drei Tassen Kaffee, weil mir das schmeckt und weil ich ohne Kaffee nicht leben kann. Ich kaufe mir immer viele Vitaminpräparate, vergesse aber manchmal, sie einzunehmen – selber schuld! Meine Shampoos kaufe ich im Drogeriemarkt, und ich arbeite so viel, dass ich abends förmlich ins Bett falle, aber dann trotzdem nicht einschlafen kann.«

Inzwischen läuft mein Leben ganz anders ab: Zum Frühstück trinke ich einen leckeren grünen Smoothie und nehme meine Nahrungsergänzungsmittel. Ich führe regelmäßig ein Dankbarkeitstagebuch und mache achtsame Atemübungen. Mindestens fünfmal pro Woche gehe ich wandern oder praktiziere intensives Intervalltraining. Ich ernähre mich von frischen, einfachen, leckeren Gerichten – zuckerarm und aromatisch. Außerdem verwende ich nur noch giftfreie Hautpflegeprodukte, die ich am liebsten selbst herstelle – so schöne Haut und Haare wie jetzt hatte ich noch nie! Und natürlich gehe ich ohne meine ätherischen Öle nirgendshin.

All das ist für mich inzwischen schon zur Selbstverständlichkeit geworden. Ich hätte nie gedacht, dass ich einmal solch ein Leben führen würde, doch das erhält mich gesund, lebendig – voller Energie, wenn es notwendig ist, und entspannt, wenn es an der Zeit ist, abzuschalten und zur Ruhe zu kommen. Inzwischen könnte ich mir gar nicht mehr vorstellen, wieder zu meinen früheren ungesunden Lebensgewohnheiten zurückzukehren. Mein chaotischer Hormonhaushalt ist durch einfache, wirksame Hausmittel, vernünftige Ernährung und regelmäßige Bewegung wieder völlig in Ordnung gekommen.

Das bedeutet nicht, dass ich jetzt ein ganz anderer Mensch bin. Von meiner Persönlichkeit her bin ich immer noch dieselbe Frau wie vor zehn Jahren, nur eines hat sich geändert: Inzwischen bin ich fest entschlossen, mich endlich so gut um mich selbst zu kümmern, wie ich es verdiene.

Ich habe das 14-Tage-Rettungsprogramm entwickelt, um Ihrem Körper den Kick zu geben, den er braucht, um seinen Hormonhaushalt schnell und effektiv wieder ins Gleichgewicht zu bringen, und um Ihnen zu beweisen, dass Ihr Gesundheitszustand sich drastisch verbessern kann, wenn Sie sich all die gesunden Lebensgewohnheiten zu eigen machen, über die Sie in diesem Buch – vor allem im vorigen Kapitel – gelesen haben. Das Rettungsprogramm, das Selbstfürsorgepraktiken und -rituale und ätherische Öle umfasst, ermöglicht Ihnen den Neustart, den Sie für einen gesunden Hormonhaushalt brauchen. Und das erfordert schon ein bisschen Arbeit, denn um zu wissen, was Ihr Körper am dringendsten braucht, müssen Sie auf ihn hören. Sobald Sie sich darüber klar geworden sind, in welcher Hinsicht Sie noch mehr für Ihre Gesundheit tun müssen, können Sie entscheiden, welche in Teil II beschriebenen Rituale und Lebensstiländerungen für Sie am sinnvollsten sind. Ich empfehle Ihnen, sich an diesen Stellen Haftnotizen ins Buch zu kleben, damit Sie sie leichter wiederfinden. Als Nächstes können Sie anfangen, die morgendlichen und abendlichen Rituale und kleinen Auszeiten, die Sie brauchen, um im Gleichgewicht zu bleiben, systematisch in Ihren Tagesablauf einzubauen – und wenn irgendetwas davon bei Ihnen nicht so gut funktioniert, geben Sie es einfach wieder auf und ersetzen es durch etwas anderes.

8 Tipps rund um das 14-Tage-Rettungsprogramm

1. Markieren Sie die Praktiken und Rituale, die Sie in Zukunft regelmäßig durchführen möchten, in diesem Buch mit Haftnotizen. Ordnen Sie sie Ihren individuellen Bedürfnissen entsprechend nach ihrer Wichtigkeit. Erstellen Sie eine Checkliste für jeden der folgenden Bereiche: Morgenprogramm, Abendprogramm, Stressmanagement und tägliche Gewohnheiten. Natürlich können Sie bei Bedarf für jeden Bereich noch weitere Rituale in Ihr Programm aufnehmen.
2. Führen Sie ein Tagebuch über Ihre Anwendungen ätherischer Öle und ein Ernährungstagebuch, um die Auswirkungen der verschiedenen Öle, Ölmischungen und Speisen auf Ihren Körper so genau wie möglich zu dokumentieren.
3. Lesen Sie Kapitel 15 und machen Sie sich Notizen zu den »Fünf Säulen«, um zu planen, wie Sie Ihr gesundheitliches Fundament stabilisieren können.
4. Beginnen Sie die Morgen- und Abendrituale und Lebensstiländerungen zur Stabilisierung Ihres gesundheitlichen Fundaments, die Sie sich vorgenommen haben, eine Woche lang in Ihren Alltag einzubauen, um festzustellen, was bei Ihnen am besten funktioniert.
5. Bereiten Sie sich auf das 14-Tage-Rettungsprogramm vor, indem Sie im Voraus einkaufen und prüfen, ob Sie auch wirklich alle Zutaten im Haus haben, die Sie dafür brauchen.
6. Machen Sie in Ihrem Terminkalender Platz für dieses Programm. Sorgen Sie dafür, dass Sie zwei freie Wochen ohne außergewöhnlichen Stress oder Reiseaktivitäten haben, und machen Sie sich startklar!
7. Praktizieren Sie das 14-Tage-Rettungsprogramm zwei Wochen lang zusätzlich zu Ihren täglichen Selbstfürsorgeritualen und -praktiken. Notieren Sie Ihre Erfolge und Probleme in Ihrem Ernährungstagebuch, dokumentieren Sie Ihre Stimmung und Ihre körperlichen Reaktionen im Tagebuch zur Anwendung ätherischer Öle und schreiben Sie Ihre Lobeshymnen in Ihr Dankbarkeitstagebuch!
8. Lesen Sie Ihre verschiedenen Tagebücher noch einmal durch und achten Sie darauf, wie Sie sich jetzt fühlen. Ändern Sie Ihr Programm Ihren individuellen Bedürfnissen entsprechend ab und lesen Sie dann Kapitel 18, um zu erfahren, wie Sie die Lebensmittel, die Sie während Ihres 14-Tage-Programms weggelassen haben, der Reihe nach wieder in Ihren Speisezettel aufnehmen können, um herauszufinden, welche dieser Produkte Ihnen Probleme bereiten.

Und jetzt geht's los!

Doch bevor wir mit Ihrem 14-Tage-Rettungsprogramm beginnen, müssen wir zunächst einmal Ihren Ist-Zustand analysieren und wenn nötig verbessern. Wir wollen Ihre Ernährung und Ihre körperliche Aktivität genau unter die Lupe nehmen, Ihr Stressmanagement verbessern, die Giftstoffe aus Ihrem Lebensumfeld beseitigen und die richtigen Selbstfürsorgerituale in Ihr Leben integrieren. Der Erfolg wird sich aus den fünf Säulen eines gesunden Lebens ergeben, die Sie in Kapitel 15 kennenlernen: Dort erfahren Sie, wie Sie diese Selbstfürsorgerituale in Ihr

Leben einbauen und zu einem individuellen Gesundheitsplan zusammenfügen können. Mit der Zeit werden diese Rituale für Sie zu festen Lebensgewohnheiten werden, die Sie in Ihrem 14-Tage-Rettungsprogramm und auch darüber hinaus unterstützen!

Als Nächstes werden Sie mit dem 14-Tage-Rettungsprogramm beginnen, das die positive Wirkung Ihrer anderen Lebensstiländerungen verstärkt. Zu diesem Zeitpunkt haben Sie bereits ein festes Fundament für ein neues, gesünderes Leben gelegt und angefangen, Ihre Selbstfürsorgerituale für einen gesünderen Hormonhaushalt regelmäßig zu praktizieren. Sie werden kaum glauben können, wie gut Ihr Körper auf all diese Maßnahmen reagieren wird, die sich gegenseitig zu einem positiven Synergieeffekt ergänzen! Natürlich wird es auf diesem Weg auch Hindernisse und Rückschläge geben, aber keine Sorge: Sie schaffen das schon! Ihr Körper braucht Sie, also setzen Sie alles auf eine Karte und finden Sie zu sich selbst zurück! Ich werde Sie auf diesem Weg Schritt für Schritt begleiten und unterstützen.

Ist Ihnen das alles ein bisschen zu viel auf einmal?

Kein Problem! Lesen Sie den folgenden »Leitfaden für Anfänger« durch und orientieren Sie sich daran, bis Sie genau wissen, was bei Ihnen am besten funktioniert!

Selbstfürsorgerituale: ein Leitfaden für Anfänger

Morgens

- Superfrauen-Roll-on-Ölmischung auftragen (Seite 246)
- Duschritual mit dem belebenden »Gute-Laune-Duschspray« (Seite 87)
- Ca. 0,5 l Wasser mit Zitrone trinken
- Grüner Smoothie und Nahrungsergänzungsmittel
- Dankbarkeitstagebuch führen (dazu Weihrauch- oder Wildorangenöl im Diffuser vernebeln)
- 5 Minuten lang Bewegungsprogramm nach Wahl

Tagsüber

- 1,5 bis 2 l Wasser trinken
- »Jede Stunde inhalieren«-Ritual (Seite 58)
- 30 Minuten Bewegungsprogramm nach Wahl
- Sich an Ihr gesundes Ernährungsprogramm halten

Abends

- Schlafzimmer auf einen erholsamen Schlaf vorbereiten
- Spiegelritual (in den Spiegel schauen und ein paar positive Affirmationen vor sich hin sprechen)
- Entspannungsritual vor dem Schlafengehen

Kapitel 15

Die fünf Säulen eines gesunden Lebens

Bevor Sie mit dem 14-Tage-Rettungsprogramm beginnen, sollten Sie zunächst einmal das richtige Fundament für diese Lebensstiländerungen schaffen. Wie ich bereits in Teil I erklärt habe, kann Ihr Körper seine Funktionen nicht richtig erfüllen, wenn er nichts hat, worauf er dabei aufbauen kann. Wenn Ihr gesundheitliches Fundament zu wackelig ist, werden Sie mit dem 14-Tage-Rettungsprogramm nicht die phänomenalen gesundheitlichen Erfolge erzielen, die es Ihnen eigentlich bringen könnte. Dieses Programm kann Ihnen zu einem Neustart in einen gesunden Hormonhaushalt verhelfen, doch vorher gibt es erst einmal ein bisschen Arbeit für Sie!

Bei dieser Arbeit können die fünf Säulen eines gesunden Lebens Ihr Wegweiser sein. Jede dieser Säulen steht für einen wichtigen Lebensbereich, in dem Sie etwas verbessern sollten, um Ihrem Körper ein besseres gesundheitliches Fundament zu bieten, damit Ihre Bemühungen, Ihren Hormonhaushalt mithilfe ätherischer Öle wieder ins Gleichgewicht zu bringen, auch wirklich von Erfolg gekrönt sind. In diesem Kapitel erfahren Sie, was Sie tun müssen, um dieses Fundament zu schaffen, ohne das Sie mit dem 14-Tage-Rettungsprogramm keinen rechten Erfolg haben werden. Müssen Sie unbedingt alle Vorschläge in diesem Kapitel befolgen? Natürlich nicht, aber Sie sollten meine Empfehlungen zumindest prüfen und sich überlegen, welche für Ihre Bedürfnisse am besten geeignet sind. Jeder Mensch wird ein etwas anderes Gesundheitsprogramm für sich selbst zusammenstellen – denn das hier ist ein individueller Weg. Ihr Körper und Ihre genetische Veranlagung machen Sie zu einem einzigartigen Individuum, also müssen Sie beim Aufbau Ihres gesundheitlichen Fundaments und bei der Wiederherstellung eines gesunden Hormonhaushalts von Ihren individuellen Bedürfnissen ausgehen.

Ich empfehle Ihnen, zunächst einmal die Abschnitte über die fünf Säulen eines gesunden Lebens zu lesen und zu überlegen, welche der darin beschriebenen positiven Lebensgewohnheiten Sie ins Auge fassen sollten. In Kapitel 16 finden Sie dann Vorschläge dazu, wie man das Beste aus diesen fünf Säulen herausholt, doch auch diese Strategien können Sie Ihren eigenen Bedürfnissen entsprechend abwandeln. Das Gleiche gilt auch für das 14-Tage-Rettungsprogramm: Wenn Ihnen irgendein Rezept nicht gefällt, können Sie es gerne durch eines der anderen Rezepte ersetzen oder eine Zutat gegen eine gesunde Alternative austauschen – je nachdem, was für Sie im Rahmen dieses Programms am besten funktioniert! Alles, was ich hier beschreibe, hat einen Grund und einen Zweck, doch letzten Endes kommt es darauf an, dass Sie lernen, was Ihnen persönlich weiterhilft, und die Veränderungen vornehmen, die zu Ihrem Lebensstil passen. Nur dann können Sie dieses Programm erfolgreich umsetzen!

Säule 1: Ernährung

Verabschieden Sie sich von ungesunden Lebensgewohnheiten!

Wenn Sie mit meinem 14-Tage-Rettungsprogramm Erfolg haben möchten, müssen Sie zunächst einmal ernsthaft darangehen, auf alles zu verzichten, was Ihrem Körper schadet. Zucker, Gluten, verarbeitete Lebensmittel und Koffein sind unsere schlimmsten modernen Ernährungssünden, die Sie schon vor Beginn dieses Programms von Ihrem Speisezettel streichen sollten. Sobald Sie dann richtig mit dem Programm anfangen, werden Sie auch auf Milchprodukte und rotes Fleisch verzichten. Warum? Weil diese Lebensmittel Entzündungen verursachen und somit zu Ihren Beschwerden beitragen können. Wie Sie wissen, löst Zucker außerdem Insulinspitzen aus, die zu einer übermäßigen Fettspeicherung führen. Und nicht nur das: Er wirkt sich auch negativ auf Ihren Cortisolspiegel aus, was wiederum Ihren Östrogen- und Progesteronspiegel beeinträchtigt. Gluten löst entzündliche Reaktionen in der Schilddrüse aus, Kaffee bringt die Stresshormonproduktion in den Nebennieren auf Hochtouren, und rotes Fleisch steckt voller weiblicher Geschlechtshormone, die Sie nun wirklich nicht brauchen, weil sie zu einer Östrogendominanz führen können.

Wenn Sie nicht jetzt gleich anfangen, Ihre Ernährungsweise umzustellen, wird das 14-Tage-Rettungsprogramm ein zu drastischer Schock für Ihren Organismus sein und Sie fix und fertig machen. Ich möchte, dass Sie dieses Programm erfolgreich absolvieren, und ich weiß, dass Sie sich hundeelend fühlen werden, wenn Sie von einem Tag auf den anderen auf die genannten Lebensmittel und Getränke verzichten. Das wird Entzugserscheinungen, Heißhungerattacken und Verdauungsbeschwerden verursachen, wie Sie sie noch nie zuvor erlebt haben – also werden Sie das Programm vorzeitig abbrechen. Und das möchte ich gerne verhindern. Denken Sie daran, dass Sie diese Lebensmittel und Getränke nach Abschluss meines 14-Tage-Programms der Reihe nach wieder in Ihren Speisezettel aufnehmen können! So können Sie herausfinden, welche Lebensmittel womöglich Ihrer Gesundheit schaden.

Und nun wollen wir besprechen, warum Sie auf diese Lebensmittel verzichten sollten und wie Sie das ganz langsam und allmählich tun können, um sich in aller Ruhe auf das 14-Tage-Rettungsprogramm vorzubereiten.

Das »Warum«

Offen gestanden: In meiner Familie sind alle süchtig nach Schokolade, und meine Mutter schießt in dieser Hinsicht den Vogel ab. Obwohl ihr Hormonhaushalt jetzt wieder in Ordnung ist, hat sie immer noch jeden Tag Heißhunger auf Schokolade und versteckt überall im Haus Vorräte ihrer Lieblingserdnussbutter und ihrer heiß geliebten Pralinen. Natürlich weiß sie, dass sie das nicht tun sollte, aber es fällt ihr schwer, auf Zucker zu verzichten.

Manchmal sind wir selbst unser schlimmster Feind. Das liegt daran, dass der Zucker eine richtige Sucht in unserem Körper erzeugt hat. Einer der Hauptgründe für den Süßhunger meiner Mutter liegt in ihrem hektischen, randvollen Terminplan. Obwohl sie genau weiß, welche gesunden Lebensmittel sie zur Arbeit mitnehmen sollte, hat sie immer noch ein unwiderstehliches Bedürfnis nach einem schnellen Energieschub, der ihr die nötige Kraft gibt, um möglichst rasch zur nächsten Aktivität überzugehen – egal ob es dabei um ihren Job oder um ein Tennismatch geht.

Zucker führt zur Ausschüttung von Dopamin im Gehirn – genau demselben Neurotransmitter, dessen Spiegel steil in die Höhe schießt, wenn man Kokain nimmt! Häufige Symptome einer Zuckersucht sind Gehirnnebel, ständige innere Dialoge, Schlafstörungen, vermehrter Appetit, Depressionen, Angstzustände, Heißhungerattacken und das Gefühl, nie richtig satt zu sein. Kommt Ihnen das bekannt vor?

Neueren wissenschaftlichen Untersuchungen zufolge sollten Frauen nur 20 bis 25 Gramm Zucker pro Tag zu sich nehmen. Damit Sie sich unter dieser Mengenangabe etwas Konkretes vorstellen können, brauchen Sie sie nur durch 4 zu teilen, und schon haben Sie die Zuckermenge in Teelöffeln – das heißt, Sie sollten höchstens 4 bis 5 Teelöffel Zucker pro Tag zu sich nehmen. Nur zum Vergleich: Eine durchschnittliche 330-ml-Dose Limonade enthält ungefähr 39 Gramm Zucker – damit ist Ihre empfohlene Tagesmenge bereits überschritten! Und diese Empfehlung bezieht sich auf ihren gesamten Zuckerkonsum, also nicht nur auf die Menge an Zucker, die Ihren Lebensmitteln und Getränken zugesetzt wurde. Denken Sie daran, dass Ihre tägliche Portion Obst auch Zucker (oder Fruktose) enthält, und behalten Sie das beim Führen Ihres Ernährungstagebuchs im Auge!

Obwohl es sich sowohl bei Glukose als auch bei Fruktose um Zucker handelt, haben diese beiden Zuckerarten sehr unterschiedliche Auswirkungen auf den Körper. Glukose kann in unseren Zellen verstoffwechselt werden, doch Fruktose muss durch die Leber gefiltert werden. Deshalb ist es so wichtig, nicht zu viel Fruktose zu sich zu nehmen, auch wenn diese Zuckerart in vielen gesunden Lebensmitteln wie beispielsweise Obst und Gemüse enthalten ist. Wenn Sie einen Henkel Weintrauben essen, liefert Ihnen dieses Obst viele sehr wichtige Nährstoffe und ist definitiv gesünder als ein Schokoriegel. Aber seien Sie sich der Tatsache bewusst, dass in beiden Lebensmitteln jede Menge Zucker steckt!

Den Zuckerkonsum einzuschränken, kann schwierig sein, weil das Essen von Süßigkeiten eine unserer beliebtesten Stressbewältigungsmethoden ist – auf Süßes haben wir eigentlich fast immer Appetit. Doch übermäßiger Zuckerkonsum ist ungesund für den Körper: Er verursacht schwere Entzündungen, belastet die Leber und schädigt die Arterien. Außerdem hat er katastrophale Auswirkungen auf das Immunsystem, macht müde, verursacht Blähungen und ist einer der wichtigsten krebserregenden Ernährungsfaktoren. Zucker kann zu Krankheiten wie metabolischem Syndrom, Fettleber, Diabetes, Herz-Kreislauf-Erkrankungen und Alzheimer führen. Und er macht extrem süchtig – eine Tatsache, die die Lebensmittelunternehmen natürlich schamlos ausnutzen.

Der Verzicht auf Zucker wird einen wichtigen Beitrag zur Normalisierung Ihres Insulin- und Östrogenspiegels leisten. Selbst wenn Sie nur fünf Tage lang keinen Zucker zu sich nehmen, wird Ihr Körper sich langsam an ein Leben ohne die Blutzuckerspitzen gewöhnen, die für ihn bisher zum Normalzustand gehörten. Früher oder später werden Ihre Geschmacksknospen wieder normal reagieren, und Ihre bisherigen Lebensmittel werden viel zu süß schmecken. Dadurch wird es Ihnen leichter fallen, Heißhungerattacken zu widerstehen. Und höchstwahrscheinlich werden auch Ihre Pfunde zu purzeln anfangen, wenn Sie bisher – bewusst oder unbewusst – viele Lebensmittel mit Zuckerzusatz zu sich genommen haben. Plötzlich wird Ihnen ein Stück Obst unglaublich verlockend erscheinen, weil es genau die richtige Menge Zucker enthält und Ihrem Körper gleichzeitig die Ballaststoffe, Enzyme und Antioxidanzien liefert, die er braucht.

Das »Wie«

Ändern Sie Ihre Frühstücksgewohnheiten

Ein zuckerhaltiges Frühstück zu sich zu nehmen, ist so ziemlich die sicherste Methode, um im weiteren Verlauf des Tages immer wieder unter Heißhungerattacken zu leiden. Ein typisches amerikanisches Frühstück beispielsweise besteht aus Saft, süßem Müsli, Weißmehltoast oder Brötchen mit Marmelade, dazu trinkt man normalerweise einen heißen Kaffee oder Tee mit Zucker. Die Bauchspeicheldrüse schüttet also gleich morgens eine Riesenmenge Insulin aus, um diesen ganzen Zucker zu verarbeiten. Dadurch entsteht ein Unterzuckerungszustand, der nach weiterem Zucker gieren lässt. Und was noch schlimmer ist: Sobald das Gehirn merkt, dass es die Nährstoffe, die es eigentlich bräuchte, nicht bekommen hat, sendet es Signale an den Körper, die zu erneutem Essen auffordern. Deshalb haben wir vormittags immer so einen unwiderstehlichen Hunger auf Süßes!

Genauso ging es mir früher auch. Mein übliches Frühstück war ein Schokoriegel mit Erdnüssen, der hervorragend zu der Riesenportion Eiskaffee passte, die ich zusätzlich noch in mich hineinkippte. Damit war der Tag praktisch gelaufen – ich konnte gar nicht anders, als immer wieder nach Zucker zu greifen. Als mir endlich klar wurde, woran das lag, begann ich mich morgens vernünftig zu ernähren und ein eiweißreiches Frühstück zu mir zu nehmen. Wenn Sie zu jeder Ihrer Mahlzeiten Eiweiß essen, werden Sie länger satt bleiben, seltener unter Heißhungeranfällen leiden und problemlos auf einen süßen Snack vor dem Mittagessen verzichten können. Machen Sie sich einmal Gedanken über Ihr jetziges Frühstück und ersetzen Sie es durch eiweißreiche Vollwertkost! Leckere Vorschläge dazu finden Sie weiter unten. Misten Sie Ihre Speisekammer aus und werfen Sie all die mit viel zu viel Zucker vollgestopften Frühstückszutaten weg, die Sie nur in Versuchung führen!

Gönnen Sie sich ein herzhaftes Frühstück

Ich bin ein großer Fan von herzhaftem Frühstück, denn damit führt man seinem Körper das Eiweiß und Gemüse zu, das er braucht, ohne Insulinspitzen zu verursachen. Wenn ich es morgens eilig habe, weil ich schnell wegmuss, trinke ich einfach einen grünen Smoothie. Aber solche Getränke sind auch eine gute Frühstücksoption, wenn man Zeit hat, da man sie langsam trinken und jeden einzelnen Schluck genießen kann. Wenn ich nach so einem Smoothie immer noch Hunger habe, verrühre ich zwei Eier mit Spinat und gebe ein paar Avocadoscheiben dazu. Dieser Eiweißkick hält mich bis zum Mittagessen satt, ohne dass ich einen Imbiss zwischendurch brauche.

Bereiten Sie Ihr Frühstück immer schon im Voraus zu, damit morgens bereits eine gesunde Mahlzeit auf Sie wartet und das Frühstückmachen nicht zur lästigen Pflicht wird. Machen Sie dieses eiweißreiche Frühstück zu einem gesunden Bestandteil Ihres Morgenprogramms, um Ihre Zuckerdämonen in Schach zu halten! Es steht nirgends geschrieben, dass man morgens unbedingt ein »typisches Frühstück« zu sich nehmen muss. Wenn Sie Appetit auf Salat oder Fleisch haben, greifen Sie ruhig zu!

Trinken Sie grüne Smoothies

Meine Smoothies enthalten nur ungesüßte Mandelmilch, Avocado und Obst- und Gemüsesäfte, also keinen zusätzlichen Zucker. Um das normalerweise verwendete Molkenpulver zu vermeiden, das Magen-Darm-Probleme verursachen kann, reichere ich meine Smoothies stattdessen mit pflanzlichem Eiweißpulver an. Die Zubereitung eines solchen Smoothies dauert nur fünf bis zehn Minuten, vielleicht ist das für Sie die beste Frühstücksoption, wenn Sie es morgens eilig haben. Sie können die Zutaten für Ihre Smoothies beim Einfrieren sogar vorportionieren, sodass Sie sie morgens nur noch in den Mixer zu geben brauchen. Wir haben uns zu Hause eine Smoothie-Station mit einem Hochleistungsmixer, Eiweißpulver, Matcha-Grünteepulver, ätherischen Ölen und anderen Zutaten eingerichtet, damit wir nicht jeden Morgen erst mühsam alles zusammensuchen zu müssen, was wir für unsere Smoothies brauchen. Gehen Sie bei der Zubereitung Ihres Frühstücks so rationell wie möglich vor, dann wird Ihr Morgen zum Kinderspiel! Grüne Smoothies sind übrigens auch ein hervorragender Nachmittagssnack, denn um diese Tageszeit bekommt man häufig Heißhungerattacken.

Stillen Sie den kleinen Hunger zwischendurch mit gesünderen Snacks

Wissen Sie noch, wie Sie den köstlichen Käsekuchen Ihrer Mutter mit den stolzen Worten »Danke, auf gar keinen Fall« ablehnten, nur um ihn auf Ihren nächtlichen Raubzügen in die Küche, wenn alle schliefen, dann doch heimlich, still und leise in sich hineinzuschlingen? Ich jedenfalls kann mich noch genau an meine nächtlichen Fressorgien erinnern!

Statt sich solche Snacks einfach kategorisch zu verbieten, wählen Sie lieber gesündere Alternativen aus der folgenden Liste, die Ihren Heißhunger ebenfalls stillen werden. Die CDC-Studie, die gezeigt hat, wie wenig Amerikaner jeden Tag Gemüse essen, enthielt auch sehr schlechte Nachrichten zum Thema Obst – nur 12 Prozent aller Menschen in den USA verzehren die empfohlenen 250 g Obst pro Tag. Dabei sind das wirklich nur ein Apfel und eine Banane! Denken Sie daran, wenn Sie wieder einmal Appetit auf etwas Süßes haben. Inzwischen kann ich mir gar nichts anderes mehr vorstellen, als eine Schüssel mit köstlichen Himbeeren oder Blaubeeren zu essen, wenn mich wieder mal ein unwiderstehlicher Heißhunger auf Süßes überkommt! Gewöhnen Sie sich an, regelmäßig Obst zu essen – wenn Sie erst einmal damit angefangen haben, werden Sie garantiert nie wieder darauf verzichten wollen.

Seien Sie ruhig kreativ, wenn es darum geht, Ihre bisherigen Snacks durch gesündere Alternativen zu ersetzen! Wenn Sie beispielsweise zu Süßhunger neigen, wählen Sie natürlich süß schmeckende Lebensmittel wie Äpfel, Rote Bete, Beeren, Karotten, Zitrusfrüchte, Feigen, Kürbis, Süßkartoffeln und Gewürze wie Zimt, Nelken, Koriander und Muskat. Etwas Bitterschokolade mit Mandelbutter wird Sie von Ihrem Appetit auf Desserts befreien, außerdem versorgen Sie Ihren Körper auf diese Weise mit Eiweiß und Antioxidanzien.

Ungesunde Lebensmittel und Getränke durch gesunde ersetzen	
Zu vermeidende Produkte	**Ersetzen durch**
Alkohol	
Bier, Wein, Spirituosen	Kräutertee (Kamille, Pfefferminze, Rooibos) Schorlen mit einem Schuss Angosturabitter Kohlensäurehaltiges Mineralwasser mit ein paar Himbeeren Aromatisiertes Wasser mit Zitrone, Orange oder Gurke
Backwaren	
Kuchen, Torten, Kekse und sonstiges süßes Gebäck	Mit Honig oder Erdnussbutter bestrichene Banane, Backäpfel, gebackene Pfirsiche, Ananas, Haferschrot
Süßigkeiten	
Kaubonbons	Rosinen, Feigen, Datteln
Sonstige Süßigkeiten (Schokolinsen usw.)	Gefrorene Weintrauben, Kirschen, getrocknete Preiselbeeren, sonstige Beeren, Granatapfelkerne
Zerealien	
Gesüßte Müslimischungen	Ungesüßte Vollkornflocken, Haferflocken mit Beeren, sonstigem Obst oder Nüssen, Studentenfutter aus Trockenobst und Nüssen
Käse	
Verschiedene Käsesorten	Avocados, Cashews, Paranüsse und geröstetes Gemüse Butternusskürbispüree, Süßkartoffeln
Schokolade	
Milchschokolade	Bitterschokolade (stückchenweise – keine ganze Tafel!)
Kaffee	
Koffeinhaltiger heißer Kaffee	Koffeinfreier Kaffee mit Zimt, koffeinfreier Tee, Matcha-Latte
Koffeinhaltige Eiskaffeegetränke	Koffeinfreier Eiskaffee, schwarzer Kaffee mit ungesüßter Mandelmilch
Salz- und Knuspergebäck	
Chips, Kräcker, Popcorn, Salzbrezeln	Klein geschnittenes knuspriges Gemüse, durch Heißluftzirkulation hergestelltes (fettfreies) Popcorn

Ungesunde Lebensmittel und Getränke durch gesunde ersetzen	
Geröstete Nüsse	Rohe Nüsse (Mandeln, Haselnüsse) Geröstete Kürbiskerne
Gebratene und frittierte Lebensmittel	
Pommes frites, geröstete Nüsse und sonstige gebratene oder frittierte Produkte	Geröstete Süßkartoffelpommes, geröstete oder gedünstete Lebensmittel, rohe Nüsse, klein gehacktes Gemüse (Sellerie, Karotten, Paprika)
Eis/cremige Desserts	
Speiseeis, Pudding	Sorbet, Eis, Fruchtsmoothies, griechischer Joghurt, Chiapudding, Apfelmus, Avocadopudding, Smoothies (aus ganzen Früchten hergestellt)
Energie-/Eiweißriegel	
Abgepackte Energie- oder Eiweißriegel	Nüsse, Rosinen, Mandel- oder Cashewbutter
Zuckerhaltige Getränke	
Säfte, Limonaden, Vitamingetränke	WASSER!

Lassen Sie sich nicht unter Druck setzen

Ich habe schon öfters Zuckerpausen eingelegt – manchmal sogar mitten in der Weihnachtszeit. Einmal war ich um Weihnachten herum bei meiner Mutter zu Besuch. Damals stand das Ende meiner dreimonatigen Zuckerfastenzeit kurz bevor, und ich war fest entschlossen, meinem Vorsatz ohne »Schummeln« treu zu bleiben. Meine Mutter hatte extra Erdnussbutterkekse gebacken – mein Lieblingsdessert. Ich weiß, dass sie schon ein bisschen enttäuscht war, als ich ihr schwor, dass mir die Erdnussbutterkekse nicht in den Mund kommen würden. Ich sei ihr zwar dankbar für diese Liebesmühe, könne meinen guten Vorsatz aber beim besten Willen nicht brechen.

Diese Weihnachtszeit war für mich besonders schwierig, da ich von meiner Familie auch ständig dazu gedrängt wurde, an »Süßigkeiten-Ratespielen« teilzunehmen oder Weihnachtspunsch und andere leckere Getränke zu probieren. Sogar mein Mann, der sich ebenfalls gerade zuckerfrei ernährte, hat letzten Endes ein bisschen geschummelt. Doch mir gelang es trotz aller Versuchungen und trotz des Gruppenzwangs, zuckerfrei durch die Weihnachtsfeiertage zu kommen, und ich bin sehr stolz darauf, dass ich das geschafft habe!

In Situationen, in denen Sie sich durch Freunde und Familie unter Druck gesetzt fühlen, sollten Sie ihnen erklären, dass Sie sie wirklich von ganzem Herzen lieben, aber trotzdem nichts essen oder trinken möchten, was Ihnen nicht guttut. Hoffentlich werden sie Verständnis dafür haben und Sie beim Einhalten Ihrer guten Vorsätze unterstützen!

Suchen Sie sich jemanden, der Ihnen beim Kampf gegen Heißhungerattacken hilft

Manchmal braucht man nur mit jemandem über seine Heißhungerprobleme zu sprechen, der sich in der gleichen Situation befindet – und schon gelingt es einem viel leichter, seinen Vorsätzen treu zu bleiben. Diese Strategie ist vor allem dann sinnvoll, wenn es Menschen in Ihrem Umfeld gibt, die immer wieder versuchen, Ihre Bemühungen um eine gesunde Ernährung zu untergraben. Wenn Sie wissen, dass jemand Ihnen Mut zuspricht und Sie für das Brechen Ihrer Vorsätze zur Rechenschaft zieht, wird es Ihnen viel leichter fallen, daran festzuhalten und Ihre Ziele zu erreichen – vor allem, wenn Sie diese Person als Gegenleistung ebenfalls in ihrer gesunden Ernährung unterstützen. Als ich zum ersten Mal zwei Monate lang auf Zucker verzichtete, ließ ich mich dabei von meiner guten Freundin und Mitautorin Dr. Lauren Clum begleiten. Ich glaube nicht, dass wir beide das ohne tägliche gegenseitige Unterstützung – und viele SMS, in denen wir uns gegenseitig zur Ordnung riefen – geschafft hätten.

Verbannen Sie bestimmte Lebensmittel aus Ihrem Haushalt

Aus der Zuckersucht meiner Mutter habe ich gelernt, wie wichtig es ist, Lebensmittel, die Fressattacken auslösen, gar nicht erst im Haus zu haben. Wenn Sie wissen, dass Kartoffelchips oder Marzipanschokolade Ihr Untergang sind, kaufen Sie sie nicht! Oder kaufen Sie nur eine kleine Menge, um nicht zu viel davon zu essen, wenn Sie eigentlich nur Appetit auf ein paar Chips oder Schokoladenstückchen haben. Soll man überhaupt zuckerhaltige Lebensmittel im Haus haben? Ja! Natürlich. Vor allem dann, wenn nichts anderes Ihren Heißhunger stillen kann. Es kommt auf die Menge und Qualität des Zuckers an. Also machen Sie nicht den Fehler, das Jumbopaket zu kaufen und zu glauben, dass Sie nur ein bisschen davon essen werden, sonst geraten Sie garantiert in die Versuchung, einer Fressattacke zu erliegen!

Genau so ist es meinem Mann neulich ergangen. Er wollte unbedingt ein Eis essen und wusste, dass nichts anderes seinen Heißhunger stillen würde. Leider gab es in dem Geschäft, in dem er sich gerade aufhielt, nur Viererpackungen. Aber er wusste, dass eine unserer Spielregeln lautet, solche Lebensmittel nicht nach Hause mitzubringen, also raten Sie mal, wer auf der Heimfahrt alle vier Einheiten verdrückt hat? Mein lieber Mann hat es mit peinlich berührtem Lächeln zugegeben. »Aber wenigstens«, setzte er hinzu, »habe ich sie nicht mit nach Hause gebracht!« Darüber musste ich dann doch lachen.

Raffinierte »Decknamen« für Zucker

Lebensmittelhersteller lassen sich alle möglichen Tricks einfallen, um zu verschleiern, wie viel Zucker in ihren Produkten steckt. Fast 75 Prozent aller verpackten Lebensmittel enthalten Süßungsmittel. Also nehmen Sie die Zutatenlisten genau unter die Lupe und lernen Sie, versteckte Zucker zu erkennen:
Achten Sie darauf, wie viel Gramm Zucker ein Lebensmittel pro Portion enthält.
Machen Sie sich den Unterschied zwischen dem natürlichen Zuckergehalt eines Lebensmittels und zugesetzten Zuckern bewusst – beispielsweise von Natur aus in Obst enthaltener Fruchtzucker versus zugesetzte Süßungsmittel. Diese beiden Zuckerarten werden in der Zutatenliste nicht immer getrennt aufgeführt.
Schauen Sie sich die Zutatenliste genau an. Nur weil dort nichts von »Zucker« steht, bedeutet das noch lange nicht, dass er nicht vorhanden ist und nicht womöglich unter einem anderen Namen in dem Lebensmittel lauert. Natürlich sollten Sie alle Lebensmittel mit Zutaten vermeiden, die »Zucker« im Namen tragen, wie beispielsweise Streuzucker, brauner Zucker, Kokoszucker, Invertzucker oder Turbinadozucker. Sie müssen sich schon ziemlich gut auskennen, um zu merken, dass sich hinter folgenden Namen Zucker verbirgt:

- Agavendicksaft
- Agavennektar
- Ahornsirup
- Backmalz
- Brauner Reissirup
- Buttersirup
- Dehydrierter Zuckerrohrsaft
- Dextrin
- Dextrose
- D-Ribose
- Ethylmaltol
- Fruchtsaft
- Fruchtsaftkonzentrat
- Fruktose
- Fruktosereicher Maissirup (HFCS)
- Galaktose
- Gerstenmalz
- Gerstenmalzsirup
- Glukose
- Honig
- Johannisbrotsirup
- Kristalline Fruktose
- Laktose
- Maissirup
- Maissirup-Feststoffe
- Maissüße
- Maltodextrin
- Maltol
- Maltose (Malzzucker)
- Malzextrakt (Malzsirup)
- Mannose
- Melasse
- Raffinade
- Reissirup
- Restmelasse (Endmelasse)
- Saccharose
- Sirup
- Sorghumsirup
- Sucanat
- Sucrose
- Verdampfter Zuckerrohrsaft
- Vollrohrzucker
- Wasserfreie Dextrose
- Zuckercouleur
- Zuckerrohrsaft
- Zuckerrohrsaftkristalle
- Zuckerrohrsirup
- Zuckerrübensirup

Verabschieden Sie sich von Gluten und verarbeiteten Lebensmitteln!

Gluten ist ein Eiweiß, das in Weizen, Gerste und Roggen vorkommt und als »Klebstoff« fungiert, der den Teig dehnbar macht und dafür sorgt, dass Brot und Backwaren sich elastisch anfühlen. Trotzdem ist dieses Klebereiweiß für den menschlichen Körper unverdaulich, und viele Menschen entwickeln eine Unverträglichkeit oder Überempfindlichkeit dagegen.

Das »Warum«

Ihr Verdauungssystem kann es nicht richtig verarbeiten, sodass es Entzündungen verursacht. Häufige Symptome einer Glutenüberempfindlichkeit oder -unverträglichkeit sind Blähungen, Verstopfung oder Durchfall, Kopfschmerzen, Gelenk- und Muskelschmerzen, Müdigkeit, Hautausschläge oder Akne und Autoimmunerkrankungen, die Schilddrüse und Nebennieren – also Ihr Hormonsystem! – betreffen.

Da das Gluteneiweiß Gliadin in seiner molekularen Struktur der Schilddrüse sehr ähnlich ist, kann es passieren, dass der Körper beides miteinander verwechselt: Wenn Ihr Immunsystem das Gluten angreift, das durch die Darmwände ins Blut gelangt, greift es gleichzeitig auch das Schilddrüsengewebe an. Bei Menschen, die ohnehin bereits an einer Schilddrüsenunterfunktion oder anderen Störungen leiden, verursacht das große Probleme. Es kann bis zu sechs Monate dauern, bis der Körper sich von einer entzündlichen Reaktion auf Gluten erholt hat. Je früher Sie dieses Klebereiweiß also aus Ihrer Ernährung streichen, umso besser wird es Ihnen gehen.

Denken Sie daran, dass Glutenüberempfindlichkeit nicht dasselbe ist wie die Glutenunverträglichkeit oder -allergie, bei der es sich um eine unheilbare Erkrankung handelt, die Wachstum und Verdauung beeinträchtigen kann! Denn die Unfähigkeit, Gluten zu verarbeiten, hindert den Körper daran, Nährstoffe aus anderen Lebensmitteln aufzunehmen, was zu schmerzhaften Darmbeschwerden und Unterernährung führt. Wenn Menschen den Begriff Glutenunverträglichkeit hören, denken sie normalerweise an Zöliakie, doch das ist nur eine Erscheinungsform dieser Erkrankung. Eine Zöliakie-Diagnose zu stellen, ist ziemlich schwierig, da die Symptome sehr unterschiedlich sein können und die Ergebnisse der Blutuntersuchungen nicht immer stimmen. Bei den meisten Patienten mit Zöliakie sind die Dünndarmzotten verkürzt, was die Nahrungsaufnahme behindert, und das kann man nur durch eine Biopsie feststellen. Viele Menschen mit Autoimmunerkrankungen der Schilddrüse leiden gleichzeitig auch unter Zöliakie, möglicherweise gibt es eine genetische Veranlagung für beide Erkrankungen. Eine fachgerechte Diagnose durch einen Spezialisten ist ein Muss.

Selbst wenn Sie nicht sicher sind, ob Sie Probleme mit Gluten haben, kann es nicht schaden, das Klebereiweiß für mindestens vier Wochen von Ihrem Speisezettel zu streichen und auf etwaige Veränderungen in Ihrem Befinden zu achten. Dann können Sie allmählich anfangen, das Gluten schrittweise wieder in Ihre Nahrung aufzunehmen, und beobachten, ob Ihre Beschwerden daraufhin wiederkehren. Ich ernähre mich nun schon seit zwei Jahren glutenfrei, und viele meiner früheren Verdauungsprobleme und auch meine Schlappheit und Lustlosigkeit sind seitdem verschwunden. Es lohnt sich, eine Zeit lang auf Gluten zu verzichten, um herauszufinden, wie das Ihrem Körper bekommt. Danach können Sie die glutenhaltigen Lebensmittel schrittweise wieder in Ihre Kost einführen und abwarten, ob sich daraufhin negative Reaktionen einstellen – beispielsweise Schlappheit, unter der ich früher gelitten habe, Blähungen und/oder Müdigkeit.

Vor allem ist es wichtig, verarbeitete Lebensmittel aus Ihrer Ernährung zu eliminieren, weil man oft nicht weiß, was sich darin alles verbirgt. Selbst wenn Sie mit der Zeit zum »Zutatenlistenexperten« werden, können Sie nicht jedes Mal auf alle Details achten, wenn Sie einkaufen gehen. Daher ist es am besten, einfach auf diese Lebensmittel zu verzichten – damit sind Sie auf der sicheren Seite. Denken Sie an all die vielen künstlichen Zusatzstoffe und Chemikalien, die Sie Ihrem Körper dadurch ersparen! Es gibt trotzdem immer noch Produkte in den Supermarktregalen, die Sie in Ihrer Küche verwenden können, aber halten Sie sich an die Regel, dass diese nicht mehr als fünf verschiedene Zutaten mit aussprechbaren Namen enthalten sollten, damit Sie wissen, was Sie Ihrem Körper zuführen! Vor allem, wenn Sie zu Überempfindlichkeiten gegen Lebensmittel neigen, ist es auf jeden Fall besser, genau zu wissen, was Sie in letzter Zeit gegessen haben, damit Sie die problematische Zutat mühelos wieder aus Ihrer Kost eliminieren können.

Das »Wie«

Ernähren Sie sich hauptsächlich von pflanzlichen, vollwertigen Lebensmitteln ohne Chemikalien

Wenn Sie viele Getreideprodukte – und zwar vor allem verarbeitete oder verpackte Lebensmittel – essen, erscheint es Ihnen vielleicht nahezu unmöglich, auf Gluten zu verzichten. Dabei ist das eigentlich ganz einfach. Wenn Sie sich an eine vollwertige, vorwiegend pflanzliche, naturbelassene, ballaststoffreiche Ernährung mit gesunden Eiweißen und Fetten halten, sind Sie im Handumdrehen auf dem richtigen Weg. Die einfachste Veränderung besteht darin, sich hauptsächlich im äußeren Bereich des Lebensmittelgeschäfts aufzuhalten, weil dort normalerweise Obst und Gemüse, Fleisch und frische Zutaten angeboten werden. Tiefkühlobst und -gemüse ist die einzige Ausnahme von dieser Regel, da die Nährstoffe beim Einfrieren erhalten bleiben. Daher sind Tiefkühlprodukte eine gesunde Alternative, wenn Sie nicht immer frische Zutaten im Haus haben können.

Kaufen Sie regionale und saisonale Produkte

Ein weiterer guter Tipp besteht darin, die Bauernmärkte in Ihrer Gegend zu besuchen. Dort bekommt man die frischesten Zutaten aus biologischem Anbau. Also wählen Sie frische Produkte von Biobauernhöfen aus Ihrer Region und bauen Sie diese in Ihren Speiseplan ein. Manchmal können Ihnen diese Händler sogar hervorragende Kochrezepte verraten – fragen Sie sie einfach danach! Wenn Sie nicht wissen, was Sie kochen sollen, braten Sie ein bisschen Gemüse und Fleisch oder Eier von grasgefütterten Tieren kurz an, und schon haben Sie etwas Leckeres auf dem Tisch.

Lesen Sie die Zutatenlisten

Wenn Sie anfangen, verarbeitete Lebensmittel von Ihrem Speisezettel zu verbannen, müssen Sie die Etiketten der Produkte, die Sie kaufen, genau lesen, um ganz sicherzugehen, dass Sie die schädlichen Zutaten auch wirklich aus Ihrer Kost eliminieren. Machen Sie zunächst einmal einen großen Bogen um Lebensmittel, in denen Gerste, Weizen oder Roggen enthalten sind! Meist sind das verarbeitete Produkte wie Bier, Süßigkeiten, Saucen, Gewürzmischungen, Fertigsuppen, fertige Mittagsgerichte mit Fleisch, Salatdressings, ja sogar Pommes frites. Nutzen Sie – genau wie bei den verschiedenen Zuckerarten – Ihren mittlerweile geschärften Blick, um das »Kleingedruckte« richtig zu interpretieren. Die einfachste Lösung besteht darin, von verarbeiteten Lebensmitteln grundsätzlich die Finger zu lassen!

Kaufen Sie Produkte mit höchstens fünf verschiedenen (aussprechbaren!) Zutaten

Wenn Sie – oder ein Drittklässler – die Zutaten auf einer Schachtel oder Tüte nicht aussprechen können, legen Sie sie wieder ins Regal zurück. Versuchen Sie sich an Lebensmittel zu halten, die höchstens fünf Zutaten enthalten – oder noch besser: Greifen Sie stattdessen zu frischem Obst und Gemüse und Vollkornprodukten wie Quinoa, Naturreis oder Haferflocken, um Ihren Bedarf an Vitaminen und Mineralstoffen zu decken.

Verabschieden Sie sich von Koffein!

Ich liebe Kaffee. Für mich gibt es wirklich nichts Schöneres als eine köstliche dampfende Tasse Kaffee! Aber das darin enthaltene Koffein macht nun mal süchtig. Früher habe ich ständig Kaffee getrunken – um morgens wach zu werden, um den Vormittag durchzustehen und als süßen Leckerbissen am Nachmittag –, und das hat zur Entstehung meines chaotischen Hormonhaushalts beigetragen.

Das »Warum«

Trotz seines Gehalts an Antioxidanzien und anderen wertvollen Inhaltsstoffen und obwohl es in manchen wissenschaftlichen Untersuchungen heißt, dass Koffein vielleicht gar nicht so ungesund ist, wie wir glauben, müssen wir doch darauf achten, ob Kaffee keine negativen Auswirkungen auf uns hat. Auch wenn Sie vielleicht meinen, keine Probleme mit Koffein zu haben: Versuchen Sie einmal ein paar Tage oder auch nur ein paar Stunden lang ohne einen Schluck Kaffee auszukommen, und warten Sie ab, wie Ihr Körper darauf reagiert!

Wenn Sie einmal genau beobachten, wie Kaffee auf Ihren Organismus wirkt, werden Sie vielleicht eines oder mehrere der folgenden Symptome verspüren: Müdigkeit bei gleichzeitigem Aufgedrehtsein, Schlappheit am Nachmittag, Schlafstörungen, Gehirnnebel oder nervöse Anspannung. Koffein hat oft die gleichen Auswirkungen auf unseren Körper wie Stress. In Wirklichkeit verstärkt Koffein das Problem, das wir zu beheben versuchen, also nur. Außerdem kann es verheerende Auswirkungen auf Ihre HPA-Achse haben und dazu führen, dass Ihr Cortisolspiegel ansteigt und viel zu lange auf zu hohem Niveau bleibt. Die ganze entstressende Wirkung, die Sie mit Ihren Selbstfürsorgeritualen zu erreichen versuchen, kann durch Ihre tägliche Dosis Kaffee wieder zunichtegemacht werden. Und wenn Sie bereits übermäßig gestresst sind und ständig zu viel Cortisol durch Ihren Körper strömt, wird das Koffein in Ihrem Kaffee diesen Effekt höchstens verstärken, sodass es Ihnen noch schlechter geht.

Aber auf Kaffee verzichten? Das ist so, wie wenn man sich von dem zwielichtigen Typen trennen muss, mit dem man bisher heimlich zusammen war, weil die Eltern plötzlich von dieser Liaison erfahren haben. Sie geben sich die allergrößte Mühe, ohne ihn auszukommen, weil Sie wissen, dass er keinen guten Einfluss auf Sie hat, aber Sie kommen einfach nicht von ihm los. Ehrlich gesagt: Ich war an diesen kleinen Muntermacher am Morgen so sehr gewöhnt, dass es mir viel leichter fiel, auf Zucker zu verzichten als auf Kaffee!

Doch nachdem es mir gelungen war, meine Koffeinsucht zu besiegen, wurde mir klar, dass ich den Kaffee gar nicht so dringend brauchte, wie ich gedacht hatte. Wenn Sie viel Kaffee trinken und sich danach müde und aufgedreht zugleich fühlen oder wenn Sie schon nach einer kleinen Tasse nervös und zitterig werden, ist es vielleicht an der Zeit, sich einen neuen Freund zu suchen. Ich empfehle Ihnen, mindestens 30 Tage lang auf Kaffee zu verzichten und zu beobachten, wie Ihr Körper darauf reagiert.

An dieser Stelle ist vielleicht ein kleiner warnender Hinweis angebracht: Von heute auf morgen schlagartig mit Ihrem täglichen Kaffeekonsum aufzuhören, ist keine gute Idee, denn dadurch bekommen Sie vielleicht Kopfschmerzen und fühlen sich ziemlich bescheiden. Also entwöhnen Sie sich lieber langsam und allmählich von Ihrem gewohnten Kaffeekonsum (siehe »Wie«) und steigen Sie entweder auf koffeinfreien Kaffee, koffeinfreien Tee oder meinen persönlichen Favoriten Matcha-Grüntee um, weil dieser weniger Koffein enthält und daher gesünder ist.

Das »Wie«

Entwöhnen Sie sich schrittweise von Koffein

Wenn Sie Kaffee genauso sehr lieben wie ich, sollten Sie nicht schlagartig mit Ihrem Kaffeekonsum aufhören, da Sie ja inzwischen bereits wissen, dass diese plötzliche Umstellung starke Kopfschmerzen und andere Beschwerden verursachen kann. Die langsame Umgewöhnung von Ihrem normalen koffeinhaltigen Kaffee auf koffeinfreie Alternativen dürfte nicht länger als ein bis zwei Wochen dauern. Ich ersetzte zunächst nur ein Viertel meiner gewohnten Kaffeeration durch koffeinfreien Kaffee und steigerte die koffeinfreie Kaffeemenge dann allmählich immer mehr, bis mein Kaffee gar kein Koffein mehr enthielt.

Trinken Sie Matcha

Matcha ist mein persönlicher Lieblingskaffeeersatz! Dieser grüne Tee hat einen enorm hohen Antioxidanziengehalt. Er enthält zehnmal mehr Antioxidanzien als normaler Grüntee und sechzigmal mehr Antioxidanzien als Spinat und andere Superfoods. Er regt auf natürliche Weise den Stoffwechsel an und verbrennt Kalorien, trägt zur Entgiftung bei und senkt den Cholesterin- und Blutzuckerspiegel. Außerdem verbessert er die Stimmung, steigert die Konzentration und wirkt im Gegensatz zu Kaffee beruhigend auf Körper und Geist. Matcha hält meine Energie den ganzen Tag über auf einem gleichbleibenden Niveau, weil er einen hohen Gehalt an Katechinen hat – den stärksten und wirksamsten Antioxidanzien, die es gibt. Mehr als die Hälfte der Katechine im Matchatee bestehen aus Epigallocatechingallat (EGCG). Dieses Katechin hat in Kombination mit Koffein ganz erstaunliche positive Wirkungen auf Ihre Gesundheit, zum Beispiel regt es den Stoffwechsel an und stärkt das Immunsystem. Außerdem liefert die Aminosäure L-Theanin in Verbindung mit Koffein anhaltende Energie und steigert die Leistungsfähigkeit des Gehirns – und das ganz ohne Nebenwirkungen! Mein Lieblingsmatchatee kommt aus der Uji-Region, ich trinke ihn jeden Tag im Rahmen meines Morgenrituals.

Bauen Sie neue (Ernährungs-)Beziehungen auf!

Statt zu denken, dass Sie etwas an Ihrem jetzigen Essverhalten ändern oder bestimmte Lebensmittel und Getränke durch andere ersetzen müssen, sollten Sie diese Umstellung lieber aus einer anderen Perspektive betrachten: Bauen Sie ein paar neue Beziehungen auf, von denen Sie begeistert sein werden! Für meine eigene Ernährung haben diese neuen Lebensgewohnheiten wahre Wunder bewirkt, daher empfehle ich Ihnen dringend, sie ebenfalls in Ihr Alltagsleben einzubauen.

Führen Sie Ihrem Körper genügend Flüssigkeit zu

Durst fühlt sich für unseren Körper oft genauso an wie Hunger, und dann glauben wir, einen kleinen Imbiss zu brauchen, obwohl es uns in Wirklichkeit nur an Flüssigkeit fehlt. Um diesen Appetit auf Snacks zu unterdrücken, sollten Sie den ganzen Tag über Wasser trinken. Gehen Sie niemals ohne Wasserflasche aus dem Haus und trinken Sie vor jeder Mahlzeit ein Glas Wasser! Halten Sie sich an die 8×250-Regel: Trinken Sie acht 250-ml-Gläser Wasser pro Tag – oder sogar noch mehr, wenn es sehr heiß ist oder Sie beim Sport viel schwitzen. Den ganzen Tag über viel Wasser zu trinken, trägt auch dazu bei, Giftstoffe aus Ihrem Körper herauszuschwemmen, was für die Gewichtsabnahme und für einen gesunden Stoffwechsel sehr wichtig ist. Ich habe meine Wasserflasche bei der Arbeit stets neben mir stehen, damit ich nie vergesse, den ganzen Tag über immer wieder etwas zu trinken.

Trinken Sie aromatisiertes Wasser

Wenn Sie sich einfach nichts aus Wasser machen, ist es höchste Zeit, sich mit aromatisiertem Wasser anzufreunden. Solches Wasser schmeckt ungeheuer aromatisch und würzig! Ich reichere mein Wasser gerne mit Obst, Kräutern, Gemüse und ätherischen Ölen (zum Beispiel Zitronen-, Pfefferminz-, Limetten- und Grapefruitöl) an. Normalerweise bereite ich dieses aromatisierte Wasser immer schon mehrere Tage im Voraus zu, sodass ich es nur noch in einen Wasserkrug oder (für unterwegs) in eine Glasflasche zu füllen brauche. Hier ein paar meiner Lieblingsrezepte:

Beeren-Antioxidanzien-Energiebooster

60 g Blaubeeren
60 g Brombeeren
60 g Himbeeren
60 g Kirschen, halbiert und entsteint
1,5 l Aquadest

Blaubeeren, Brombeeren, Himbeeren, Kirschen und 500 ml Aquadest ca. 1 Minute lang im Mixer glatt pürieren. Durch ein feinmaschiges Sieb in einen 2-Liter-Krug gießen und das restliche Aquadest dazugeben. Für mindestens 30 Minuten in den Kühlschrank stellen und gekühlt oder mit Eiswürfeln servieren.

Hinweis: Sie können das Obst auch unpüriert in einen Krug mit Wasser geben, dann enthält dieses Getränk allerdings weniger wertvolle Nährstoffe.

Power-Wasser für eine schlanke Figur

Saft von ½ roten Grapefruit
Saft von 1 Orange
2 Zitronen (1 entsaftet und 1 in Scheiben geschnitten)
1,5 l Aquadest
2 Tropfen Zitronenöl
1 Tropfen Grapefruitöl

Grapefruit-, Orangen- und Zitronensaft in eine kleine Schüssel geben und durch ein feinmaschiges Sieb in einen 2-Liter-Krug gießen. Die Zitronenscheiben dazugeben, mit Wasser bedecken und die ätherischen Öle hinzufügen. Vor dem Servieren mindestens 30 Minuten (am besten 2 bis 3 Stunden) lang kalt stellen.

Ernähren Sie sich vollwertig und essen Sie kleinere Portionen

Junkfood trägt seinen Namen »Junk« (Schrott) aus gutem Grund: Es steckt voller minderwertiger Lebensmittel – Salz, ungesunde Fette, Zucker, verarbeitetes Mehl, chemische Zusatzstoffe – und hat kaum einen Nährwert. Man kann jede Menge davon essen und ist hinterher trotzdem nicht satt, da Junkfood nur selten die Nähr- und Ballaststoffe enthält, die man braucht, um sich wirklich satt zu fühlen.

Echte Lebensmittel wie Eiweiß, gesunde Fette und ballaststoffreiches Gemüse dagegen sättigen nicht nur stärker, sondern man hat danach auch kein Bedürfnis mehr nach Süßigkeiten. Wenn mich nach dem Essen Appetit auf etwas Süßes überkommt, warte ich erst einmal fünf Minuten ab, um festzustellen, ob ich wirklich noch Hunger habe. Wenn ja, nehme ich noch Nachschlag. Normalerweise ist das dann nur noch eine kleine Portion, aber ich halte es trotzdem für besser, meinem Körper etwas Nährstoffreiches zuzuführen und nicht einfach nur eine Süßigkeit. Körperlich fühle ich mich satt, und vom Kopf her weiß ich, dass ich nicht noch mehr Kalorien brauche. Zu wissen, wie groß Ihre Portionen sein müssen, damit Sie satt werden, ist der Schlüssel zum Erfolg des 14-Tage-Rettungsprogramms. Testen Sie das schon vor Beginn dieses Programms aus, um ungefähr einschätzen zu können, wie groß Ihre Mahlzeiten sein müssen!

Man kann gar nicht genug Gemüse essen

Laut den Ergebnissen einer im November 2017 veröffentlichten Studie der US-Gesundheitsbehörde Centers for Disease Control (CDC) essen nur 9 Prozent aller Amerikaner die empfohlene Menge von rund 400 Gramm Gemüse pro Tag. Diese Menschen wissen gar nicht, was ihnen entgeht!

Gemüse steckt voller Enzyme, Vitamine, Antioxidanzien, Ballast- und Mineralstoffe, die die Zellen stärken. Antioxidanzien schützen außerdem vor Zellschäden und können Alterungsprozesse rückgängig machen. Außerdem ist Gemüse kalorienarm und hat einen hohen Wassergehalt, leistet also einen wichtigen Beitrag zur Deckung Ihres Flüssigkeitsbedarfs. Ballaststoffe machen satt, sodass man weniger Appetit hat und leichter abnimmt. Außerdem verbessern sie die Blutzucker- und Cholesterinwerte, lindern Entzündungen und verlangsamen den Alterungsprozess.

Falls Sie kein Gemüsefan sind, springen Sie einfach auf den grünen Smoothie-Zug auf! Wie gesagt: Smoothies sind die schnellsten und gesündesten Gerichte, die Sie zubereiten können, denn sie liefern Ihnen eine ungeheuer nährstoffdichte Mahlzeit in nur einer einzigen Portion. Ein Liter grüner Smoothie enthält 10 bis 15 Portionen Obst und Gemüse, außerdem Ballaststoffe, Kräuter, ätherische Öle, Leinsamensprossen und gesundes, rein pflanzliches Eiweiß. So können Sie Ihre Eiweißaufnahme steigern und bleiben den ganzen Tag über satt.

Also gewöhnen Sie sich gleich jetzt an, Gemüse zu essen, und finden Sie heraus, welche Gemüsearten Ihnen am besten schmecken! Dann wird es Ihnen später leichter fallen, die richtigen Mahlzeiten für das 14-Tage-Rettungsprogramm auszuwählen und zu genießen.

Essen Sie gesunde Fette

Unzählige klinische Studien zeigen, dass gesunde Fette wie Olivenöl, Kokosöl, Avocados, Nüsse, Kerne und Eier das Risiko für Herz-Kreislauf-Erkrankungen senken, ohne zu einer Gewichtszunahme zu führen. Sie sind besonders wichtig für die Gehirnfunktion – schließlich sind Ihre Nervenzellen von fetthaltigen Myelinscheiden umhüllt – und für die Zellfunktion – jede der bis zu 100 Billionen Zellen in Ihrem Körper ist von einer fetthaltigen Membran umgeben, die dazu dient, Ihre Zellen und Nervenzellen zu schützen! Fette sind Bausteine vieler wichtiger Substanzen im Körper und werden auch für die Bildung der Hormone gebraucht. Deshalb werden Sie im Rahmen des 14-Tage-Rettungsprogramms täglich Fette zu sich nehmen, aber Sie sollten sich schon vorher mit diesen gesunden Fetten vertraut machen und anfangen, sie in Ihren Speisezettel aufzunehmen, damit Sie später, wenn Sie mit dem Essensplan beginnen, wissen, wie man sie richtig verwendet.

Nehmen Sie Nahrungsergänzungsmittel für einen zusätzlichen Energieschub ein

Selbst eine supergesunde, vorwiegend pflanzliche, ballaststoffreiche Ernährung mit Bioprodukten reicht heutzutage nicht mehr aus, da es äußerst schwierig ist, Lebensmittel zu finden, die

die nötigen Nährstoffe enthalten, vor allem Magnesium, Vitamin D, B-Vitamine, Kofaktoren, essenzielle Fettsäuren und Antioxidanzien. Ich nehme seit über fünf Jahren regelmäßig Nahrungsergänzungsmittel ein und habe dadurch mehr Energie, eine bessere Verdauung und einen gesünderen Hormonhaushalt. Wenn ich diese Präparate einmal weglasse, vor allem unterwegs, lässt meine Energie sofort nach, und meine Verdauung funktioniert nicht mehr so gut. In vielen Kapiteln in Teil II dieses Buches finden Sie Nahrungsergänzungsmittel, die Ihnen guttun können. Am besten ist es jedoch, mit einem Arzt oder Heilpraktiker Ihres Vertrauens über Ihre individuellen Bedürfnisse zu sprechen. Er kann Ihnen bei der Auswahl der Präparate helfen, die Ihr Körper am dringendsten braucht.

Wenn Sie nur ein einziges Nahrungsergänzungsmittel einnehmen möchten, sollte es Magnesium sein, da die meisten Menschen viel zu wenig von diesem lebenswichtigen Nährstoff haben. Magnesium spielt bei vielen biochemischen Prozessen in unserem Körper eine entscheidende Rolle und ist ein wichtiger Kofaktor für die Enzyme, die für unseren Zuckerstoffwechsel zuständig sind. Bei Magnesiummangel sprechen unsere Zellen nicht mehr so gut auf Insulin an. Stress, bestimmte Medikamente und Koffeinkonsum sind nur ein paar der Faktoren, die zu einem niedrigen Magnesiumspiegel beitragen können. Also könnte es durchaus sinnvoll sein, ein Magnesiumpräparat einzunehmen, doch auch der Verzehr von magnesiumreichen Lebensmitteln wie Nüssen, Kernen, Hülsenfrüchten, Blattgemüse und Vollkornprodukten hilft gegen einen unausgewogenen Hormonhaushalt. Grüne Smoothies sind ebenfalls eine gute Möglichkeit, Ihrem Körper gleich morgens eine Menge Magnesium zuzuführen.

Selbstfürsorgerituale und -praktiken zur Unterstützung eines gesunden Essverhaltens

Essen Sie achtsam

Kauen Sie Ihr Essen. Und damit meine ich: Wirklich kauen! Essen Sie langsam und genießen Sie die Aromen, die verschiedenen Konsistenzen und die Köstlichkeit Ihrer Lebensmittel. Signalisieren Sie Ihrem Körper und Geist, dass es keine Hungersnot gibt: Das Essen ist nicht zu knapp! Das trägt dazu bei, Ihren Cortisolspiegel zu senken, sodass Ihr Körper die Nährstoffe richtig verteilen kann und seine Systeme richtig arbeiten können. Essen Sie achtsam und entdecken Sie, wie viel wohler Sie sich dadurch fühlen.

Außerdem ist es auch wichtig, langsam zu essen, da wir ja inzwischen wissen, dass unser Körper eher zum Hungrigsein als zum Sattsein neigt und dass wir aufgrund eines zu niedrigen Östradiolspiegels immer auf irgendetwas Appetit haben. Wenn Sie langsam kauen und Ihr Essen genießen, sinkt Ihr Ghrelinspiegel, und das Leptin hat Zeit, Sättigungssignale auszusenden. Dadurch sinkt gleichzeitig auch Ihr Stressniveau. Und wenn Sie dann von einer Mahlzeit oder einem Snack aufstehen, fühlen Sie sich satt und zufrieden und werden im späteren Tagesverlauf wahrscheinlich weniger mit Cortisolspitzen zu kämpfen haben – was, wie Sie ja inzwischen wissen, dazu führt, dass Sie nach zuckerhaltigen, kohlenhydratreichen »Wohlfühllebensmitteln« greifen.

Also bauen Sie diese Essens-Achtsamkeits-Meditation so schnell wie möglich in Ihren Tagesablauf ein. Dann werden die köstlichen Mahlzeiten meines 14-Tage-Rettungsprogramms Sie umso mehr sättigen und befriedigen!

Atmen Sie Ihre stressbedingten Heisshungerattacken einfach weg

Ich kann gar nicht genug betonen, wie wichtig tiefes Atmen ist! Vielleicht müssen Sie Ihrem Körper erst beibringen, tief in den Bauch hineinzuatmen, sodass Ihr Bauch sich beim Einatmen nach außen wölbt und beim Ausatmen nach innen zieht. Wenn Sie tief durchatmen, beruhigt sich Ihr Körper, Ihre Herzfrequenz sinkt, und Ihr Gehirn empfängt das Signal, dass Sie alles im Griff haben – auch wenn das in Wirklichkeit gar nicht stimmt.

Immer wenn Sie spüren, wie der Stress sich wieder an Sie heranschleicht und der Drang nach einem Imbiss überwältigend wird, atmen Sie zehnmal tief durch und vergessen Sie die Pausen nach dem Ein- und Ausatmen nicht: Einatmen, Pause, ausatmen, Pause, wiederholen.

Säule 2: Bewegung

Wenn Sie zurzeit kein festes Trainingsprogramm oder -ritual haben, ist es höchste Zeit, sich eins zuzulegen. Unser Körper ist nicht für eine sitzende Lebensweise geschaffen, – unsere Vorfahren mussten sich bewegen, um zu überleben. In unserer heutigen Welt verbringen wir viel zu viel Zeit mit anderen Dingen und vernachlässigen unseren Körper darüber. Aber achten Sie darauf, dass der Sport, den Sie treiben, Ihren Körper und Ihre Seele glücklich macht! Wenn Sie Joggen hassen, dann lassen Sie es lieber. Wenn Sie Yoga langweilig finden, suchen Sie sich einen Mannschaftssport, der Ihnen Spaß macht. Aber ignorieren Sie Ihr Bedürfnis nach Bewegung nicht! Wenn Sie eine Zeitlang körperlich inaktiv waren und jetzt wieder neu anfangen möchten, ist die Phase vor Beginn des 14-Tage-Rettungsprogramms ein hervorragender Zeitpunkt dafür.

Wenn Ihre Definition von körperlicher Aktivität darin besteht, an fünf, sechs oder sieben Tagen pro Woche eine Stunde lang so hart wie möglich zu trainieren, und Sie trotzdem immer noch müde sind und keine Erfolge sehen, könnte das daran liegen, das Sie zu intensiv trainieren und Ihren Körper dadurch überlasten. Dann ist es höchste Zeit, Ihren Trainingsplan zu überdenken!

Man sollte sich vor jedem neuen Trainingsprogramm von seinem Arzt beraten lassen, um kein Risiko einzugehen. Wenn Sie bereits an einer Herz-Kreislauf-Erkrankung, Diabetes oder anderen gravierenden gesundheitlichen Problemen leiden oder schon seit einem Jahr oder länger nicht mehr körperlich aktiv waren, kann eine plötzliche Zunahme der Trainingsintensität Ihr Risiko für Komplikationen erhöhen. Also fangen Sie lieber mit einem sehr viel weniger intensiven Training an und steigern Sie die Intensität dann ganz allmählich.

Anhand der folgenden Vorschläge können Sie sich ein für Sie geeignetes Trainingsprogramm zusammenstellen, um das Beste aus Ihrem 14-Tage-Rettungsprogramm zu machen. Überlegen Sie sich zunächst, welche körperlichen Aktivitäten ein Lächeln auf Ihre Lippen zaubern. Bewegung muss nicht unbedingt im Fitnessstudio stattfinden, und Sie sollten auch nicht schon beim bloßen Gedanken daran erschaudern! Ich empfehle Ihnen, an mindestens vier Tagen pro Woche körperlich Sport zu machen – an zwei Tagen mindestens 30 bis 60 Minuten lang Herz-Kreislauf-Training, um die Herzfrequenz zu erhöhen, und an zwei Tagen Kraft- oder Widerstandstraining. Als Nächstes nehmen Sie noch ein bisschen Yoga oder ein paar Dehnübungen in Ihr Programm auf, um ein Element der Achtsamkeit und Meditation in Ihr Training einzubauen und Ihren Körper zu lockern. Machen Sie sich mit den Positionen, Bewegungsabläufen und Wiederholungen vertraut, damit Sie sie später nahtlos in Ihr 14-Tage-Rettungsprogramm integrieren können.

Herz-Kreislauf-Training

Gehen Sie spazieren, joggen Sie, fahren Sie Rad, machen Sie Aerobic – alle Aktivitäten, die Ihnen Spaß machen und Ihren Puls in die Höhe treiben, eignen sich gut als Training für Herz und Kreislauf. Gehen Sie mal wieder wandern oder auf eine Tanzparty, führen Sie Ihren Hund spazieren, besuchen Sie einen Spinning-Kurs, machen Sie eine Radtour. Schauen Sie sich Trainings- oder Tanzvideos auf YouTube an und machen Sie mit, parken Sie Ihr Auto ganz hinten auf dem Parkplatz, nehmen Sie die Treppe, statt Fahrstuhl zu fahren – egal was Sie tun: Es ist besser als nichts! Und jetzt kommt der Clou: Während des 14-Tage-Rettungsprogramms werden Sie diese Art von Aktivität auf zweimal pro Woche beschränken, und zwar höchstens 30 Minuten pro Sitzung in mäßiger Intensität.

Wie misst man die Intensität seines Trainings? Ein Personal Trainer kann Ihnen dabei helfen. Wenn Sie ohne fremde Hilfe zurechtkommen möchten, gibt es zwei verschiedene Methoden dafür. Die erste besteht darin, Ihre körperliche Belastung subjektiv anhand einer Skala von 1 bis 10 zu beurteilen, wobei 1 für »Überhaupt nicht anstrengend« und 10 für »Fordert mich bis zur äußersten Grenze« steht. Auf dieser Skala sollten Sie eine Trainingsintensität von 5 bis 7 anstreben. Wenn Sie schon nach den ersten zehn Minuten erschöpft und außer Atem sind, trainieren Sie vielleicht zu hart. Die zweite Methode besteht darin, Ihre Herzfrequenz zu messen und sich an die Formel »220 minus Lebensalter« zu halten. Sind Sie beispielsweise 45 Jahre alt, ziehen Sie diese Zahl von 220 ab und erhalten die Zahl 175. Das ist Ihre maximale Herzfrequenz. Beim Training sollte Ihre Herzfrequenz auf 65 bis 75 Prozent dieses Maximums ansteigen. Bei einem 45-Jährigen wären das 114 bis 131 Schläge pro Minute. Das klingt doch durchaus machbar, oder etwa nicht? Aber denken Sie daran, dass Ihr subjektives Empfinden (wie Sie sich fühlen) ein besserer Maßstab für die Intensität Ihres Trainings ist. Die Zahlen sind nur eine grobe Richtlinie.

Krafttraining

Viele Menschen betreiben ausschließlich Herz-Kreislauf-Training, weil sie glauben, umso mehr Kalorien zu verbrennen, je stärker sie ihre Herzfrequenz erhöhen. Das trifft zwar in gewissem Maß zu. Trotzdem bringt es Ihnen gleich mehrere Vorteile, wenn Sie zusätzlich auch noch Krafttraining praktizieren. Beim Krafttraining verwendet man Hilfsmittel wie Gewichte, Widerstandsbänder und/oder das eigene Körpergewicht, um seine Muskeln zu belasten. Regelmäßiges Krafttraining trägt dazu bei, Muskeltonus, -kraft und -masse zu erhöhen, was sich wiederum positiv auf den Stoffwechsel, die Insulinempfindlichkeit und die Knochengesundheit auswirkt.

Ich empfehle zwei Krafttrainingseinheiten pro Woche, bei denen Sie je mehrere verschiedene Übungen machen sollten, die alle wichtigen Muskelgruppen trainieren. Auch hier kann Ihnen ein Fitnessprofi (beispielsweise ein Personal Trainer) helfen, die für Sie am besten geeigneten Übungen zu finden. Sie können sich dabei aber auch an Videos im Internet oder an Apps orientieren. Sobald Sie Ihre Übungen ausgewählt haben, gehen Sie vor wie beim Zirkeltraining: Beginnen Sie mit Übung 1 und machen Sie davon 10 bis 12 Wiederholungen. Dann fahren Sie mit Übung 2 fort usw. Das Absolvieren aller acht Übungen entspricht einem Satz. Absolvieren Sie diesen Zirkel zwei- bis dreimal, das heißt, Sie machen zwei bis drei Sätze oder »Runden«.

Yoga und Dehnübungen

Last but not least sollten Sie auch Yoga und Dehnübungen in Ihr wöchentliches Trainingsprogramm integrieren. Diese Aktivitäten steigern zwar im Gegensatz zum Herz-Kreislauf-Training nicht die Herzfrequenz, aber sie kräftigen und entspannen Ihre Muskeln und machen sie beweglicher und verbessern Ihr Konzentrationsvermögen. Außerdem reicht schon diese leichte Bewegung aus, um die Durchblutung anzuregen, den Stresshormonspiegel zu senken und ein angenehmes Entspannungsgefühl zu erzeugen. Melden Sie sich zu einem Yogakurs an oder beginnen Sie mit ein paar Sonnengrüßen – einer Reihe von Beuge- und Streckpositionen, die auf Ihre Ein- und Ausatmung abgestimmt sind. Das ist gar nicht so kompliziert, wie es klingt, und Sie werden sich danach ungeheuer entspannt fühlen. Falls Sie nicht wissen, womit Sie anfangen sollen, recherchieren Sie im Internet – dort finden Sie viele Yogaübungen – oder laden Sie sich eine der vielen kostenlosen oder zumindest sehr preisgünstigen Yoga-Apps herunter, die Sie durch eine Reihe von Yogahaltungen und -dehnungen hindurchführen. Es gibt unendlich viele Möglichkeiten! Sie können Ihr Yoga-Übungsprogramm innerhalb von zwei längeren Sitzungen pro Woche, zum Beispiel im Rahmen eines zweimal pro Woche stattfindenden 30-minütigen Yogakurses, absolvieren oder in kleinere Sequenzen aufteilen. Eine zehnminütige Yoga-Übungssitzung, die man jeden Morgen oder Abend absolviert, ist eine hervorragende Methode zum Stressabbau.

Lassen Sie sich beim Training von einer App helfen!

Es gibt viele ausgezeichnete kostenlose Apps, die Sie als Intervalltimer nutzen können. Das sind hervorragende Hilfsmittel, die Ihr Training absolut sicher machen – und vor allem haben Sie dann keine Ausrede mehr, sich um Ihren Sport zu drücken! Mein Mann und ich sind ganz begeistert von der Tabata-App, mit deren Hilfe wir unsere Lieblingstrainingsprogramme erstellen können, wenn wir unterwegs sind oder irgendwo Urlaub machen, wo es kein Fitnessstudio gibt. Jeder von uns überlegt sich zwei Übungen, und daraus erstellen wir ein Zirkeltraining aus vier Übungen, das wir mithilfe unseres Intervalltimers machen, wobei wir insgesamt vier bis fünf Runden absolvieren. Dabei verbrennen wir innerhalb kurzer Zeit mühelos 200 bis 400 Kalorien – und was am allerwichtigsten ist: Wir programmieren unseren Stoffwechsel auf eine kontinuierliche Kalorienverbrennung!

Ätherische Öle zur Unterstützung Ihres Trainings

Wie in allen anderen Lebenssituationen können ätherische Öle Ihnen auch während des 14-Tage-Rettungsprogramms eine wertvolle Hilfe sein. Herauszufinden, welche Öle bei Ihnen am besten wirken, ist ein wichtiger Bestandteil Ihres individuellen Trainingsprogramms. Hier stelle ich Ihnen meine Lieblingsölmischung vor, mit der es schon vielen Frauen gelungen ist, ihr Gesundheitsfundament wiederaufzubauen und ihren Hormonhaushalt ins Gleichgewicht zu bringen.

Ölmischung »Energie und Vitalität«

Geben Sie Ihrem Körper vor dem Training einen Energieschub, um Ihre Atemwege zu öffnen und sich für die bevorstehende körperliche Aktivität zu motivieren! Die im Folgenden beschriebene Kombination können Sie als Inhalator-, Diffuser- oder Roll-on-Ölmischung verwenden. Zitrus- und Pfefferminzöl motivieren mich stets dazu, mich noch ein bisschen mehr anzustrengen, während Weihrauchöl mir das Selbstvertrauen gibt, dass ich meine Ziele erreichen und stolz auf mich sein kann.

Als Inhalatormischung

4 Tropfen Wildorangenöl
4 Tropfen Bergamotteöl
3 Tropfen Pfefferminzöl
2 Tropfen Weihrauchöl

Die Öle in einen Inhalator geben und vor dem Training einatmen.

Als Diffusermischung

2 Tropfen Wildorangenöl
2 Tropfen Bergamotteöl
1 Tropfen Pfefferminzöl
1 Tropfen Weihrauchöl

Die Tropfen in einen Ultraschalldiffuser geben und diesen vor oder während des Trainings einschalten.

Als Roll-on-Mischung

8 Tropfen Wildorangenöl
8 Tropfen Bergamotteöl
6 Tropfen Pfefferminzöl
4 Tropfen Weihrauchöl
Trägeröl nach Wahl

Die Öle in ein 10-ml-Roll-on-Fläschchen aus Glas geben und mit dem Trägeröl auffüllen. Kugel und Deckel wieder aufsetzen und das Fläschchen vorsichtig schütteln, um die Zutaten miteinander zu vermischen. Vor dem Training auf die Pulspunkte auftragen.

Säule 3: Stressmanagement

Ihren Stress in den Griff zu bekommen, spielt bei diesem Programm eine sehr wichtige Rolle – wenn Sie Kapitel 5 dieses Buches also übersprungen haben sollten, lesen Sie es jetzt. Machen Sie sich Notizen, legen Sie sich einen Plan für den Kampf gegen Ihren Stress zurecht und bauen Sie ein paar dieser Strategien und Rituale in Ihr Alltagsleben ein. Das ist der erste Schritt, um Ihre Vitalität zurückzugewinnen und Ihren Hormonhaushalt wieder ins Gleichgewicht zu bringen. Die Tipps aus Kapitel 5 lassen sich leicht in ein Morgen- oder Abendritual integrieren, oder man praktiziert sie einfach immer dann, wenn es nötig ist. Finden Sie heraus, welche Strategien Ihnen am besten helfen, und entwickeln Sie daraus Ihr eigenes Anti-Stress-Programm.

Die unten stehenden Empfehlungen eignen sich für alle Menschen, also versuchen Sie sie in Ihre Vorbereitungen auf das 14-Tage-Rettungsprogramm einzubauen.

Morgenprogramm für einen guten Start in den Tag

Machen Sie sich morgens schön

Unser Aussehen wirkt sich auf unsere Gefühle aus. Wir alle wissen, wie es sich anfühlt, in einem Laden genau das richtige Kleid oder die Jeans zu finden, die sitzen wie angegossen. Deshalb sollten Sie sich morgens so lange schön machen, bis Sie sich wirklich wohl in Ihrer Haut fühlen. Damit meine ich nicht einfach nur Yogahosen und ein T-Shirt – obwohl das vielleicht das bequemste Outfit für Sie ist –, sondern etwas, worin Sie das Gefühl haben, Sie selbst zu sein. Tragen Sie Ihre Superfrauen-Roll-on-Ölmischung auf, kleiden Sie sich von Kopf bis Fuß ein und lächeln Sie Ihrem Spiegelbild voller Selbstvertrauen zu.

Superfrauen-Roll-on-Ölmischung

Dies ist eine der wirksamsten Mischungen, die es gibt.

12 Tropfen Muskatellersalbeiöl
10 Tropfen Lavendelöl
5 Tropfen Zedernöl
5 Tropfen Geranienöl
4 Tropfen Ylang-Ylang-Öl
Trägeröl nach Wahl

Die Öle in ein 10-ml-Roll-on-Fläschchen geben und mit dem Trägeröl auffüllen. Kugel und Deckel wieder aufsetzen und das Fläschchen vorsichtig schütteln, um die Zutaten miteinander zu vermischen. Die Mischung auf die Pulspunkte auftragen: hinter den Ohren und auf Fußknöchel, Handgelenke und die Herzregion.

Atmen Sie einmal tief durch, stehen Sie auf und nehmen Sie die Superfrauen-Powerposition ein: Stellen Sie sich aufrecht hin, die Hüften weit auseinander, und stemmen Sie die Hände in die Taille wie Wonder Woman. Genießen Sie diesen Augenblick und atmen Sie den Duft der Ölmischung tief ein. Ja, Sie sind eine Superfrau!

Abendprogramm für einen besseren Schlaf

Auch wenn wir uns vielleicht einreden, dass unser Körper gar nicht so viel Schlaf braucht, müssen wir uns diese Auszeit gönnen, um wieder neue Kräfte aufzutanken. Die allgemeine Empfehlung für eine optimale Schlafdauer für Erwachsene lautet sieben bis acht Stunden pro Nacht. Ich kenne jedoch nicht viele Frauen, die sich tatsächlich so viel Nachtruhe gönnen.

Guter Schlaf erhöht auch den Serotoninspiegel auf natürliche Weise. Und wenn Ihr Körper genügend Zeit hat, seine Batterien wieder neu aufzuladen, werden Sie keine so starken Heißhungerattacken mehr bekommen. In Kapitel 7 erfahren Sie, was Sie mit ätherischen Ölen und Ritualen für einen besseren Schlaf tun können. Ein guter Anfang für ein abendliches Einschlafritual könnte die folgenden Elemente beinhalten:

Zeit für Kräutertee

Erhitzen Sie Wasser für Ihren Lieblingskräutertee (ohne Zucker). Mein persönlicher Favorit ist Schokoladen-Rooibos-Tee.

Gesunder Snack, bei dem auch das Auge mitisst

Schneiden Sie einen Apfel in dünne Scheiben und fächern Sie diese auf Ihrem Lieblingsteller auf. Achten Sie darauf, Ihren Snack auf möglichst ästhetische Weise anzurichten, um dieses Ritual zu etwas Besonderem zu machen – schließlich essen wir zuerst mit den Augen, und Sie haben sich am Abend einen ganz besonderen kleinen Leckerbissen verdient! Bestreuen Sie die Apfelscheiben mit Zimt oder Ihrem Lieblingsgewürz. Saigon-Zimt beispielsweise ist wunderbar süß und passt gut zu Äpfeln. Sie können die Scheiben auch in einer Schüssel mit Wasser und ein paar Tropfen Zimtrinden- oder Cassiaöl ziehen lassen, dann werden sie saftiger und schmecken würziger.

Achtsamkeitsritual

Es ist fast unmöglich einzuschlafen, wenn sich die Gedanken in unserem Kopf jagen. In Kapitel 7 habe ich bereits erwähnt, dass man vor dem Zubettgehen auf die Nutzung elektronischer Geräte verzichten sollte. Lesen, Beten oder Meditieren sind sinnvolle Möglichkeiten, Ihrem Gehirn zu signalisieren, dass jetzt Schlafenszeit ist. Eine fünfminütige Achtsamkeitsmeditation oder ein fünfminütiges Gebet, verbunden mit Tiefenatmung, reichen schon aus, um Ihren Körper in einen erholsamen Zustand der Ruhe und Entspannung zu versetzen, damit Sie leichter in den Schlaf finden.

Beruhigende abendliche Roll-on-Ölmischung für Meditation oder Gebet

Ätherische Öle werden schon seit Jahrhunderten zur Begleitung von Meditation und Gebet verwendet. Die »Beruhigende abendliche Roll-on-Ölmischung zum Meditieren und Beten« (Seite 108) soll Ihnen Ruhe und inneren Frieden schenken und einen erholsamen Schlaf fördern. Das darin enthaltene Weihrauchöl versetzt Sie in die richtige Stimmung für Spiritualität und gibt Ihnen das Gefühl, geliebt zu werden, während das Muskatellersalbeiöl gegen innere Unruhe hilft. Sandelholzöl, das zur Förderung der religiösen Andacht dient, wird gerne wegen seiner Fähigkeit verwendet, unseren Geist mit höheren Dingen in Kontakt zu bringen, während Lavendelöl eine natürliche beruhigende Wirkung hat. Wildorangenöl weckt positive Emotionen und entspannt Körper und Geist.

Säule 4: Senkung der Giftstoffbelastung

Wie in Kapitel 14 erläutert, können Giftstoffe in den von Ihnen verwendeten Schönheitsprodukten und in unserer Umwelt verheerende Auswirkungen auf Ihren Hormonhaushalt haben. Während der Vorbereitungszeit auf das 14-Tage-Rettungsprogramm sollten Sie Ihr Leben so giftfrei wie möglich gestalten. Man kann nie zu viel Zitronenöl und destillierten weißen Essig im Haus haben, um es sauber zu halten und überall einen köstlichen, frischen Duft zu verbreiten! Irgendwann werden Sie so weit sein, dass Ihr ganzes Zuhause giftfrei ist – aber fangen Sie klein an und arbeiten Sie schrittweise auf dieses Ziel hin! Ihr Lebensumfeld braucht nicht unbedingt schon vor dem 14-Tage-Rettungsprogramm völlig frei von Umweltgiften zu sein. Aber versuchen Sie zumindest, ein paar der Strategien in Kapitel 14 umzusetzen, um Giftstoffe aus Ihrem Haus zu beseitigen, vor allem in Ihren Körperpflegeprodukten und Kosmetika.

Säule 5: Selbstfürsorgerituale

Zusätzlich zu den in Teil II dieses Buches beschriebenen Selbstfürsorgepraktiken habe ich hier noch einen Vorschlag für Sie, der nicht nur mir, sondern auch Tausenden anderer Frauen geholfen hat, an Körper und Geist zu genesen und ihr Selbstbewusstsein zurückzugewinnen. Es ist gar nicht so einfach, Ihr ganzes Leben – von der Ernährung bis hin zu Ihrem Körperbild – auf den Kopf zu stellen. Daher empfehle ich, mit kleinen Schritten zu beginnen. Wenn Sie nicht wissen, womit Sie anfangen sollen, bauen Sie zunächst einmal das unten beschriebene Ritual in Ihren Alltag ein, bis es für Sie zu einer festen Gewohnheit geworden ist, an der Sie Ihr Leben lang festhalten möchten. Sobald sich erste positive Ergebnisse einstellen, fangen Sie an, weitere Selbstfürsorgerituale in Ihr tägliches Leben zu integrieren. Mit der Zeit werden Sie spüren, dass diese Rituale eine nachhaltige Unterstützung für Ihren Körper und Ihren Geist sind. Je mehr Sie für sich selbst tun, umso wohler werden Sie sich fühlen und umso mehr Menschen werden sich von Ihrer positiven Energie angesprochen fühlen. Dadurch werden sich nicht nur Ihre Gesundheit und Ihr Wohlbefinden verbessern, sondern auch Ihre allgemeine Vitalität und

Ihr Selbstwertgefühl werden exponentiell zunehmen, bis Sie sich wie eine ganz neue Frau fühlen und auch so aussehen.

Das Leben mit einem unausgewogenen Hormonhaushalt muss nicht normal sein. Entscheiden Sie sich dafür, Ihren Lebensstil so zu ändern, dass Sie für sich selbst genauso wichtig sind wie alles andere, was Sie bisher an erste Stelle gesetzt haben!

Selbstfürsorge ist Gesundheitsfürsorge

Ob Sie sie morgens praktizieren, um Körper und Geist auf den bevorstehenden Tag einzustimmen, oder abends, um sich zu entspannen und wieder zu sich selbst zu finden: Achtsamkeitsrituale können wohltuende kleine Pausen inmitten Ihres hektischen Alltagslebens sein – eine Zeit, die Ihnen ganz allein gehört. Nehmen Sie sich den ganzen Tag über immer wieder Zeit, sich auf Ihre gesundheitlichen Bedürfnisse zu konzentrieren!

Beginnen Sie damit, regelmäßig ein Dankbarkeitstagebuch zu führen. Unter dem Einfluss unserer modernen Gesellschaft konzentrieren wir uns viel zu sehr auf das Negative und regen uns über die schrecklichen Dinge auf, die auf unserer Welt tagtäglich passieren. Doch um unser Selbstwertgefühl nicht zu verlieren, müssen wir auch die positiven Seiten unseres Lebens sehen. Also nehmen Sie sich jeden Tag fünf bis zehn Minuten Zeit, darüber nachzudenken, was Ihr Leben positiv beeinflusst hat, und meditieren Sie darüber oder sprechen Sie ein Dankgebet dafür. Dadurch wird sich Ihre Lebenseinstellung von Grund auf verändern. Schreiben Sie auf, wofür Sie dankbar sind, und nehmen Sie dieses Dankbarkeitstagebuch zur Hand, wenn Ihre Stimmung wieder einmal in den Keller zu sinken droht. Das wird Ihnen Kraft geben.

Dankbarkeitsölmischung

Während Sie Ihr Dankbarkeitstagebuch führen, beten oder meditieren, vernebeln Sie die unten beschriebene Ölmischung im Diffuser oder Sie füllen sie in ein Roll-on-Fläschchen, tragen sie auf Ihre Pulspunkte auf und atmen den Duft tief ein. Gönnen Sie sich diese kleine Pause, die Sie brauchen, um zur Ruhe zu kommen und wieder zu sich selbst zurückzufinden!

Als Diffusermischung
2 Tropfen Weihrauchöl
2 Tropfen Mandarinenöl
1 Tropfen Ylang-Ylang-Öl
1 Tropfen Rosmarinöl

Als Roll-on-Mischung
10 Tropfen Weihrauchöl
10 Tropfen Mandarinenöl
5 Tropfen Ylang-Ylang-Öl
5 Tropfen Rosmarinöl
Trägeröl nach Wahl

Die Öle in ein 10-ml-Roll-on-Fläschchen aus Glas geben und mit dem Trägeröl auffüllen. Kugel und Deckel wieder aufsetzen und das Fläschchen vorsichtig schütteln, um die Zutaten miteinander zu vermischen. Zu Beginn Ihres Achtsamkeitsrituals auf die Pulspunkte auftragen.

Durchschlagender Erfolg mit ätherischen Ölen

Lange bevor ich die erstaunliche Wirkung ätherischer Öle entdeckte, war ich als Ernährungsberaterin tätig, und bei der Arbeit mit meinen Patienten habe ich eine Erfahrung gemacht, die mich verblüffte: Ich kann die Menschen eher dazu bringen, ein ätherisches Öl anzuwenden, als wirklich etwas an ihrer Ernährung zu ändern. Mit anderen Worten: Ätherische Öle wirken stets sofort! Sie werden die Ergebnisse spüren und auf Anhieb wissen, dass das Öl Ihnen geholfen hat!

Ich hoffe, Ihnen damit eine Tür zum Glauben an ganzheitliche Medizin und Wellness zu öffnen. Aber wenn Sie wirklich etwas an Ihrem Leben verändern, Ihren Hormonhaushalt ins Gleichgewicht bringen und Ihren Gesundheitszustand verbessern möchten, gibt es kein Wundermittel. Mit ätherischen Ölen allein ist es nicht getan. Sie müssen auch etwas an Ihrer Ernährung, Flüssigkeitszufuhr, körperlichen Aktivität und an Ihrem Umgang mit Stress ändern. Wenn Sie nur die Öle anwenden und sonst nichts an Ihrem Leben verändern, werden Sie nicht in den vollen Genuss der positiven Wirkungen dieser Öle kommen! Wenn Sie immer noch die gleichen Fehler machen, die ich früher begangen habe, wissen Sie vielleicht noch gar nichts von der wahren Wirkung ätherischer Öle.

Gehen Sie liebevoll mit sich selbst um. Sie verdienen es, wieder in einem gesunden Körper zu leben. Selbst wenn Ihnen mein 14-Tage-Rettungsprogramm sonst gar nichts bringen sollte, wird es Ihnen zumindest dabei helfen, gesunde neue Lebensgewohnheiten zu entwickeln und intelligentere Entscheidungen für Ihre Gesundheit zu treffen, und Ihnen einen Rahmen geben, in dem Sie Ihre langfristigen gesundheitlichen Ziele erreichen können.

Kapitel 16

Das 14-Tage-Rettungsprogramm – Basics zur Vorbereitung

Bevor Sie anfangen

Der Weg zum Erfolg beginnt mit einer guten Vorbereitung. Halten Sie sich an folgende Empfehlungen, damit Sie alles haben, was Sie für die zwei Wochen dieses Programms brauchen:

1. Misten Sie Ihre Speisekammer aus und seien Sie dabei ganz konsequent! Entsorgen Sie sämtliche Vorräte, die Sie für Ihren Essensplan nicht brauchen. Verschenken Sie sie entweder an Freunde oder spenden Sie sie an die Tafel Ihrer Stadt.
2. Gehen Sie die Rezeptliste durch und stellen Sie fest, welche dieser Grundnahrungsmittel und Gewürze Sie bereits vorrätig haben und welche Sie noch kaufen müssen, damit Sie sich bei der Zubereitung Ihrer Mahlzeiten keine Gedanken um die Zutaten zu machen brauchen.
3. Erstellen Sie eine genaue Einkaufsliste und kaufen oder bestellen Sie alles, was Sie brauchen. Eine Liste der wichtigsten Zutaten finden Sie auf Seite 252.
4. Gehen Sie niemals einkaufen, wenn Sie Hunger haben! Die Versuchung, Snacks oder Junkfood in sich hineinzustopfen, wenn der Magen knurrt, ist einfach zu groß. Wenn es Lebensmittel gibt, von denen Sie wissen, dass Sie nicht mehr mit dem Essen aufhören können, sobald Sie einmal angefangen haben, kaufen Sie sie nicht!
5. Kaufen Sie nicht unter Zeitdruck ein und lesen Sie beim Kauf verpackter Lebensmittel die Zutatenlisten sorgfältig durch. Mit der Zeit werden Sie sich zur Expertin darin entwickeln!
6. Kaufen Sie sich Vordrucke für ein Ernährungstagebuch oder erstellen Sie selbst eins, das können auch einfach ein paar zusammengeheftete lose Blätter sein. Denn Sie sollten jetzt anfangen, genau zu dokumentieren, wie Sie sich nach jeder Mahlzeit fühlen. Sie können sogar schon vor Beginn des 14-Tage-Rettungsprogramms mit dem Führen Ihres Ernährungstagebuchs anfangen, um eine Vorstellung davon zu bekommen, nach welchen Lebensmitteln es Ihnen gut geht, nach welchen Sie Blähungen bekommen usw.
7. Haben Sie alle ätherischen Öle, die Sie verwenden möchten, samt Zubehör griffbereit.
8. Gehen Sie die Rezepte in diesem Buch durch und stellen Sie gegebenenfalls neue Ölmischungen zusammen, die Sie während des 14-Tage-Rettungsprogramms vielleicht verwenden möchten.
9. Wenn Sie zusätzliche Motivation benötigen, suchen Sie sich einen Trainings- oder Joggingpartner und planen Sie Ihre Trainingseinheiten von jetzt an gemeinsam. Dann ist das Risiko, sich um Ihre Trainingstermine zu drücken, viel geringer, weil Sie Ihren Freund nicht enttäuschen wollen!

10. Erstellen Sie einen 14-Tage-Kalender und kleben Sie ihn an Ihren Kühlschrank oder an eine andere Stelle, wo er gut sichtbar ist. Streichen Sie jeden Tag durch, den Sie hinter sich haben. Ich weiß, dass Sie es schaffen werden, sich an diesen Plan zu halten!

Einkaufsliste für die wichtigsten Zutaten

Salat und Gemüse

- Aubergine
- Blattsalate
- Blattspinat
- Blumenkohl
- Brokkoli
- Champignons
- Fenchel
- Grünkohl
- Gurke
- Jalapeños
- Knoblauchzehen
- Kopfsalat
- Kürbis (Butternuss oder Delicata)
- Löwenzahnsalat
- Milchsauer vergorenes Gemüse
- Mohrrüben
- Paprika
- Rucola
- Schalotten
- Sellerie
- Süßkartoffeln
- Zucchini
- Zwiebeln (rote, Küchen- und Frühlingszwiebeln)

Obst

- Alte Tomatensorten (rot, gelb oder grün)
- Äpfel (Granny Smith)
- Avocados
- Beeren (Brombeeren, Blaubeeren, Himbeeren, Erdbeeren)
- Granatapfelkerne
- Grapefruit
- Kirschtomaten
- Limetten
- Oliven
- Zitronen

Fette und Öle

- Kokosfett (kalt gepresst)
- Olivenöl (extra nativ)

Eiweiß

- Bohnen
- Dulseflocken
- Eier (bio, von frei laufenden Hühnern)
- Eiweißpulver (milchfrei)
- Fisch (Kabeljau, Heilbutt, Mahi Mahi [Große Goldmakrele])
- Hähnchen (ganz)
- Hähnchenbrüste (enthäutet, ohne Knochen)
- Hähnchenkeulen (enthäutet, ohne Knochen)
- Hühnerfleisch

- Lachs (Filets mit Haut)
- Linsen
- Nährhefe
- Quinoa
- Tofu

Nüsse und Kerne

- Cashews
- Kürbiskerne
- Nussmilch- oder Kokosmilchkefir
- Tahini
- Walnüsse

Frische Kräuter

- Basilikum (italienisches oder Thai)
- Dill
- Ingwer (frisch)
- Korianderkraut (Cilantro)
- Minze
- Oregano
- Petersilie
- Thymian
- Zitronengras

Getrocknete Kräuter

- Lorbeerblätter
- Oregano
- Petersilie
- Rosmarin

Gewürze

- Chilipulver
- Chinesisches Fünf-Gewürze-Pulver
- Ingwerpulver
- Kreuzkümmelpulver
- Kurkuma (Pulver)
- Muskat
- Paprikapulver
- Rote Chiliflocken
- Schwarze Pfefferkörner
- Zimtpulver
- Zwiebelpulver

Vorräte

- Essig (Apfel und Rotwein)
- Gemüsebrühe
- Kokosmilch (Dose)
- Kokosnuss-Aminos
- Scharfe Sriracha-Sauce
- Schwarze Bohnen (natriumarm, Dose)
- Tomatensauce (natriumarm, Dose)
- Tomatenwürfel (natriumarm, Dose)

Die wichtigsten No-Gos

Mein 14-Tage-Rettungsprogramm ist auf nachhaltigen Erfolg ausgerichtet. Im Gegensatz zu anderen Mahlzeitenplänen erfahren Sie bei diesem Programm nicht, wie man eine »Diät« macht. Stattdessen geht es dabei um nährstoffreiche Lebensmittel, die Ihren Hormonhaushalt ins Gleichgewicht bringen, zum Beispiel frisches Gemüse, Obst, glutenfreie Vollkornprodukte, magere Eiweißquellen, gesunde Fette – und zwar genau im richtigen Verhältnis zueinander, um den ganzen Tag über ein gleichbleibendes Energieniveau aufrechtzuerhalten, ohne dass Sie Gefahr laufen, zu viel zu essen.

Es gibt viel zu gewinnen, wenn man sich an diesen Plan hält: Gewichtsabnahme, mehr Energie, eine Normalisierung des Insulinspiegels und eine stärkere Resistenz gegen Faktoren, die den Hormonhaushalt durcheinanderbringen – und das alles einfach nur durch den Verzehr von köstlicher, vollwertiger Nahrung! Dabei geht es nicht einfach nur darum, sich an einen Plan zu halten – obwohl das anfangs wirklich hilft –, sondern auch darum, zu lernen, wie man kluge Entscheidungen für einen gesunden Hormonhaushalt trifft. So wird die richtige Grundlage für ein Verständnis der Prinzipien gesunden Kochens und Essens geschaffen, sodass Ihre Essgewohnheiten sich mit der Zeit tatsächlich ändern. Die Rezepte im nächsten Kapitel sind so konzipiert, dass sie das Kochen von gesunden, leckeren Gerichten einfach machen und man dabei seinem Geschmack treu bleiben kann und nicht auf seine Lieblingslebensmittel zu verzichten braucht.

Allerdings werden Sie schon ein paar Lebensmittel von Ihrem Speisezettel streichen müssen, die Ihren Hormonhaushalt durcheinanderbringen und zu Gewichtszunahme und Energielosigkeit beitragen. Dabei handelt es sich um folgende Übeltäter:

- Gluten
- Milchprodukte
- Verarbeitete Zucker und Süßstoffe
- Rotes Fleisch
- Koffein

Wenn Sie von den Ergebnissen des 14-Tage-Rettungsprogramms begeistert sind, halten Sie sich ruhig noch weitere sieben Tage daran. Ich habe dieses Programm 28 Tage lang praktiziert, bekam dadurch mehr Energie und konnte mich wieder besser konzentrieren. Auch meine Verdauung verbesserte sich.

Tipps und Spielregeln für Ihren Erfolg

- Essen Sie zu jeder Mahlzeit Eiweiß. Insgesamt sollten es 50 bis 60 Gramm Protein pro Tag (16–20 g zu jeder der drei Mahlzeiten) sein. Als Eiweißquellen sollten Sie Bohnen, Linsen, Quinoa, Fisch sowie Fleisch von frei laufenden Hühnern und Puten wählen. Achten Sie darauf, genügend Eiweiß zu essen, damit Sie zwischen den Mahlzeiten keinen Hunger bekommen!
- Essen Sie 500 Gramm Gemüse pro Tag. Ihr Ziel sollte es sein, jeden Tag sieben Portionen rohes und gekochtes Gemüse zu sich zu nehmen. Der Essensplan ist so konzipiert, dass er diesen empfohlenen Gemüsekonsum abdeckt.
- Verzichten Sie auf Zucker und Süßstoffe. Vermeiden Sie folgende Zuckerarten: weißen Zucker, Honig, Agavendicksaft, Sucralose, braunen Zucker, Melasse und Ahornsirup. Der einzige erlaubte Süßstoff ist Stevia.
- Essen Sie Obst mit niedrigem glykämischem Index (GI-Index von höchstens 50). Die Liste der erlaubten Obstarten umfasst Beeren, Avocados, Oliven, Äpfel, Grapefruits, Birnen, Zitronen und Kiwis. Verzichten Sie auf Bananen, Mangos, Weintrauben, Melonen und Feigen.
- Essen Sie alle vier bis sechs Stunden etwas. Das Ziel dabei besteht darin, den Insulinspiegel zu normalisieren und Fett zu verbrennen. Verzichten Sie auf Snacks zwischendurch, da diese sich negativ auf Ihren Hormonhaushalt und Ihre Gewichtsabnahme auswirken können. Keine Snacks nach dem Abendessen! Spätabendliches Essen kann zu übermäßiger Kalorienaufnahme und zu einem Insulinanstieg führen. Halten Sie sich an den Essensplan, den ich entwickelt habe, um sich auf Erfolg zu programmieren und spätabendlichen Heißhungerattacken vorzubeugen.
- Trinken Sie gegen den Hunger ½ l Wasser mit 1 EL Chiasamen.

Führen Sie Buch über Ihre Ernährung

Die Berechnung Ihres Grundumsatzes (GU) hilft Ihnen dabei, Ihren täglichen Kalorienbedarf zu ermitteln. Und wenn Sie ein Ernährungstagebuch führen, können Sie besser beurteilen, ob Sie Ihrem Körper auch wirklich die Nährstoffe zuführen, die er braucht. Außerdem verrät Ihnen dieses Tagebuch, zu welchen Zeitpunkten bei Ihnen Heißhungerattacken auftreten, und Sie erkennen es rechtzeitig, wenn bestimmte ungesunde Ernährungsgewohnheiten wieder überhandnehmen.

Wenn zu hohe oder unausgewogene Hormonspiegel dazu führen, dass wir zu bestimmten Zeiten Heißhunger auf bestimmte Lebensmittel bekommen, müssen wir wachsam sein. Haben Sie beispielsweise kurz vor Ihrer Periode immer einen unwiderstehlichen Appetit auf einen bestimmten Snack? Bevor es mir gelang, mich von meinen Heißhungeranfällen zu befreien, überkam mich in dieser Zeit nachmittags immer ein unersättliches Verlangen nach gesalzenen Karamell-Bitterschokolade-Nussriegeln.

Wenn Ihnen solche Probleme bewusst werden, fangen Sie an, etwas zu entwickeln, was ich als »Kalorienbewusstsein« bezeichne: wie viele Kalorien Sie brauchen, was zu viel ist und wie

Ihre täglichen Ernährungsmuster aussehen. Denken Sie daran, dass Kalorien nicht gleich Kalorien sind: Eine Donutkalorie ist von ihrem Nährwert her etwas ganz anderes als eine Karottenkalorie. Wenn Sie gesunde Lebensmittel essen, die reich an Nähr- und Ballaststoffen sind, werden Sie nach dem Essen satt sein, und Sie haben Ihrem Stoffwechsel etwas Gutes getan.

Seien Sie besonders vorsichtig mit Ihren Getränken! Meine Patientinnen erzählen mir oft: »Ich habe morgens einfach keinen Hunger, deshalb frühstücke ich nicht.« Doch dann lese ich in ihrem Ernährungstagebuch, dass sie fast jeden Morgen einen Frappuccino mit über 800 Zucker- und Fettkalorien in sich hineingekippt haben. Eine große Portion Pommes frites hat weniger Kalorien!

Auch wenn es Ihnen anfangs vielleicht wie eine lästige Pflicht erscheinen mag, ist es doch sinnvoll, Ihre Nahrungsaufnahme genau zu dokumentieren: Schon nach ein bis zwei Wochen werden Sie anfangen, bestimmte Muster in Ihren Heißhungerattacken zu erkennen und ein besseres Kalorienbewusstsein zu entwickeln. Und dann sind Sie gewappnet, wenn Sie wieder einmal Appetit auf einen Snack bekommen, und können sofort Ihr Grapefruit- oder Pfefferminzöl inhalieren, um den Heißhunger einzudämmen.

Ein Ernährungstagebuch hilft!

Ihr Ernährungstagebuch wird Ihnen eine große Hilfe sein, denn damit können Sie verfolgen, wie Sie sich nach jeder Mahlzeit fühlen. Das ist vor allem während Ihres 14-Tage-Rettungsprogramms sehr wichtig, aber auch für den Rest des Monats, wenn Sie anfangen, die Lebensmittel, die Sie zuvor weggelassen hatten, allmählich wieder in Ihre Ernährung aufzunehmen.

Achten Sie dabei vor allem auf Ihre Verdauung, Ihre Energie, Ihre Stimmung und auf Entzündungsreaktionen oder allergische Reaktionen gegen die Lebensmittel, die Sie essen. Und wenn Sie dann eine Lebensmittelkategorie nach der anderen oder sogar ein einzelnes Lebensmittel nach dem anderen wieder in Ihren Speisezettel aufnehmen, achten Sie genau darauf, wie Sie sich ein paar Stunden nach dem Essen fühlen. Beispiele für Lebensmittel, die man nach diesem Programm wieder einführen sollte, sind Milch- und Getreideprodukte und Mais. Dabei werden Sie vielleicht feststellen, dass bestimmte Nahrungsmittel bei Ihnen Verdauungsstörungen, Energiemangel, Gehirnnebel, Gelenkschmerzen, Schlafstörungen und Stimmungsschwankungen verursachen.

Kapitel 17

Das 14-Tage-Rettungsprogramm – Essensplan und Rezepte

Ihr 14-Tage-Rettungsprogramm umfasst einfach zuzubereitende Mahlzeiten fürs Frühstück, Mittag- und Abendessen. Die Rezepte wurden von meiner guten Freundin und Expertin für gesunde Küche Anna V. Bohbot entwickelt und getestet. Sie ist auch Koautorin meiner Bücher *The Dash Diet Cookbook, The Matcha Miracle und The Low G.I. Slow Cooker*. Außerdem wurden diese Rezepte von mir und vielen anderen Frauen getestet, die das 14-Tage-Rettungsprogramm erfolgreich absolviert haben. Diese Rezepte sind wirklich gut und bieten Ihnen hervorragende Anregungen für das Kochen von gesunden, vollwertigen Gerichten ohne komplizierte Zutaten oder Kochtechniken. Um Ihren Hormonhaushalt nachhaltig ins Gleichgewicht zu bringen, sollten Sie sich angewöhnen, stets zu Hause zu kochen.

Die Rezepte sind in zwei Kategorien unterteilt: Smoothies und Shakes sowie Mittag- und Abendessen. Sie werden feststellen, dass die Essenspläne sehr viel Abwechslung bieten. Die Zutaten sind zumeist jeweils für eine Portion berechnet, die Portionsangaben sind jedoch für jedes Rezept nochmals angegeben. Die Rezeptvorschläge können durch vegetarische Varianten ersetzt werden, und wenn Reste übrig bleiben, können Sie diese am nächsten Tag fürs Mittag- oder Abendessen verwenden. Planen Sie einen Smoothie oder Shake zum Frühstück und eine Hauptmahlzeit zum Mittag- oder Abendessen. Statt eines Mittagessens können Sie aber auch einen Smoothie oder Shake trinken, wenn Sie unterwegs sind.

Der 14-Tage-Essensplan

	Tag 1	Tag 2	Tag 3	Tag 4	Tag 5
Frühstück	¼ l Tulsi- oder Grüntee Marizas grüner Energie-Smoothie (Seite 262) mit 30–60 g pflanzlichem Vanille-Eiweißpulver	¼ l Tulsi- oder Grüntee Blaubeershake (Seite 262) mit 30–60 g pflanzlichem Vanille-Eiweißpulver	¼ l Grüntee oder heißes Wasser mit Zitronensaft Grüner Beeren-Smoothie (Seite 261) mit 30–60 g pflanzlichem Vanille-Eiweißpulver	Goldene Milch (Seite 265) Matcha-Latte mit Mandelmilch (Seite 263) und 30–60 g pflanzlichem Vanille-Eiweißpulver	Entgiftende Knochenbrühe (Seite 274) Grüner Avocado-Smoothie (Seite 261) mit 30–60 g pflanzlichem Vanille-Eiweißpulver
Mittagessen	Rucola-Fenchel-Salat mit Zitronenvinaigrette (Seite 267) 110 g Hähnchenbrust, Fisch oder Tofu, nach Wunsch gegart 140 g gemischte Beeren 1 EL milchsauer vergorenes Gemüse (falls Sie es vertragen)	1 Portion Tomaten-Gurken-Salat mit Tahini-Dressing (Seite 271) 110 g klein geschnittenes Hähnchenfleisch, Putenhackfleisch oder Tofu, nach Wunsch gegart 1 mittelgroßer Apfel oder 70 g gemischte Beeren	Hähnchensalat mit hausgemachtem Ranch-Dressing (Seite 282) 70 g gemischte Beeren 1 EL milchsauer vergorenes Gemüse (falls Sie es vertragen)	Gemüse-Frittata (Seite 266) 80 g grüner Salat mit Vinaigrette (Grundrezept, Seite 268) 1 EL milchsauer vergorenes Gemüse (falls Sie es vertragen)	Thai-Salatwraps mit Hähnchen (Seite 276) 80 g grüner Salat oder Rucola-Fenchel-Salat mit Zitronenvinaigrette (Seite 267) 1 EL milchsauer vergorenes Gemüse (falls Sie es vertragen)
Abendessen	Geröstetes Gemüse nach italienischer Art auf Süßkartoffelpüree (Seite 275) 140 g Kabeljau- oder Lachsfilet, nach Wunsch gegart	Lachsfilets mit geröstetem Zitronenbrokkoli (Seite 283) 200 g gebackene Süßkartoffel, mit zerlassenem Kokosfett beträufelt 1 EL milchsauer vergorenes Gemüse (falls Sie es vertragen)	Brokkoli-Löwenzahn-Suppe (Seite 270) 140 g Putenhackfleisch, nach Wunsch gegart, oder gebackener Tofu 100 g gebackene Süßkartoffel, mit zerlassenem Kokosfett beträufelt	Leckere Walnusspesto-Zoodels (Seite 273) Lachsfilets mit geröstetem Zitronenbrokkoli (Seite 283)	Asiatische Veggie-Bowl (Seite 277) 140 g Hähnchenbrust ohne Haut und Knochen oder Tofu, nach Wunsch gegart

Tag 6	Tag 7	Tag 8	Tag 9	Tag 10
Matcha-Latte mit Mandelmilch (Seite 263) oder Goldene Milch (Seite 265) Gemüse-Frittata (Seite 266)	Goldene Milch (Seite 265) Grüner Beeren-Smoothie (Seite 261) mit 30–60 g pflanzlichem Schoko-Eiweißpulver	¼ l Tulsi- oder Grüntee Blaubeershake (Seite 262) mit 30–60 g pflanzlichem Vanille-Eiweißpulver	Entgiftende Knochenbrühe (Seite 274) Grüner Avocado-Smoothie (Seite 261) mit 30–60 g pflanzlichem Vanille-Eiweißpulver	¼ l Tulsi-Tee oder heißes Wasser mit Zitronensaft Marizas grüner Energie-Smoothie (Seite 262) mit 30–60 g pflanzlichem Vanille-Eiweißpulver
Schoko-Minz-Shake (Seite 263) mit 30–60 g pflanzlichem Schoko-Eiweißpulver Entgiftende Knochenbrühe (Seite 274)	Salat aus warmem Grünkohl und Delicata-Kürbis (Seite 272) 140 g Lachsfilet, nach Wunsch gegart 1 EL milchsauer vergorenes Gemüse (falls Sie es vertragen)	Rucola-Fenchel-Salat mit Zitronenvinaigrette (Seite 267) 110 g Hähnchenbrust, nach Wunsch gegart, oder 2 hart gekochte Eier, gehackt 140 g gemischte Beeren 1 EL milchsauer vergorenes Gemüse (falls Sie es vertragen)	Doppelte Portion Tomaten-Gurken-Salat mit Tahini-Dressing (Seite 271) 110 g Putenhackfleisch, nach Wunsch gegart, oder gebackener Tofu 1 mittelgroßer Apfel oder 70 g gemischte Beeren	Würziger Hühnereintopf (Seite 278) 70 g gemischte Beeren 1 EL milchsauer vergorenes Gemüse (falls Sie es vertragen)
Cremige Butternusskürbissuppe (Seite 269) 80 g grüner Salat mit Zitronenvinaigrette (Seite 267) 110 g klein geschnittenes Hähnchenfleisch ohne Haut und Knochen, nach Wunsch gegart 80 g Erdbeeren, in Scheiben geschnitten 1 EL milchsauer vergorenes Gemüse (falls Sie es vertragen)	Leckere Walnusspesto-Zoodels (Seite 273) Cremige Butternusskürbissuppe (Seite 269)	Gefüllte Champignons (Seite 280) 80 g grüner Salat oder Rucola-Fenchel-Salat mit Zitronenvinaigrette (Seite 267)	Lachsfilets mit geröstetem Zitronenbrokkoli (Seite 283) 200 g gebackene Süßkartoffel, mit zerlassenem Kokosfett beträufelt 1 EL milchsauer vergorenes Gemüse (falls Sie es vertragen)	Geröstetes Gemüse nach italienischer Art auf Süßkartoffelpüree (Seite 275) 80 g grüner Salat oder Rucola-Fenchel-Salat mit Vinaigrette (Grundrezept, Seite 268) 10 rohe Mandeln oder Cashews

	Tag 11	Tag 12	Tag 13	Tag 14
Frühstück	Goldene Milch (Seite 265) Schoko-Minz-Shake (Seite 263) mit 30–60 g pflanzlichem Schoko-Eiweißpulver	Matcha-Latte mit Mandelmilch (Seite 263) Blaubeershake (Seite 262) mit 30–60 g pflanzlichem Vanille-Eiweißpulver	Goldene Milch (Seite 265) Gemüse-Frittata (Seite 266)	¼ l grüner Tee oder Tulsi-Tee mit Zitrone Marizas grüner Energie-Smoothie (Seite 262) mit 30–60 g pflanzlichem Vanille-Eiweißpulver
Mittagessen	Thai-Salatwraps mit Hähnchen (Seite 276) 80 g grüner Salat mit Vinaigrette (Grundrezept, Seite 268) 1 EL milchsauer vergorenes Gemüse (falls Sie es vertragen)	Entgiftende Knochenbrühe (Seite 274) Grüner Avocado-Smoothie (Seite 261) mit 30–60 g pflanzlichem Vanille-Eiweißpulver	Schoko-Minz-Shake (Seite 263) mit 30–60 g pflanzlichem Schoko-Eiweißpulver Entgiftende Knochenbrühe (Seite 274)	Gemüse-Frittata (Seite 266) 80 g grüner Salat oder Rucola-Fenchel-Salat mit Zitronenvinaigrette (Seite 267)
Abendessen	Brokkoli-Löwenzahn-Suppe (Seite 270) 140 g Lachsfilet, nach Wunsch gegart, oder gebackener Tofu 100 g gebackene Süßkartoffel	Salat aus warmem Grünkohl und Delicata-Kürbis (Seite 272) 140 g Putenhackfleisch, nach Wunsch gegart 1 EL milchsauer vergorenes Gemüse (falls Sie es vertragen)	Cremige Butternusskürbissuppe (Seite 269) Tomaten-Gurken-Salat mit Tahini-Dressing (Seite 271) 1 EL milchsauer vergorenes Gemüse (falls Sie es vertragen)	Lachsfilets mit geröstetem Zitronenbrokkoli (Seite 283) 200 g gebackene Süßkartoffel, mit zerlassenem Kokosfett beträufelt 1 EL milchsauer vergorenes Gemüse (falls Sie es vertragen)

Die Rezepte

Smoothies und Shakes

Grüner Avocado-Smoothie

Ergibt 1 Portion

140 g Grünkohl oder gemischter grüner Salat bzw. gemischtes grünes Gemüse (Römersalat, Mangold, Spinat), gehackt
250 ml Wasser
½ grüner Apfel, entkernt und gehackt
½ mittelgroße Avocado, gehackt
30 g pflanzliches Eiweißpulver
8 Eiswürfel

1. Grünkohl und Wasser in einem Hochleistungsmixer bei niedriger Geschwindigkeit pürieren. Sobald der Grünkohl zu zerbrechen beginnt, auf mittlere Geschwindigkeit erhöhen, bis er glatt püriert ist.
2. Die restlichen Zutaten dazugeben und bei mittlerer bis hoher Geschwindigkeit ca. 1 Minute lang weiterpürieren, bis die gewünschte Konsistenz erreicht ist. Sofort servieren.

Grüner Beeren-Smoothie

Ergibt 1 Portion

140 g Spinat oder gemischter grüner Salat bzw. gemischtes grünes Gemüse (Grünkohl, Römersalat, Mangold), gehackt
250–500 ml gefiltertes Wasser
70 g gefrorene Himbeeren
70 g gefrorene Blaubeeren
½ kleine Avocado, gehackt
30 g pflanzliches Eiweißpulver
1 EL ungesüßte Mandelbutter

1. Spinat und Wasser in einem Hochleistungsmixer bei niedriger Geschwindigkeit pürieren, bis der Spinat zu zerbrechen beginnt. Auf mittlere Geschwindigkeit erhöhen, bis der Spinat glatt püriert ist.

2. Beeren, Avocado, Eiweißpulver und Mandelbutter hinzufügen und bei mittlerer bis hoher Geschwindigkeit ca. 1 Minute lang weiterpürieren, bis die gewünschte Konsistenz erreicht ist. Sofort servieren.

Marizas grüner Energie-Smoothie

Ergibt 1 Portion

500 ml gefiltertes Wasser
140 g Grünkohl oder gemischter grüner Salat bzw. gemischtes grünes Gemüse (Römersalat, Mangold, Spinat) aus biologischem Anbau, gehackt
½ mittelgroße Avocado
120 g gefrorene Ananaswürfel
Saft von 1 Zitrone
30 g pflanzliches Eiweißpulver
1½ TL Bio-Matcha-Grünteepulver
2 EL Kollagenpulver
4 Eiswürfel

1. 250 ml Wasser und grünen Salat bzw. grünes Gemüse in einem Hochleistungsmixer bei hoher Geschwindigkeit glatt pürieren.
2. Das restliche Wasser und die übrigen Zutaten hinzufügen und ca. 1 Minute lang glatt pürieren.

Dieser Smoothie hält sich im Kühlschrank bis zu 24 Stunden.

Blaubeershake

Ergibt 2 Portionen

140 g gemischter grüner Salat bzw. gemischtes grünes Gemüse (Grünkohl, Römersalat, Mangold, Spinat), gehackt
240–360 ml Wasser
40 g gehackte Karotten
70 g gefrorene Blaubeeren
120 g Gurke
½ EL Kokosfett
120 ml ungesüßte Mandelmilch
30 g pflanzliches Eiweißpulver mit Vanillegeschmack
1–2 Eiswürfel

1. Grünen Salat bzw. grünes Gemüse und Wasser in einem Hochleistungsmixer zunächst bei niedriger Geschwindigkeit pürieren. Sobald der Salat bzw. das Gemüse zu zerbrechen beginnt, auf mittlere Geschwindigkeit erhöhen und glatt pürieren.
2. Karotten, Blaubeeren, Gurke, Kokosfett, Mandelmilch, Eiweißpulver und Eiswürfel hinzufügen und bei mittlerer bis hoher Geschwindigkeit ca. 1 Minute lang weiterpürieren, bis die gewünschte Konsistenz erreicht ist. Sofort servieren.

Schoko-Minz-Shake

Ergibt 1 Portion

140 g Spinat oder gemischter grüner Salat bzw. gemischtes grünes Gemüse (Grünkohl, Römersalat, Mangold), gehackt
240–360 ml Wasser
360 ml ungesüßte Mandel- oder Kokosmilch
15 g frische Minze oder 1 Tropfen Minzextrakt
½ EL Maca-Pulver (optional)
1 EL Kakaobruch
½ mittelgroße Avocado, gehackt
30 g Eiweißpulver mit Schokogeschmack
4 Eiswürfel

1. Grünen Salat bzw. grünes Gemüse und Wasser in einem Hochleistungsmixer zunächst bei niedriger Geschwindigkeit pürieren. Sobald der Salat bzw. das Gemüse zu zerbrechen beginnt, auf mittlere Geschwindigkeit erhöhen und glatt pürieren.
2. Mandelmilch, Minze, Maca-Pulver, Kakaobruch, Avocado, Eiweißpulver und Eiswürfel dazugeben.
3. Bei mittlerer bis hoher Geschwindigkeit ca. 1 Minute lang weiterpürieren, bis die gewünschte Konsistenz erreicht ist. Sofort servieren.

Matcha-Latte mit Mandelmilch

Ergibt 2 Portionen

120 ml gefiltertes Wasser
1 TL Matcha-Grünteepulver
360 ml ungesüßte Mandelmilch, erhitzt

1. Wasser in einem kleinen Topf bei mittlerer Hitze bis kurz vor dem Siedepunkt erhitzen.
2. In zwei Tassen je ½ TL Matchapulver geben.
3. Das heiße Wasser auf die beiden Tassen verteilen und die Mischung schaumig schlagen.
4. Mandelmilch auf die beiden Tassen verteilen.
5. Wenn Sie einen Milchaufschäumer verwenden, halten Sie diesen in die Latte und lassen ihn so lange laufen, bis die gewünschte Konsistenz erreicht ist. Alternativ können Sie auch etwas von der heißen Mandelmilch zurückbehalten, in einer Extratasse aufschäumen und dann vorsichtig in die beiden Tassen gießen. Sofort trinken.

Tipp: Falls gewünscht, süßen Sie die Latte mit 2–3 Tropfen reinem flüssigem Stevia.

Erfrischender Tulsi-Eistee

Tulsi (heiliges Basilikum)-Tee wirkt entspannend und stressabbauend und eignet sich hervorragend als Nachmittags- oder Abendgetränk. Die Kombination aus Tulsi und grünem Tee fördert dank ihrem hohen Antioxidanziengehalt die Vitalität und Langlebigkeit.

Ergibt 4 Portionen

1,2 l gefiltertes Wasser
6 EL Bio-Tulsi-Tee
3 EL koffeinfreier grüner Bio-Tee
960 ml kaltes Wasser
16 Eiswürfel

1. Gefiltertes Wasser zum Kochen bringen und Tulsi und Grüntee 6 bis 10 Minuten darin ziehen lassen.
2. Tee abgießen und das kalte Wasser hinzufügen.
3. Sobald der Tee abgekühlt ist, die Eiswürfel dazugeben und servieren.

Tipp: Lassen Sie das Eis weg und genießen Sie diesen Tee warm! Tulsi-Tee wird traditionell warm oder bei Zimmertemperatur serviert. Zum Süßen 2–3 Tropfen reines flüssiges Stevia hinzufügen.

Goldene Milch (Kurkumatee)

Ergibt 2 Portionen

500 ml pflanzliche Milch (ungesüßte Mandel- oder Kokosmilch)
250 ml gefiltertes Wasser
1 TL Kurkumapulver oder gehackte frische Kurkuma
¼ TL Ingwerpulver oder gehackter frischer Ingwer
½ TL Zimt
½ TL Kokosfett
1 Prise schwarze Pfefferkörner
1 Prise Kardamompulver (optional)
3–5 Tropfen reines flüssiges Stevia (optional)

1. Milch, Wasser, Kurkuma, Ingwer, Zimt, Kokosfett, Pfefferkörner und Kardamom in einem kleinen Topf miteinander verquirlen.
2. Bei mittlerer Hitze auf kleiner Flamme kochen lassen. Die Hitze zurückschalten und 10 Minuten weiterköcheln lassen, bis die Aromen sich miteinander vermischt haben.
3. Durch ein feinmaschiges Sieb in Tassen abgießen.

Tipp: Goldene Milch kann bis zu 5 Tage im Voraus zubereitet werden. In einem luftdichten Glasbehälter im Kühlschrank aufbewahren, dann auf die gewünschte Temperatur erwärmen und servieren.

Zur Abwechslung können Sie statt des gefilterten Wassers auch Knochenbrühe (Seite 274) verwenden – dann schmeckt dieser Tee besonders herzhaft.

Mittag- und Abendessen

Gemüse-Frittata

Ergibt 4 Portionen

2 EL extra natives Olivenöl
30 g gehackte Zwiebeln
220 g gewürfelte Zucchini
1 Knoblauchzehe, gehackt
90 g Brokkoliröschen
½ TL getrockneter Oregano
1 EL gehackte oder 1 TL getrocknete frische Petersilie
¼ TL Salz und Pfeffer (mehr nach Bedarf)
60 g Babyspinat
8 große Eier
120 ml ungesüßte Mandelmilch

1. Backofen auf 180° C vorheizen.
2. Eine Auflaufform von ca. 23 cm Durchmesser einfetten.
3. Eine Pfanne bei mittlerer Temperatur erhitzen und das Olivenöl hineingeben.
4. Zwiebel- und Zucchiniwürfel dazugeben und ca. 1 Minute in dem Öl andünsten.
5. Knoblauch hinzufügen und das Ganze noch ein paar Minuten weiterdünsten.
6. Brokkoli, Oregano und Petersilie dazugeben.
7. Nach einer weiteren Minute Salz und Pfeffer hinzufügen. Alle Zutaten gründlich miteinander vermischen, dann die Herdplatte ausschalten und den Spinat dazugeben.
8. In einer großen Schüssel Eier, Mandelmilch und noch mehr Salz und Pfeffer miteinander verquirlen.
9. Angedünstete Zutaten in der Auflaufform verteilen und die Eimasse darüber verteilen.
10. Form in den Ofen schieben und 20 bis 25 Minuten backen, bis ein in der Mitte eingestochenes Messer sauber wieder herauskommt.

Rucola-Fenchel-Salat mit Zitronenvinaigrette

Ergibt 4 Portionen

100 g Rucola
1 große Avocado, gehackt
50 g in dünne Scheiben geschnittene Fenchelknolle
200 g Kirschtomaten, halbiert
30 g Pinienkerne (optional)
Zitronenvinaigrette (siehe nächstes Rezept)

1. Alle Zutaten außer der Vinaigrette in einer großen Salatschüssel gründlich miteinander vermengen.
2. Die Hälfte der Vinaigrette über den Salat gießen und erneut vorsichtig schwenken, damit sich die Zutaten mit der Vinaigrette vermischen.

Die Zitronenvinaigrette passt hervorragend zu diesem Salat. Stattdessen kann man aber auch das danach beschriebene Vinaigrette-Grundrezept verwenden.

Zitronenvinaigrette

Gesamtmenge: 240 ml, Menge pro Portion: ½ EL

60 ml frischer Zitronensaft
120 ml Rotweinessig
1 EL Dijonsenf
1 Prise Meersalz
1 Prise frisch gemahlener schwarzer Pfeffer
120 ml extra natives Olivenöl

1. Zitronensaft, Essig, Senf, Salz und Pfeffer in einer kleinen Schüssel miteinander verquirlen.
2. Olivenöl langsam dazugeben und weiterquirlen, bis eine glatte Mischung entsteht.

Den Rest der Vinaigrette für den späteren Gebrauch in einem luftdichten Behälter aufbewahren.

Vinaigrette (Grundrezept)

Gesamtmenge: 180 ml, Menge pro Portion: ½ EL

60 ml Rotwein- oder Apfelessig
120 ml extra natives Olivenöl
1 Prise Meersalz
Frisch gemahlener schwarzer Pfeffer

Alle Zutaten in einer Glasschüssel oder einem Konservenglas zu einer glatten Mischung verquirlen.

Den Rest der Vinaigrette für den späteren Gebrauch in einem luftdichten Behälter aufbewahren.

Cremige Butternusskürbissuppe

Ergibt 4 Portionen

1 großer Butternusskürbis (1–1,5 kg)
2 EL Kokosfett
1 Granny-Smith-Apfel, geschält, entkernt und gehackt
1 mittelgroße Küchenzwiebel, gehackt
2 große Knoblauchzehen
½ TL Zimt
½ TL Ingwerpulver
¼ TL Muskat
3 l Gemüsebrühe
1 TL Meersalz (mehr nach Bedarf)
½ TL frisch gemahlener schwarzer Pfeffer (mehr nach Bedarf)
360 ml Kokosmilch
¼ TL rote Chiliflocken (optional)

1. Backofen auf 200° C vorheizen. Ein Backblech mit Backpapier auslegen.
2. Kürbis halbieren und die Kerne und Fasern mit einem Löffel entfernen.
3. Mit den aufgeschnittenen Seiten nach unten auf das Backblech legen und ca. 1 Stunde rösten, bis die Schale sich eindrücken lässt.
4. Kokosfett bei mittlerer Temperatur in einem großen Topf erhitzen.
5. Apfel- und Zwiebelwürfel dazugeben und 4 bis 5 Minuten andünsten, bis die Apfelwürfel weich werden und die Zwiebel leicht gebräunt ist.
6. Knoblauch und Gewürze hinzufügen und das Ganze noch 1 Minute lang weiterdünsten, bis die Gewürze ihren Duft entfalten.
7. Mit einem großen Löffel das Kürbisfruchtfleisch aus der Schale herausschaben und in den Topf geben.
8. Gemüsebrühe, Salz und Pfeffer hinzufügen, zudecken und bei schwacher Hitze 4 bis 5 Minuten köcheln lassen, bis der Kürbis gut durchgewärmt ist.
9. Kokosmilch dazugießen und das Ganze mit einem Stabmixer glatt pürieren (oder in einen Hochleistungsmixer umfüllen und – ggf. portionsweise – pürieren).
10. Suppe mit Salz und Pfeffer abschmecken, in den Topf zurückgeben, erwärmen und falls gewünscht die roten Chiliflocken hinzufügen.

Brokkoli-Löwenzahn-Suppe

Ergibt 4 Portionen

2 große Brokkoliköpfe (ca. 1 kg)
3 EL extra natives Olivenöl
½ große Küchenzwiebel, gehackt
2 große Knoblauchzehen
3 l Gemüsebrühe
1 Bund Löwenzahnblätter, geputzt und in 2,5 cm lange Stücke geschnitten
1 EL frischer Zitronensaft
1 TL Meersalz
½ TL frisch gemahlener schwarzer Pfeffer (mehr nach Bedarf)
120 g Kürbiskerne

1. Brokkoliköpfe in kleine Röschen und Stiele in dünne Scheiben schneiden.
2. Erst das Olivenöl, dann die Brokkolistiele und Zwiebelwürfel in einen großen Topf geben und 4 bis 5 Minuten lang bei mittlerer Hitze andünsten, bis die Zwiebel gebräunt und der Brokkoli zart ist.
3. Knoblauch hinzufügen und 1 Minute lang weiterdünsten, bis er seinen Duft zu entfalten beginnt.
4. Brokkoliröschen und Brühe hinzufügen. Zudecken, die Hitze zurückschalten und ca. 15 Minuten köcheln lassen, bis die Röschen weich sind.
5. Löwenzahnblätter zusammen mit dem Zitronensaft in den Topf geben, das Ganze weitere 3 bis 4 Minuten köcheln lassen und dann die Herdplatte ausschalten.
6. Suppe mit einem Stabmixer glatt pürieren oder in einen Hochleistungsmixer umfüllen und – ggf. portionsweise – pürieren.
7. Mit Salz und Pfeffer würzen und in den Topf zurückgeben, damit sie warm bleibt.
8. Eine kleine Schwenkpfanne bei mittlerer Temperatur erhitzen.
9. Kürbiskerne grob hacken und in die Pfanne geben. Zwischendurch immer wieder schwenken, bis die Kerne ihren Duft entfalten (2 bis 3 Minuten).
10. Suppe in Schüsseln füllen, mit gerösteten Kürbiskernen bestreuen und falls gewünscht mit zusätzlichem schwarzem Pfeffer würzen.

Tomaten-Gurken-Salat mit Tahini-Dressing

Ergibt 4 Portionen

½ mittelgroße rote Zwiebel
700 g gelbe Tomaten
700 g rote Tomaten
700 g grüne Tomaten
700 g lila Tomaten
1 Salatgurke
1 große Avocado
1 Bund Rucola
½ Bund frisches Basilikum (Blätter in kleine Stücke reißen)
½ Bund frische Minze (Blätter grob hacken)
¼ Bund frische Petersilie (grob hacken)
Tahini-Dressing (siehe nächstes Rezept)
Geröstete Kürbiskerne, gehackt

1. Die halbe Zwiebel mit einem kleinen Gemüsehobel oder Kochmesser in sehr dünne Halbkreise schneiden. In eine kleine Schüssel geben und mit Wasser bedecken.
2. Tomaten in 0,5 cm dicke Scheiben schneiden, Scheiben vierteln und in eine große Salatschüssel geben.
3. Gurke quer halbieren und die beiden Hälften dann nochmals halbieren, sodass Viertel entstehen. In 0,5 cm dicke Stücke schneiden und zu den Tomaten in die Schüssel geben.
4. Avocado halbieren und entkernen, dann mit der Messerspitze vierteln, das Fleisch mit einem großen Löffel herausschaben und in die Tomaten-Gurken-Mischung geben.
5. Rucola und Kräuter hinzufügen und alle Zutaten gründlich miteinander vermischen.
6. Mit dem Tahini-Dressing beträufeln und mit den Kürbiskernen bestreuen.

Der Salat soll stückig sein und nicht zu viel Rucola enthalten. Auf Wunsch können Sie gerne noch mehr Rucola hinzufügen. Dieser Salat schmeckt auch am nächsten Tag noch gut, also heben Sie die Reste auf!

Tahini-Dressing

Gesamtmenge: 180 ml, Menge pro Portion: ½ EL

2 EL Tahini
1 Knoblauchzehe
½ TL Meersalz
120 ml Wasser

1. Alle Zutaten außer dem Wasser in einer kleinen Küchenmaschine glatt pürieren.
2. Wasser langsam dazugeben, bis das Dressing eine cremige Konsistenz hat. Falls es Ihnen zu dickflüssig ist, noch mehr Wasser hinzufügen.

Salat aus warmem Grünkohl und Delicata-Kürbis

Ergibt 4 Portionen

1 kg Delicata-Kürbis (ca. 3 mittelgroße Kürbisse)
60 ml extra natives Olivenöl
½ TL Kurkumapulver
¼ TL Zimt
½ TL Meersalz
Frisch gemahlener schwarzer Pfeffer
1 kg Palmkohl
40 g gehackte Schalotten
2 EL Rotweinessig
90 g Granatapfelkerne

1. Backofen auf 200° C vorheizen. Ein Backblech mit Backpapier auslegen.
2. Enden von den Kürbissen abschneiden und Kürbisse längs halbieren. Kerne und Fasern mit einem kleinen Löffel herauskratzen. Mit einem scharfen Kochmesser jede Kürbishälfte in ca. 0,5 cm dicke Halbmonde schneiden.
3. Kürbishalbmonde in eine große Rührschüssel geben, mit der Hälfte des Olivenöls beträufeln. Mit Kurkuma, Zimt, Salz und Pfeffer mischen.
4. In einer dünnen Schicht auf dem Backblech verteilen. In den Ofen schieben und 12 bis 15 Minuten rösten, bis die Halbmonde gebräunt sind.
5. In der Zwischenzeit den Palmkohl entstielen, die Blätter in 0,5 cm dicke Streifen schneiden und in eine große Schüssel geben. In einer kleinen Schüssel Schalotten, Essig und den Rest des Olivenöls miteinander verquirlen und den Kohl mit dieser Mischung beträufeln. Dressing mit den Händen in den Kohl einreiben, bis er weich wird.
6. Kürbishalbmonde zum Palmkohl geben und mit den Granatapfelkernen und zusätzlichen Pfefferkörnern bestreuen. Warm servieren.

Leckere Walnusspesto-Zoodels

Ergibt 4 Portionen

4 große Zucchini (ca. 1 kg; Enden abschneiden)
2 EL Olivenöl
Walnusspesto (siehe nächstes Rezept)
2 EL Nährhefe

1. Mit einem Spiralschneider Zucchini-Nudeln (»Zoodels«) herstellen.
2. Eine große Schwenkpfanne bei mittlerer Temperatur erhitzen.
3. Zuerst das Öl und dann die Zoodels hineingeben. Unter ständigem Rühren ca. 2 bis 3 Minuten andünsten.
4. Mindestens 240 ml Pesto (nach Belieben auch mehr) hinzufügen und 2 bis 3 Minuten lang kräftig schwenken, bis alles gut durchgewärmt ist.
5. Portionieren und jede Portion direkt vor dem Servieren mit Nährhefe bestreuen.

Fehlt Ihnen bei diesem Rezept das Eiweiß? Jede Art von Eiweiß passt gut zu diesem Gericht. Die Nährhefe ist ein wohlschmeckender veganer Ersatz für tierisches Eiweiß und liefert viele B-Vitamine und Mineralstoffe.

Walnusspesto

Ergibt ca. 500 ml

200 g gehackte Walnüsse
2 EL Nährhefe
½ Bund frische Petersilie
1 Bund frisches Basilikum (Blätter)
Saft von 1 Zitrone
1 TL Zitronenschale
120 ml extra natives Olivenöl
½ TL Meersalz
¼ TL frisch gemahlener schwarzer Pfeffer
60–120 ml gefiltertes Wasser

1. Walnüsse in einer kleinen Schwenkpfanne bei mittlerer Hitze rösten, bis sie ihren Duft entfalten (2 bis 3 Minuten). Pfanne zwischendurch öfters schwenken.
2. Geröstete Nüsse, Nährhefe, Kräuter, Zitronensaft, Zitronenschale, Olivenöl, Salz und Pfeffer in einer Küchenmaschine miteinander verarbeiten. Dabei Wasser langsam dazugeben, bis das Pesto eine leicht dünnflüssige Konsistenz annimmt.

Entgiftende Knochenbrühe

Gesamtmenge: 6 l, Menge pro Portion: 240 ml

Karkasse eines 2–2,5 kg schweren Huhns
250 g Karotten (4–5 große), grob gehackt
½ Bund Sellerie (4–5 Stängel), grob gehackt
1 große Küchenzwiebel, geviertelt
3 Lorbeerblätter
½ Bund frischer Thymian
½ Bund frische Petersilie
4 Knoblauchzehen (ungeschält)
5 cm langes Stück frischer Ingwer, grob gehackt
2 EL Apfelessig
1 EL rosa Kristallsalz (Himalayasalz) (optional)
ca. 7,5 l gefiltertes Wasser
2 TL Kurkumapulver

1. Einen großen Suppentopf bei hoher Temperatur erhitzen. Etwas Öl hineingeben und die Hühnerkarkasse mit der Brustseite nach oben 2 bis 3 Minuten lang leicht in dem Öl anbräunen.
2. Restliche Zutaten außer dem Kurkumapulver hinzufügen und so viel Wasser dazugießen, dass das Ganze bedeckt ist. Sprudelnd aufkochen, zudecken und Hitze zurückschalten.
3. 24 Stunden köcheln und in der letzten Stunde das Kurkumapulver hinzufügen. Knochen und Gemüse abgießen und wegwerfen.
4. Brühe zur Aufbewahrung in verschließbare Gläser füllen.

Brühe in kleinen Schlucken zwischen den Mahlzeiten trinken oder statt Wasser zum Kochen von Quinoa verwenden.

Geröstetes Gemüse auf Süßkartoffelpüree

Ergibt 4 Portionen

Geröstetes Gemüse:
¼ TL getrockneter Oregano
¼ TL getrockneter Rosmarin
½ TL getrocknete Petersilie
1 große Aubergine (500 g)
Salz
2 große Fenchelknollen
6 EL extra natives Olivenöl
¼ TL rote Chiliflocken
Frisch gemahlener schwarzer Pfeffer
1 kg Zucchini (4–5 mittelgroße)
Kartoffelpüree:
1 kg Süßkartoffeln, geschält (2–3 mittelgroße)
1 EL extra natives Olivenöl
40 g Schalotten, gehackt
2 Knoblauchzehen, gehackt
½ TL Meersalz (mehr nach Bedarf)
Frisch gemahlener schwarzer Pfeffer

1. Getrocknete Kräuter in einer kleinen Schüssel miteinander vermischen.
2. Die Aubergine in 2,5 cm dicke Scheiben, dann in Stifte und schließlich in Quadrate schneiden, sodass 2,5 × 2,5 cm große Würfel entstehen.
3. Eine große Rührschüssel mit Papierhandtüchern auslegen, Auberginenwürfel in die Schüssel geben und mit Salz bestreuen. Die Schüssel schwenken, damit sich die Würfel gründlich mit dem Salz vermischen, und ca. 10 Minuten stehen lassen. Dadurch wird Wasser aus der Aubergine herausgezogen, damit sie später beim Backen eine schöne Farbe annimmt.
4. Backofen auf 200° C vorheizen. 2 Backbleche mit Backpapier auslegen.
5. Grüne Enden vom Fenchel abschneiden und die Knollen halbieren. Den Strunk entfernen, indem man mit dem Messer links und rechts daneben einschneidet, sodass er sich mit den Fingern in Dreieckform herauslösen lässt, und wegwerfen. Fenchel mit einem Gemüsehobel oder Kochmesser in 0,5 cm dicke Scheiben schneiden.
6. Fenchelscheiben in einer Schüssel mit 1 EL Olivenöl, den roten Chiliflocken, Salz und Pfeffer schwenken und in einer dünnen Schicht auf einem Backblech auslegen. In den Backofen schieben und 10 bis 12 Minuten rösten, bis sie leicht gebräunt sind. Backblech aus dem Ofen nehmen und Fenchel in eine Schüssel geben.
7. Enden der Zucchini abschneiden, Zucchini halbieren, dann in 1 cm dicke Halbmonde schneiden.

8. Zucchinihalbmonde in eine Schüssel geben und mit der Hälfte der Kräutermischung würzen. Mit 2 EL Olivenöl beträufeln, mit etwas Salz und Pfeffer bestreuen und in einer dünnen Schicht auf dem Backblech verteilen.
9. Mit einem sauberen Küchentuch Salz von der Aubergine abwischen und Papiertücher aus der Schüssel entfernen. Aubergine mit den restlichen 3 EL Olivenöl beträufeln, mit dem Rest der Kräutermischung bestreuen und schwenken, damit sich alles gründlich miteinander vermischt. In einer dünnen Schicht auf dem anderen Backblech auslegen.
10. Zucchini und Aubergine in den Backofen schieben und rösten, bis das Gemüse leicht gebräunt ist. Bei der Aubergine dauert das 15 bis 18, bei den Zucchini 12 bis 14 Minuten.
11. Während das Gemüse röstet, einen großen Topf Wasser zum Kochen bringen.
12. Süßkartoffeln in 2,5-cm-Würfel schneiden und ca. 20 Minuten kochen, bis sie sich leicht mit einem Messer einstechen lassen. Kartoffeln abgießen, beiseitestellen. Topf wieder auf die Herdplatte stellen.
13. Olivenöl, Schalotten und Knoblauch in den Topf geben. 2 bis 3 Minuten andünsten, bis sie weich sind, dann gekochte Süßkartoffeln, Salz und Pfeffer hinzufügen. Die Masse mit einem Stampfer zerdrücken, bis sie die gewünschte Konsistenz hat.
14. Geröstetes Gemüse auf dem Süßkartoffelpüree anrichten.

Thai-Salatwraps mit Hähnchen

Ergibt 4 Portionen

2 EL kalt gepresstes Bio-Kokosfett
1 mittelgroße Karotte, in 0,5 cm große Würfel geschnitten
1 Zitronengrashalm, geschält und gehackt
2,5 cm frischer Ingwer, gehackt
1 große Schalotte, gehackt
2 große Knoblauchzehen, gehackt
700 g Hähnchenhack
1 große Zucchini, in 0,5 cm große Würfel geschnitten
3 EL Kokosnuss-Aminos
2 EL Limettensaft
30 g gehacktes frisches Korianderkraut
30 g in dünne Streifen geschnittenes Thai-Basilikum
1 großer Kopfsalat
1 Jalapeño, ½ entkernt und gehackt, ½ in Scheiben geschnitten
2 Limetten, in Spalten geschnitten

1. Eine große Schwenkpfanne bei mittlerer bis hoher Temperatur auf der Herdplatte erhitzen. Zuerst das Kokosfett und dann die Karottenwürfel hineingeben und 3 bis 4 Minuten lang andünsten, bis sie durchscheinend sind.
2. Zitronengras, Ingwer und Schalotte hinzufügen und 3 bis 4 Minuten lang andünsten, bis die Schalotte gebräunt ist und das Zitronengras zu duften beginnt.
3. Knoblauch dazugeben und 1 Minute weiterdünsten, bis er seinen Geruch entfaltet.
4. Das Hähnchenhack hinzufügen und 6 bis 7 Minuten anbräunen.
5. Zucchiniwürfel dazugeben und weitere 2 bis 3 Minuten bräunen.
6. Kokosnuss-Aminos, Limettensaft, die Hälfte des gehackten Korianderkrauts und die Hälfte des Basilikums unterrühren.
7. Strunk des Kopfsalats entfernen, indem Sie ihn am unteren Ende in der Mitte mit einem Messer einschneiden, um die Blätter voneinander zu lösen. Salatblätter waschen, trocken tupfen und auf einer mit Papierhandtüchern ausgelegten Servierplatte verteilen.
8. Hähnchenhack-Gemüse-Mischung in eine Servierschüssel geben.
9. Verschiedene Garnituren in kleineren Schüsseln anrichten: das restliche Korianderkraut und Basilikum, die Jalapeñoscheiben und die Limettenspalten. Als Familienessen servieren, wobei jeder mit einem Salatblatt etwas von der Hähnchenfleisch-Gemüse-Mischung aufnimmt und nach Belieben garniert.

Tipp: Falls noch Hähnchenhackfleisch übrig sein sollte, richten Sie es auf einem Salat oder auf Quinoa an, und schon haben Sie eine schnelle Mahlzeit für unterwegs! Für eine vegane Variante ersetzen Sie das Hähnchenhack durch gehackte Champignons.

Asiatische Veggie-Bowl

Ergibt 4 Portionen

500 g Champignons, geviertelt
1 Brokkolikopf, in kleine Röschen geschnitten
1 große Zucchini, in 0,5 cm dicke Halbmonde geschnitten
3 EL Kokosfett, zerlassen
¼ TL chinesisches Fünf-Gewürze-Pulver
¼ TL Ingwerpulver
2 mittelgroße Süßkartoffeln, geschält und in Spiralen geschnitten
2 EL Dulseflocken
40 g gehackte Frühlingszwiebeln
Kokosnuss-Aminos (optional)

1. Backofen auf 200 °C vorheizen. Ein Backblech mit Backpapier auslegen.
2. Champignons, Brokkoliröschen und Zucchini in einer großen Schüssel miteinander vermischen, mit 2 EL Kokosfett beträufeln und mit dem Fünf-Gewürze- und Ingwerpulver bestreuen. Mit den Händen gründlich durchmischen.
3. Gemüse in einer dünnen, gleichmäßigen Schicht auf dem Backblech auslegen und 12 bis 14 Minuten rösten, bis es leicht gebräunt ist.
4. Eine große Schwenkpfanne bei mittlerer bis starker Temperatur erhitzen. Den restlichen Esslöffel Kokosfett und die Süßkartoffelspiralen hineingeben und unter häufigem Umrühren ca. 7 Minuten andünsten, bis die Spiralen die gewünschte Konsistenz haben.
5. Die noch warmen Nudeln in eine Schüssel geben, geröstetes Gemüse daraufgeben und mit den Dulseflocken bestreuen. Mit den Frühlingszwiebeln garnieren und wahlweise einen Spritzer Kokosnuss-Aminos dazugeben.

Würziger Hühnereintopf

Ergibt 4 Portionen

2 EL Kokosfett
700 g Hähnchenschenkel ohne Haut und Knochen
1 TL Paprikapulver
½ TL Kreuzkümmelpulver
1 TL Meersalz + etwas frisch gemahlener schwarzer Pfeffer
2 Paprikaschoten, entkernt und in Streifen geschnitten
1 mittelgroße Küchenzwiebel, ½ in Streifen geschnitten, ½ gewürfelt
1 Dose (425 g) schwarze Bohnen, abgespült und abgetropft
Korianderkraut-Limetten-Dressing (siehe nächstes Rezept)
2 EL gehacktes frisches Korianderkraut

1. Eine große Grillpfanne bei mittlerer bis starker Temperatur erhitzen. 1 EL von dem Kokosfett auf einem Papiertuch verteilen und die Grillpfanne damit einfetten.
2. Hähnchenschenkel in einer großen Schüssel mit Paprika- und Kreuzkümmelpulver, ½ TL Salz und etwas Pfeffer würzen. Sobald die Grillpfanne heiß ist, Hähnchenschenkel hineingeben und bis zu 10 Minuten anbraten, zwischendurch einmal wenden. Dann die Hähnchenschenkel auf eine Platte legen.
3. Paprika- und Zwiebelstreifen in die Grillpfanne geben und 8 bis 10 Minuten anbraten, dabei alle 2 bis 3 Minuten wenden, bis sie dunkel geröstet sind sind.
4. Den übrigen Esslöffel Kokosfett bei mittlerer bis starker Hitze in einer großen Pfanne zerlassen und Zwiebelwürfel dazugeben. Unter häufigem Umrühren 3 bis 4 Minuten andünsten, bis die Würfel gebräunt sind.
5. Schwarze Bohnen und den restlichen ½ TL Salz hinzufügen. Unter Rühren 4 bis 5 Minuten lang durchwärmen.

6. Hühnerfleisch in Streifen schneiden. Bohnenmischung in Servierschüsseln geben, gegrilltes Gemüse und Hühnerfleisch darauf anrichten und mit dem Dressing beträufeln. Mit Korianderkraut garnieren.

Tipp: Sie können auch eine vegetarische Variante dieses Gerichts zubereiten, indem Sie das Hühnerfleisch durch ein herzhaftes Gemüse oder etwas Stärkereiches wie beispielsweise Süßkartoffeln ersetzen.

Korianderkraut-Limetten-Dressing

Gesamtmenge: 240 ml, Menge pro Portion: ½ EL

180 ml Nussmilch- oder Kokosmilchkefir
10 g frisches Korianderkraut
1 Knoblauchzehe
Schale und Saft von 1½ Limetten
¼ TL Meersalz
Frisch gemahlener schwarzer Pfeffer
2–4 EL gefiltertes Wasser (optional)

Alle Zutaten in einem Mixer glatt pürieren. Bei Bedarf etwas Wasser hinzufügen, bis das Dressing die gewünschte Konsistenz hat.

Gefüllte Champignons

Ergibt 4 Portionen

4 große Champignons (entstielt)
2 EL Kokosfett
80 g gehackte Küchenzwiebel
1 große Zucchini, in 0,5 cm große Würfel geschnitten
120 g frischer Blattspinat
2 Knoblauchzehen, gehackt
¼ TL Kreuzkümmelpulver
½ TL Chilipulver
1 Dose (425 g) Tomatenwürfel
1 Dose (240 ml) Tomatensauce
1 TL Meersalz
190 g gekochte Quinoa

1. Backofen auf 190° C vorheizen.
2. Mit einem Metalllöffel die Lamellen aus den Champignons kratzen und darauf achten, dass die Kappen dabei nicht beschädigt werden.
3. Eine große Schwenkpfanne bei mittlerer Temperatur erhitzen. Kokosfett hineingeben und dann Zwiebel- und Zucchiniwürfel hinzufügen. 3 bis 4 Minuten lang andünsten, bis die Zwiebelwürfel weich sind und die Zucchiniwürfel eine kräftige Farbe angenommen haben.
4. Spinat, Knoblauch, Kreuzkümmel- und Chilipulver hinzufügen und unter häufigem Rühren (damit die Gewürze nicht anbrennen) ca. 1 Minute mitdünsten.
5. Tomatenwürfel und Tomatensauce dazugeben und mit Salz abschmecken. Quinoa unterrühren. Die Pfanne abdecken und 4 bis 5 Minuten köcheln lassen, bis die Quinoa aufgequollen ist.
6. Pilzkappen mit der Gemüsemischung füllen. Gefüllte Kappen in eine Auflaufform legen, ca. 120 ml Wasser um die Pilzkappen herum auf den Boden der Form gießen und mit Alufolie abdecken. 12 bis 15 Minuten im Ofen backen, bis die Pilzkappen weich sind.

Genießen Sie die gefüllten Champignons mit einem Beilagensalat oder auf einem Bett aus geröstetem Gemüse.

Hähnchensalat mit hausgemachtem Ranch-Dressing

Ergibt 4 Portionen

1 TL Kokosfett
1 Hähnchenbrust ohne Haut
1 Avocado, in Scheiben geschnitten
200 g Kirschtomaten, halbiert
2 hart gekochte Eier, gepellt und in Scheiben geschnitten
60 g in dünne Scheiben geschnittene Gurke
60 g in dünne Scheiben geschnittene Zucchini
30 g gehackte Walnüsse
400 g gemischter grüner Salat
Ranch-Dressing (siehe nächstes Rezept)

1. Eine mittelgroße Schwenkpfanne bei mittlerer bis hoher Temperatur erhitzen, Kokosfett und dann die Hähnchenbrust hineingeben und 5 bis 7 Minuten pro Seite anbraten. Vom Herd nehmen, abkühlen lassen und in Streifen schneiden.
2. Avocado, Kirschtomaten, Eier, Gurke, Zucchini und Walnüsse in eine große Salatschüssel geben. Grünen Salat hinzufügen, alles gründlich miteinander vermischen und mit dem Dressing beträufeln.

Tipp: Haben Sie noch Reste von geröstetem Gemüse von einer anderen Mahlzeit übrig? Dann geben Sie sie als zusätzliche Zutat oder als Ersatz für das Hähnchenfleisch in diesen Salat!

Ranch-Dressing

Gesamtmenge: 240 ml, Menge pro Portion: ½ EL

80 g rohe Cashews
1 EL frischer Zitronensaft (von ½ Zitrone)
1 große Knoblauchzehe, gehackt
1 Prise Zwiebelpulver
1 EL grob gehackter frischer Dill
1 EL grob gehackte frische Petersilie
½ EL gehackter frischer Oregano
½ TL Meersalz
½ TL frisch gemahlener schwarzer Pfeffer (oder nach Belieben)

1. Cashews über Nacht in gefiltertem Wasser einweichen. Am nächsten Morgen Nüsse abgießen und das Wasser aufbewahren.
2. Nüsse in einem Hochleistungsmixer pürieren und dabei langsam das Einweichwasser dazugeben, bis eine Paste entsteht.
3. Paste in einen Glasbehälter geben und Zitronensaft, Knoblauch, Zwiebelpulver, Kräuter, Salz und Pfeffer unterrühren, mit einem Deckel verschließen und schütteln, damit sich die Zutaten miteinander vermischen.

Dieses Dressing kann im Voraus zubereitet werden, im Kühlschrank hält es sich bis zu 2 Wochen.

Lachsfilets mit geröstetem Zitronenbrokkoli

Ergibt 4 Portionen

2 Brokkoliköpfe, in Röschen zerteilt
4 EL extra natives Olivenöl
Schale und Saft von 2 großen Zitronen
1 TL Meersalz (je nach Bedarf auch mehr)
Frisch gemahlener schwarzer Pfeffer
340 g Lachsfilet

1. Backofen auf 200° C vorheizen. Ein Backblech mit Backpapier auslegen.
2. Brokkoliröschen in einer großen Schüssel mit Olivenöl, Zitronenschale, Zitronensaft, ½ TL Salz und Pfeffer vermischen.
3. Röschen in einer dünnen Schicht auf dem Backblech auslegen und ca. 10 Minuten rösten, bis sie weich werden.
4. Lachs auf beiden Seiten mit Salz und Pfeffer würzen. Backblech aus dem Ofen nehmen und die Brokkoliröschen beiseiteschieben, um in der Mitte Platz für den Lachs zu schaffen. Lachs auf das Blech legen, die Röschen außen herum anordnen, Blech wieder in den Ofen schieben und das Ganze noch weitere 10 bis 12 Minuten rösten, bis der Lachs gar und der Brokkoli leicht gebräunt ist.

Kapitel 18

Und wie geht es jetzt weiter?

Herzlichen Glückwunsch zum Abschluss des 14-Tage-Rettungsplans! Inzwischen haben Sie neue Lebensgewohnheiten entwickelt und die Funktionsweise Ihres Körpers von Grund auf verändert – und das innerhalb von nur zwei Wochen! Ich weiß, dass Sie im Rahmen dieses Programms Situationen erlebt haben, die nicht einfach waren. Doch zum Glück haben Sie ja emotionale Unterstützung durch Ihre ätherischen Öle bekommen! Haben diese Öle nicht eine ganz erstaunliche Wirkung, wenn es darum geht, sich den Heilungsprozess seines Körpers zu erleichtern? Nehmen Sie sich ein bisschen Zeit und seien Sie stolz darauf, dass Sie sich so sehr für Ihre Gesundheit und Ihr Wohlbefinden engagiert haben! Dadurch haben Sie neue Alltagsgewohnheiten, Rituale und Praktiken kennengelernt, die Ihnen dabei helfen werden, dauerhaft gesund zu bleiben.

Nun, da Sie sinnvolle Selbstheilungspraktiken entwickelt haben, werden Sie diese natürlich auch beibehalten wollen, damit Ihre harte Arbeit nicht umsonst war. Also fangen Sie nun an, die Lebensmittel, die Sie während dieses 14-tägigen Neustart-Programms aus Ihrer Ernährung eliminiert haben (beispielsweise Milchprodukte, rotes Fleisch und Produkte mit Zuckerzusatz), nach und nach wieder in Ihren Speisezettel aufzunehmen. Nehmen Sie sich dafür so lange Zeit, wie Sie brauchen.

Während dieser Phase sollten Sie alle drei bis vier Tage ein neues Lebensmittel wieder in Ihre Kost einführen und dabei auf die Reaktionen Ihres Körpers und auf Ihre Stimmung achten. Allerdings müssen Sie dabei schon ganz genau hinschauen, denn es müssen nicht unbedingt gleich beim ersten Mal, wenn Sie ein Lebensmittel wieder neu einführen, Beschwerden auftreten. Vielleicht entwickeln sich diese Symptome erst allmählich, je mehr Sie davon essen.

Versuchen Sie es einmal mit der »1-2-3-Regel«, wie ich sie nenne: Essen Sie das betreffende Lebensmittel einmal und warten Sie einen Tag ab. Beim nächsten Mal essen Sie es zweimal und warten zwei Tage, und dann essen Sie es dreimal und warten drei Tage. Führen Sie die problematischen Lebensmittel in folgender Reihenfolge wieder in Ihren Speisezettel ein: rotes Fleisch, Milchprodukte, Gluten, Zucker und Koffein.

Vielleicht werden Sie dieses Ernährungsprogramm noch weitere sieben Tage lang fortsetzen wollen. Damit können Sie ganz erstaunliche Ergebnisse erzielen! Die Rezepte lassen sich leicht in Ihren Alltag integrieren, sodass Sie den 14-Tage-Essensplan auf unbestimmte Zeit verlängern können, wenn Sie möchten.

Als ich das 14-Tage-Rettungsprogramm vor fünf Jahren zum ersten Mal durchführte, stellte ich fest, dass Zucker und bestimmte Getreidearten sich negativ auf meinen Körper auswirkten. Das wurde mir erst dadurch klar, dass ich diese Produkte schrittweise wieder in meine Ernährung aufnahm, nachdem ich sie zuvor verbannt hatte. Außerdem machte ich die Erfahrung, dass ich sehr vorsichtig mit meiner Ernährung sein musste, um nicht wieder zuzunehmen.

Nutzen Sie diese Zeit, um herauszufinden, welche Lebensmittel unerwünschte Reaktionen in Ihrem Körper verursachen! Hinterher werden Sie froh darüber sein, denn dieser wichtige Schritt wird Ihnen langfristig Vitalität schenken – und das ist schließlich der Grund, warum Sie dieses Buch gelesen haben. Also optimieren Sie Ihre Ernährung immer weiter, verzichten Sie auf alles, was Ihnen nicht guttut, und experimentieren Sie weiter mit körperlichem Training, Ritualen und Rezepten mit ätherischen Ölen. Diese neuen Gewohnheiten werden Ihnen auch weiterhin das Leben erleichtern, so wie sie bereits Tausenden von Frauen vor Ihnen geholfen haben.

Das Beste am 14-Tage-Rettungsprogramm ist, dass Sie daraus einen Lebensstil machen können, der sich zusammen mit Ihnen weiterentwickelt. Dieses Programm ist nichts, was man einmal durchführt und dann wieder vergisst. Sie können Ihr Leben lang davon profitieren und in allen Lebensphasen etwas für Ihren Körper und Geist tun. Und was noch wichtiger ist: Es gibt eine ganze Community von Followern, die Sie dabei unterstützen werden, einschließlich Ihres größten Fans – und das bin ich! Es ist überhaupt kein Problem, wenn einem ab und zu mal ein kleiner Ausrutscher passiert; dann fängt man eben wieder von vorne an. Das 14-Tage-Rettungsprogramm soll Ihrem Körper einen Neustart ermöglichen, doch in diesem Buch geht es darum, Ihr Leben für immer zu verändern. Das können Sie schaffen – und Sie werden es schaffen!

Jackies Geschichte

Die 51-jährige Jackie war Veranstaltungsplanerin. In ihrer Freizeit joggte sie für ihr Leben gern. Da inzwischen alle ihre Kinder von zu Hause weg waren und studierten, wollte sie endlich wieder mehr für ihre Gesundheit tun. Sie kam zu mir, um die fünf Kilo abzunehmen, gegen die sie mit ihrem derzeitigen Ernährungs- und Trainingsprogramm nichts ausrichten konnte. Sie hatte schon alles Mögliche versucht, und nichts hatte geholfen. Das frustrierte sie. Außerdem kümmerte sie sich – abgesehen von ihren Joggingtouren – kaum um sich selbst und ihre Gesundheit. Da die Kinder aus dem Haus waren, konzentrierte sie sich ganz auf ihren Beruf. Oft arbeitete sie sogar bis Mitternacht.

Jackies Probleme waren Gewichtsresistenz, Stress und zu wenig Schlaf. Ich empfahl ihr folgende Selbsthilfemaßnahmen:

- Jeden Abend um zehn Uhr zu Bett gehen und Lavendel- und Vetiveröl im Diffuser vernebeln
- Das 14-Tage-Rettungsprogramm absolvieren, um ihre Essgewohnheiten zu verändern und ihren Hormonhaushalt zu normalisieren
- Jeden Morgen ein 30-minütiges Selbstfürsorgeritual praktizieren: die Inhalatormischung »Fit in den Morgen« (Seite 85) einatmen, Tagebuch führen, fünf Minuten lang meditieren, einen grünen Smoothie trinken und Dehn- oder Yogaübungen machen
- Dreimal pro Woche eine 30-minütige intensive Trainingssitzung und zweimal pro Woche Joggen, um ihren Stoffwechsel anzukurbeln und Fett zu verbrennen
- Nahrungsergänzungsmittel: ein Multivitaminpräparat, 300 mg Magnesiumglycinat, 500 mg Ashwagandha und 2000 mg Omega-3-Fettsäuren gegen den Stress und um ihre fettfreie Körpermasse zu erhöhen

Während des 14-Tage-Rettungsprogramms nahm Jackie dreieinhalb Kilo ab und berichtete mir, dass sie viele Rezepte aus dem Essensplan hinterher noch mehrere Monate lang weiterkochte. Nach 30 Tagen hatte sie mithilfe dieser Rezepte und ihrer Selbstfürsorgerituale weitere anderthalb Kilo abgenommen. Sie schlief nachts wieder durch, und wenn sie am nächsten Morgen aufwachte, hatte sie mehr Energie als in den Monaten zuvor. Nach 90 Tagen hatte sie insgesamt siebeneinhalb Kilo abgenommen. Als ich Jackie fragte, ob sie das Gefühl habe, auch langfristig von diesem Rettungsprogramm zu profitieren, erklärte sie mir: »Eigentlich wundert es mich, wie leicht mir das Abnehmen gefallen ist, nachdem ich die für mich richtigen Lebensmittel, körperlichen Aktivitäten und Abendrituale entdeckt hatte. Ich bin ganz begeistert von diesen Rezepten und habe vor, mich auch weiterhin so zu ernähren. Endlich passen mir meine engen Jeans wieder – das hatte ich mir so sehr gewünscht!«

Schlusswort

Liebe Leserin,

in diesem Buch haben Sie einige der schlimmsten Übeltäter kennengelernt, die unseren Hormonhaushalt durcheinanderbringen können. Ich hoffe, Sie haben herausgefunden, wie Sie Ihre Hormone mit ätherischen Ölen und nachhaltigen Lebensstiländerungen wieder in den Griff bekommen können. Eine meiner wichtigsten Botschaften lautet: Hören Sie auf Ihren Körper! Ich sage immer wieder, dass es einen ganz unerwarteten Weg zur Selbstheilung gibt – und dieser Weg besteht in einer genauen Körperwahrnehmung.

Nun, da Sie sich ausgeruht fühlen und wieder neue Kraft und Energie getankt haben, werden Sie hoffentlich erkennen, was für eine wunderbare Frau Sie sind! Sie haben inzwischen schon eine Menge geschafft. Jetzt können Sie Klarheit über den Sinn und Zweck Ihres Lebens gewinnen und Ihre Träume verwirklichen.

Ich freue mich sehr darauf, diese Reise mit Ihnen fortzusetzen und Ihnen auch weiterhin mit meiner Unterstützung und meinen Ressourcen zur Seite zu stehen. Bitte betrachten Sie mich als Ihre Reiseleiterin. Sie können auf Ihrem Weg zu mehr Wohlbefinden jederzeit auf mich zählen! Falls Sie weitere Hilfe und Inspiration benötigen, finden Sie mich unter www.drmariza.com/hormonesolution. Egal wo Sie wohnen – stellen Sie sich vor, dass ich an Ihrer Seite stehe und Sie ansporne, damit Sie auch weiterhin große und kleine Siege erringen! Ich bin Ihnen ungeheuer dankbar dafür, dass Sie sich für Ihre Gesundheit engagieren, mir über Ihre Erfahrungen berichten und mir erlauben, Ihre Wegbegleiterin zu sein. Wir sind ein fantastisches Team!

Und nicht zuletzt möchte ich Sie auch dazu inspirieren, immer wieder neu nach Dingen zu suchen, die Freude in Ihr Leben bringen. Finden Sie Weisheit, suchen Sie Verständnis, lernen Sie sich selbst lieben und seien Sie stolz darauf, mit welcher Kraft und welchem Engagement Sie sich darum bemühen, ein schönes Leben zu führen. Sie sind eine starke, schöne Frau und verdienen es, alles zu bekommen, was Sie sich wünschen!

Alles Liebe,
Mariza

Danksagung

Danke! Folgenden Menschen möchte ich dafür danken, dass sie mir bei der Arbeit an diesem Buch geholfen und dazu beigetragen haben, es unter die Leute zu bringen, um den vielen schönen, wunderbaren Frauen auf dieser Welt zu helfen.

Meinem großartigen Mann Alex Dunks danke ich dafür, dass er an vielen langen Abenden gemeinsam mit mir Rezepte getestet und mich beim Schreiben meines Buches unterstützt hat. Du bist fantastisch – der beste Partner, den ich auf dieser spannenden Entdeckungsreise haben konnte!

Bei dir, meiner wunderschönen Mama Jody DeLeone, möchte ich mich dafür bedanken, dass ich dich auf deinem Weg begleiten durfte. Danke, dass du mich dazu inspiriert hast, nach den Sternen zu greifen und niemals aufzugeben!

Meinen Großmüttern Rachel Anguiano und Sharon Snyder danke ich für ihre standhafte Unterstützung. Ihr habt dazu beigetragen, mich zu der Frau zu machen, die ich heute bin!

Außerdem danke ich Ellena, Nicole, Kristen, Amanda, Emily und all den anderen Mitgliedern meines fantastischen Teams hinter den Kulissen, die diese Mission überhaupt erst ermöglicht und mir den Rücken freigehalten haben, damit ich mich auf die Projekte konzentrieren konnte, die mir am Herzen lagen. Ich bin euch so dankbar für eure Unterstützung und euer tägliches Engagement!

Vielen Dank auch an meine großartige Community: an all die vielen Nutzerinnen ätherischer Öle, mit denen ich tagtäglich zusammenarbeite und die das Leben anderer Menschen verändern, indem sie immer wieder darauf hinweisen, wie wichtig Selbstfürsorge und die regelmäßige Anwendung ätherischer Öle sind. Ihr bewirkt große Veränderungen auf der Welt – Tropfen für Tropfen!

Dir, Jolene Brighten, danke ich für deine wunderbare Freundschaft und dafür, dass du mich bei meiner Arbeit an diesem Buch begleitet hast. Und bei dir, J. J. Virgin, möchte ich mich dafür bedanken, dass du mir eine so großartige Inspiration, Mentorin und Freundin bist. Ein ganz herzliches Dankeschön geht an Magdalena Wszelaki für die ehrlichen Ratschläge, die sie mir für dieses Buch gegeben hat. Robyn Openshaw danke ich dafür, dass sie mich unterstützt, seit ich mich vor vielen Jahren auf diese Reise begeben habe. Dir, Bridgit Danner, ein herzliches Dankeschön für unsere unzähligen wöchentlichen Telefonate. Du warst für mich ein Licht auf meinem Weg! Karl Krummenacher danke ich für die innere Klarheit, die er mir gegeben hat. Du hast dafür gesorgt, dass ich bei meiner Arbeit nicht den roten Faden aus den Augen verloren habe!

Dir, Amanda Olsen, vielen Dank dafür, dass du mich angespornt und in jeder Situation die richtigen ermutigenden Worte für mich gefunden hast. Candace Romero: Danke dafür, dass du seit meinem 22. Lebensjahr stets hinter mir standest und mir wichtige Erkenntnisse darüber vermittelt hast, was Frauen von diesem Buch erwarten. Bei dir, Tony Youn, bedanke ich mich dafür, dass du an mich geglaubt hast und für mich da gewesen bist. Herzlichen Dank auch an Cynthia Snyder – die beste Schwester der Welt!

Und natürlich danke ich auch allen anderen Weggenossinnen und -genossen, die sich zusammen mit mir für mehr Gesundheit und Wohlbefinden einsetzen: Zia Nicks, Brianne Hovey, Bree Argetsinger, Amy Medling, Nicole Willis, Izabella und Michael Wentz, Trevor Cates, Steph Gaudreau, Nicole Jardim, Garbielle Lyon, Lauren Noel, Erin Nielson, Melissa Kathryn, Dave Asprey, Katie Wells, Teri Cochrane, Emily Fletcher, Alex Carrasco, Alexandra Jamieson, Ann Shippy, Kevin und Annmarie Gianni, Anna Cabeca, Melissa Esguerra, Christiana Maia, Cynthia Pasquela, Elisa Song, Summer Bock, Jerry Bailey, Joan Rosenberg, Alan und Kirin Christianson, Kellyann Petrucci, Mallory Leone, Jessica Drummond, Amy Myers, Maru Davila, Nat Kringoudis, Robyn Benson, Tricia Nelson, Trudy Scott, Will Cole, Lara Adler und Vincent Pedre – gemeinsam können wir die Welt verändern!

Ein herzliches Dankeschön gebührt auch meinem großartigen Verlagsteam. Dir, Wendy Sherman, danke ich dafür, dass du eine so fantastische Agentin bist und stets an mich und mein Projekt geglaubt hast. Deine standhafte Unterstützung und dein unermüdliches Engagement sind wirklich erstaunlich. Bei Karen Moline und Erin Hubbard möchte ich mich für ihre Hilfe beim Schreiben dieses Buches und dafür bedanken, dass sie es meinen Leserinnen und Lesern zugänglich gemacht haben. Eure Beratung von Anfang bis Ende dieses Projekts war für mich von unschätzbarem Wert.

Anna V. Bohbot danke ich für ihre Mitwirkung an allen meinen Büchern und für ihre fantastischen Rezepte. Dem großartigen Team bei Harmony Books – Alyse Diamond, Christina Foxley, Danielle Curtis, Tammy Blake, Connie Capone und allen anderen Mitarbeiterinnen und Mitarbeitern des Lektorats – danke für die gute Zusammenarbeit bei der Erstellung dieses Buches!

Und nicht zuletzt möchte ich mich natürlich auch bei meinen Leserinnen und Lesern bedanken. Ich bin so dankbar dafür, dass ich euch bei eurem wunderbaren Heilungsprozess begleiten durfte! Ihr seid der Grund, warum ich dieses Buch geschrieben habe.

Anhang

Marizas großer Hormon-Selbsttest

Könnte es sein, dass Ihr Hormonhaushalt aus dem Gleichgewicht geraten ist, sodass Sie unter Gewichtszunahme, Müdigkeit, Stimmungsschwankungen, Hitzewallungen, Heißhungerattacken, Gehirnnebel und vielleicht auch noch unter anderen Beschwerden leiden? Unsere Hormone wirken sich auf die verschiedensten Abläufe in unserem Organismus aus – vom Aussehen bis hin zu unseren Körperfunktionen. Wenn Sie der Ursache Ihrer Beschwerden auf den Grund gehen, ist das ein guter Ausgangspunkt, von dem aus Sie ein gesundes Fundament für einen ausgewogeneren Hormonhaushalt schaffen können.

Obwohl ich für die Durchführung von Hormontests bin, um genau zu wissen, was in Ihrem Körper los ist, gibt es doch gewisse Anhaltspunkte, anhand deren Sie feststellen können, ob Ihr Organismus aus dem Gleichgewicht geraten ist. Es ist wichtig, auf Ihren Körper zu hören und auf seine Warnsignale zu achten: Nur so können Sie Ihre Gesundheit selbst in die Hand nehmen und sinnvolle Entscheidungen darüber treffen, welche Hormonspiegel wieder ins Gleichgewicht gebracht werden müssen.

Dieser eigens zur Beurteilung Ihrer Hormonbalance entwickelte umfassende Selbsttest besteht aus einfachen Fragen, mit deren Hilfe Sie eingrenzen können, wo Ihre individuellen Probleme liegen: Sie erfahren, welche Symptome und Beschwerden Alarmsignale sein könnten und wie Sie Ihren Hormonhaushalt am besten wieder in Ordnung bringen können. Es ist wirklich ganz einfach: Sie brauchen die Fragen nur mit »Ja« oder »Nein« zu beantworten und dann am Ende jedes Abschnitts die Anzahl der »Ja«-Antworten zusammenzuzählen. Je häufiger Sie mit »Ja« geantwortet haben, desto größer ist die Wahrscheinlichkeit, dass Ihre Hormone aus dem Gleichgewicht geraten sind.

Selbsttest

Hormonproblem Nr. 1: Östrogendominanz

- ☐ Haben Sie immer starke Monatsblutungen?
- ☐ Leiden Sie vor Ihrer Periode unter Kopfschmerzen oder Migräne?
- ☐ Haben Sie ein Spannungsgefühl in den Brüsten oder fühlen sich Ihre Brustdrüsen dick und wie geschwollen an, vor allem während der Periode?

- [ ] Leiden Sie unter Wasseransammlungen oder einem aufgetriebenen Leib?
- [ ] Haben Sie Depressionen oder Angstzustände?

Hormonproblem Nr. 2: zu niedriger Östrogenspiegel

- [ ] Treten bei Ihnen Hitzewallungen oder nächtliche Schweißausbrüche auf?
- [ ] Haben Sie Depressionen oder Angstzustände?
- [ ] Reagieren Sie oft sehr emotional?
- [ ] Leiden Sie manchmal unter Konzentrationsstörungen oder Gehirnnebel?
- [ ] Leiden Sie unter einer zu trockenen Scheide oder unter Schmerzen beim Geschlechtsverkehr?
- [ ] Haben Sie weniger Tatendrang oder Motivation als früher?

Hormonproblem Nr. 3: zu niedriger Progesteronspiegel

- [ ] Fühlen Sie sich vor und während der Periode aufgedunsen und haben einen aufgetriebenen Bauch?
- [ ] Leiden Sie zu Beginn Ihrer Periode unter Migräne oder Kopfschmerzen?
- [ ] Leiden Sie unter PMS?
- [ ] Ist Ihr sexuelles Verlangen zu schwach?
- [ ] Leiden Sie manchmal unter geschwollenen Brüsten und/oder einem Spannungsgefühl in den Brüsten?

Hormonproblem Nr. 4: zu hoher Cortisolspiegel

- [ ] Sind Sie schon mitten am Tag oder sogar bereits morgens erschöpft?
- [ ] Fühlen Sie sich tagsüber müde und aufgedreht zugleich?
- [ ] Können Sie abends schlecht einschlafen?
- [ ] Haben Sie nachmittags und spätabends Heißhunger auf Zucker?
- [ ] Brauchen Sie Koffein, um den Tag halbwegs zu überstehen?

Hormonproblem Nr. 5: zu niedriger Cortisolspiegel

- [ ] Fühlen Sie sich abends oder sogar schon am Nachmittag erschöpft und ausgelaugt?
- [ ] Ist Ihr Geschlechtstrieb zu schwach?
- [ ] Fühlen Sie sich niedergeschlagen oder unglücklich?
- [ ] Fällt es Ihnen morgens schwer, aus dem Bett zu kommen?
- [ ] Haben Sie das Gefühl, dass Ihre Stresstoleranz zu niedrig ist?

Auswertung

Hormonproblem Nr. 1: Östrogendominanz

Wenn Ihr Körper höhere Östrogenspiegel nicht verarbeiten kann, haben Sie irgendwann zu viel Östrogen. Östrogen beginnt als Östradiol, das hauptsächlich in den Eierstöcken, aber auch im Fettgewebe gebildet wird. Wenn Östradiol aufgrund einer übermäßigen Einwirkung von Xenoöstrogenen auf Ihren Organismus das Östriol und das Östron – zwei weniger wichtige Östrogenformen – dominiert oder wenn Ihr Progesteronspiegel nicht ausreicht, um das Östradiol in Schach zu halten, leidet Ihr Körper darunter. Leider wird eine Östrogendominanz oft fehldiagnostiziert, weil sie ähnliche Symptome verursacht wie andere häufige Frauenprobleme.

Wenn zusätzlich auch noch Substanzen wie Phthalate aus Körperpflegeprodukten und Kosmetika und Umwelt-Xenoöstrogene aus BPA in Kunststoffen und Chemikalien, die in Pestiziden enthalten sind, zu diesem Östrogenüberschuss beitragen, können sich die Beschwerden verschlimmern. Auch überschüssiges Körperfett bildet Östradiol und kann zu einem erhöhten Östrogenspiegel beitragen. Wenn Sie zu viel Östrogen im Körper haben, steigt Ihr Risiko für eine ganze Reihe von Problemen, beispielsweise für östrogenabhängige Krebsarten wie Brustkrebs.

Die erste sinnvolle Maßnahme gegen eine Östrogendominanz kann darin bestehen, dafür zu sorgen, dass unser Organismus mit weniger Fremdöstrogenen in Berührung kommt, die wir mit der Nahrung aufnehmen, auf unsere Haut auftragen oder in Form von Hormonpräparaten einnehmen. Durch den Verzehr ballaststoffreicher Lebensmittel aus biologischem Anbau und die Einschränkung unseres Koffein- und Alkoholkonsums können wir die Giftstoffbelastung, der unser Körper ausgesetzt ist, deutlich senken. Wenn Sie sich mehr bewegen und überzählige Pfunde verlieren, können Sie außerdem die Menge an zusätzlichem Östrogen, die Ihr Fettgewebe erzeugt, reduzieren. Und nicht zuletzt können Sie Ihrem Körper mit entgiftenden ätherischen Ölen wie beispielsweise Zitronenöl und anderen Zitrusölen helfen. Das tut Ihrer Leber gut und reduziert Ihre Giftstoffbelastung noch mehr.

Hormonproblem Nr. 2: zu niedriger Östrogenspiegel

Obwohl Ihr Östrogenspiegel ab der Perimenopause naturgemäß abnimmt, können zu viel Stress und eine zu hohe Giftstoffbelastung zu einem vorzeitigen Rückgang der Östrogenwerte beitragen. Wenn Sie Ihren Körper mit zu viel Stress belasten, hungern oder zu viel Sport treiben, sodass Sie zu wenig Körperfett haben, leiden auch Ihre Eierstöcke darunter, was wiederum zu einem zu niedrigen Östrogenspiegel führt. Ohne normale Östrogenwerte kommt es – ähnlich wie bei anderen Körpersystemen, die einen normalen Östrogenspiegel benötigen, um richtig zu funktionieren – zu Störungen in Ihrem Fortpflanzungssystem. Da Östrogen die verschiedensten Körperfunktionen beeinflusst, kann ein Östrogenmangel zu Stimmungsschwankungen, Abnahme des sexuellen Verlangens, unerklärlicher Gewichtszunahme um die Körpermitte herum, Unfruchtbarkeit, Osteoporose/Osteopenie und Hitzewallungen führen und/oder das Risiko für Herz-Kreislauf-Erkrankungen erhöhen.

Selbstfürsorgerituale wie beispielsweise eine Unterleibsmassage mit Muskatellersalbeiöl können gerade in kritischen Phasen Ihres Monatszyklus zur Normalisierung Ihrer Hormonspiegel beitragen. Auch ein gutes Stressmanagement kann Ihrem Körper helfen, seinen Hormonhaushalt wieder ins Gleichgewicht zu bringen, also geben Sie Lavendel- oder Zedernöl in Ihren Diffuser! Beide Öle wirken beruhigend. Wenn Sie Ihrem Körper eine giftfreie, vorwiegend pflanzliche Nahrung mit gesunden Fetten zuführen, werden Ihre Östrogenwerte auf konstantem, gesundem Niveau bleiben.

Hormonproblem Nr. 3: zu niedriger Progesteronspiegel

Wenn zu hohes Cortisol oder überschüssiges Östrogen die ganze Aufmerksamkeit Ihres Körpers beansprucht, wird die Produktion von Progesteron auf Eis gelegt. Oft tragen Xenoöstrogene aus Körperpflegeprodukten und Kosmetika, Stress und langjährige Einnahme der Antibabypille zu diesem Problem bei, da diese Faktoren Ihren Organismus mit zu vielen Giftstoffen belasten und ihn dazu zwingen, sich ganz auf die Östrogenproduktion zu konzentrieren, statt auch ausreichende Mengen vom »Gegenspieler« dieses Hormons (Progesteron) zu bilden. Ein Überschuss an Cortisol blockiert die Progesteronrezeptoren und hindert dieses wichtige Hormon daran, seine Aufgaben zu erfüllen. Das hat verheerende Auswirkungen auf Ihr Fortpflanzungssystem. Vor allem Stress kann Ihren Hormonhaushalt aus dem Gleichgewicht bringen, weil Ihr Körper dann buchstäblich alle Hände voll damit zu tun hat, zu viel Cortisol zu produzieren, um bei all dem Stress immer noch funktionsfähig zu bleiben – und dabei bleibt die Progesteronproduktion auf der Strecke.

Wenn Sie Ihrem Stress mit natürlichen Methoden – Selbstfürsorgeritualen und ätherischen Ölen wie Lavendel, Ylang-Ylang und Bergamotte – zu Leibe rücken und gleichzeitig das gesundheitliche Fundament Ihres Körpers stabilisieren, leisten Sie einen wichtigen Beitrag zur Normalisierung Ihres Hormonhaushalts. Praktizieren Sie Tiefenatmungstechniken, während Sie den Duft beruhigender ätherischer Öle einatmen. Fangen Sie an, sich selbst und Ihrem eigenen Wohlbefinden oberste Priorität einzuräumen, indem Sie Ihrem Körper die richtige Nahrung zuführen und sich den ganzen Tag über immer wieder Ruhe- und Entspannungspausen gönnen! So kann man unnötigen Stress abbauen und seinen Cortisolspiegel normalisieren.

Hormonproblem Nr. 4: zu hoher Cortisolspiegel

Jede Sekunde unseres modernen Lebens ist von chronischem Stress beherrscht. Dadurch wird Ihr Körper so stark mit Cortisol überflutet, dass er sich in einem ständigen Kampf-oder-Flucht-Modus befindet, in dem Sie auf Schritt und Tritt Gefahren wittern. Daher kann Ihr Körper sich gar nicht mehr richtig entspannen und am nächsten Tag wieder bei einem Stressniveau von null anfangen. Ihr Fortpflanzungs- und ihr Verdauungssystem haben sich abgeschaltet, damit Ihr Organismus sich ganz auf die Rettung Ihres Lebens vor den überall lauernden Gefahren konzentrieren kann. Wahrscheinlich leiden Sie unter Müdigkeit, und Ihr Körper braucht dringend einen Neustart, um endlich zur Ruhe zu kommen.

Ihre besten Freunde in dieser Situation sind Selbstfürsorgerituale, die Ihren Körper zur Ruhe bringen und Ihrem Gehirn und Ihrem Hormonhaushalt signalisieren, dass alles in Ordnung ist. Tiefes Atmen, unterstützt durch die heilende Kraft ätherischer Öle wie Lavendel, Ylang-Ylang und Wildorange, kann Ihre erste sinnvolle Maßnahme gegen einen zu hohen Cortisolspiegel sein. Reduzieren Sie auch Ihren Koffein- und Alkoholkonsum, damit Ihr Körper wieder ins Gleichgewicht kommt! Gehen Sie abends zu einer normalen Zeit ins Bett und gewöhnen Sie sich ein abendliches Selbstfürsorgeritual an, mit dessen Hilfe Ihr Körper auf natürliche Weise Kraft schöpfen und seinen Cortisolspiegel normalisieren kann. Regelmäßige Bewegung – und wenn es auch nur morgendliches Yoga oder ein Spaziergang um die Mittagszeit ist – hilft Ihrem Körper, sich zu entspannen. Räumen Sie sich und Ihrer Gesundheit oberste Priorität ein und finden Sie eine körperliche Aktivität, die Ihnen Spaß macht.

Hormonproblem Nr. 5: zu niedriger Cortisolspiegel

Ein zu niedriger Cortisolspiegel entsteht durch langfristigen, chronischen Stress: Dann kann Ihr Körper kein Cortisol mehr produzieren, weil er schon so lange unter Stress steht und Sie unter schwerem Burn-out leiden. Die Bestätigung dieser Diagnose ist schon etwas schwieriger, weil Sie dafür einen qualifizierten Arzt für Funktionelle Medizin brauchen, der Ihren Tagescortisolspiegel untersucht. Ein durcheinandergeratener Cortisolhaushalt kann übrigens auch zu anderen hormonellen Ungleichgewichten (zum Beispiel bei den Fortpflanzungshormonen) führen. Wahrscheinlich haben Sie sich schon so sehr an diese dauernden Beschwerden gewöhnt, dass Sie sie für normal halten!

Es ist sehr wichtig, Ihrem Körper ein solides gesundheitliches Fundament auf der Basis von gesunder Ernährung, Selbstfürsorge und ätherischen Ölen zu bieten! Achten Sie auf eine giftfreie, vorwiegend pflanzliche Ernährung mit gesunden Fetten und kaufen Sie nach Möglichkeit immer Bioprodukte! Halten Sie Ihren Hunger den ganzen Tag über mit grünen Smoothies und eiweißreichen Snacks in Schach, statt zu Koffein oder Alkohol zu greifen. Bringen Sie Ihren Körper tagsüber durch den motivierenden Duft von Pfefferminzöl in Schwung und gehen Sie abends immer um dieselbe Zeit zu Bett, damit Ihr Körper sich an einen festen Schlaf-Wach-Rhythmus gewöhnt. Beruhigende ätherische Öle wie Lavendel- oder Zedernöl können abends zur Entspannung beitragen und Ihrem Körper zu einem tiefen, erholsamen Schlaf verhelfen.

Literaturverzeichnis

Abdi, Fatemeh, Hamid Mobedi & Nasibeth Roozbeh (2016) Hops for Menopausal Vasomotor Symptoms: Mechanisms of Action. Journal of Menopausal Medicine 22, no. 2 (Aug.): 62–64. https://doi.org/10.6118/jmm.2016.22.2.62.

Afshar, Mahnaz Keshavarz, Zahra Behboodi Moghadam, Ziba Taghizadeh, Reza Bekhradi, Ali Montazeri & Puran Mokhtari (2015) Lavender Fragrance Essential Oil and the Quality of Sleep in Postpartum Women. Iranian Red Crescent Medical Journal 17, no. 4 (April): e25880. https://doi.org/10.5812/ircmj.17(4)2015.25880.

Agarwal, Vishnu, Priyanka Lal & Vikas Pruthi (2010) Effect of Plant Oils on Candida albicans. Journal of Microbiology, Immunology, and Infection 43, no. 5 (Oct.): 447–51. https://doi.org/10.1016/s1684-1182(10)60069-2.

Agency for Toxic Substances and Disease Registry (ATSDR) (2011) Lead. https://www.atsdr.cdc.gov/substances/toxsubstance.asp?toxid=22.

Agency for Toxic Substances and Disease Registry (ATSDR) (2003) Public Health Statement for Atrazine. https://www.atsdr.cdc.gov/phs/phs.asp?id=336&tid=59.

Akazawa, N., Y. Choi, A. Miyaki, Y. Tanabe, J. Sugawara, R. Ajisaka & S. Maeda (2012) Curcumin Ingestion and Exercise Training Improve Vascular Endothelial Function in Postmenopausal Women. Nutrition Research 32, no. 1 (Oct.): 795–99. https://doi.org/10.1016/j.nutres.2012.09.002.

Ali Babar, Naser Ali Al-Wabel, Saiba Shams, Aftab Ahamad, Shah Alam Khan & Firoz Anwar (2015) Essential Oils Used in Aromatherapy: A Systematic Review. Asian Pacific Journal of Tropical Biomedicine 5, no. 8 (Aug.): 601–11. https://doi.org/10.1016/j.apjtb.2015.05.007.

Allen, J. M., L. J. Mailing, G. M. Niemiro, R. Moore, M. D. Cook, B. A. White, H. D. Holscher & J. A. Woods (2017) Exercise Alters Gut Microbiota Composition and Function in Lean and Obese Humans. Medicine and Science in Sports and Exercise (November). https://doi.org/10.1249/mss.0000000000001495.

Althea Press (2015) Essential Oils for Beginners: The Guide to Get Started with Essential Oils and Aromatherapy. Berkeley, CA: Althea Press.

Althea Press (2015) Essential Oils—Natural Remedies: The Complete A–Z Reference of Essential Oils for Health and Healing. Berkeley, CA: Althea Press.

American Psychological Association (APA) (2017) Stress in America 2017—Coping with Change. https://www.apa.org/news/press/releases/stress/2016/coping-with-change.pdf.

Anderson, Rachel M., Andrew K. Birnie, Norah K. Koblesky, Sara A. Romig-Martin & Jason J. Radley (2014) Adrenocortical Status Predicts the Degree of Age-Related Deficits in Prefrontal Structural Plasticity and Working Memory. Journal of Neuroscience 34, no. 25 (June): 8387–97. https://doi.org/10.1523/jneurosci.1385-14.2014.

AromaTools (2013) Modern Essentials, A Contemporary Guide to the Therapeutic Use of Essential Oils. 5th ed. Orem, UT: AromaTools.

Asnaashari, Solmaz, Abbas Delazar, Bohlol Habibi, Roghayeh Vasfi, Lutfun Nahar, Sanaz Hamedeyazdan & Satyajit D. Sarker (2010) Essential Oil from Citrus aurantifolia Prevents Ketotifen-Induced Weight-Gain in Mice. Phytotherapy Research 24, no. 12 (Dec.): 1893–97. https://doi.org/10.1002/ptr.3227.

Astani, Akram, Jürgen Reichling & Paul Schnitzler (2010) Comparative Study on the Antiviral Activity of Selected Monoterpenes Derived from Essential Oils. Phytotherapy Research 24, no. 5 (May): 673–79. https://doi.org/10.1002/ptr.2955.

Atsumi, T. & K. Tonosaki (2007) Smelling Lavender and Rosemary Increases Free Radical Scavenging Activity and Decreases Cortisol Levels in Saliva. Psychiatry Research 150, no.1 (Feb.): 89–96. https://doi.org/10.1016/j.psychres.2005.12.012.

Azadi-Yazdi, M., M. Karimi-Zarchi, A. Salehi-Abargouel, H. Fallahzadeh & A. Nadjarzadeh (2017) Effects of Dietary Approach to Stop Hypertension Diet on Androgens, Antioxidant Status and Body Composition in Overweight and Obese Women with Polycystic Ovary Syndrome: A Randomised Controlled Trial. Journal of Human Nutrition and Dietetics 30, no. 3 (June): 275–83. https://doi.org/10.1111/jhn.12433.

Ball, Derek (2015) Metabolic and Endocrine Response to Exercise: Sympathoadrenal Integration with Skeletal Muscle. Journal of Endocrinology 224, no. 2 (Feb.): R79–95. https://doi.org/10.1530/JOE-14-0408.

Barr, D. B., M. J. Silva, K. Kato, J. A. Reidy, N. A. Malek, D. Hurtz, M. Sadowski, L. L. Needham & A. M. Calafat (2003) Assessing Human Exposure to Phthalates Using Monoesters and Their Oxidized Metabolites as Biomarkers. Environmental Health Perspectives 111, no. 9 (July): 1148–51. https://www.ncbi.nlm.nih.gov/pubmed/12842765.

Barr, L., G. Metaxas, C. A. J. Harbach, L. A. Savoy & P. D. Darbre. (2012). Measurements of Paraben Concentrations in Human Breast Tissue at Serial Locations Across the Breast from Axilla to Sternum. Journal of Applied Toxicology 32, no. 3 (Jan.): 219–32. https://doi.org/10.1002/jat.1786.

Barrett, Julia R. (2005) Chemical Exposures: The Ugly Side of Beauty Products. Environmental Health Perspectives 113, no. 1 (Jan.): A24. https://www.ncbi.nlm.nih.gov/pmc/articles/PMC1253722/.

Bartalucci, A., M. Ferrucci, F. Fulceri, G. Lazzeri., P. Lenzi, L. Toti, F. R. Serpiello, A. La Torre & M. Gesi (2012) High-Intensity Exercise Training Produces Morphological and Biochemical Changes in Adrenal Gland of Mice. Histology and Histopathology 27, no. 6 (June): 753–69. https://doi.org/10.14670/HH-27.753.

Bauld, R. & R. F. Brown (2009) Stress, Psychological Distress, Psychosocial Factors, Menopause Symptoms, and Physical Health in Women. Maturitas 62, no. 2 (Feb.): 160–65. https://doi.org/10.1016/j.maturitas.2008.12.004.

Behnia, B., M. Heinrichs, W. Bergmann, S. Jung, J. Germann, M. Schedlowski, U. Hartmann & T. H. Kruger (2014) Differential Effects of Intranasal Oxytocin on Sexual Experiences and Partner Interactions in Couples. Hormones and Behavior 65, no. 3 (Mar): 308–18. https://doi.org/10.1016/j.yhbeh.2014.01.009.

Berk, Lee, Stanley A. Tan, William F. Fry & William C. Eby (1989) Neuroendocrine and Stress Hormone Changes During Mirthful Laughter. American Journal of the Medical Sciences 298, no. 6 (Dec.): 390–96. https://doi.org/10.1097/00000441-198912000-00006.

Birben, Esra, Umit Murat Sahiner, Cansin Sackensen, Serpil Erzurum & Omer Kalayci (2012) Oxidative Stress and Antioxidant Defense. World Allergy Organization Journal 5, no. 1 (Jan.): 9–19. https://doi.org/10.1097/WOX.0b013e3182439613.

Bogdanis, G. C., P. Stavrinou, I. G. Fatouros, A. Philippou, A. Chatzinikolaou, D. Draganidis, G. Ermidis & M. Maridaki (2013) Short-term High-Intensity Interval Exercise Training Attenuates Oxidative Stress Responses and Improves Antioxidant Status in Healthy Humans. Food and Chemical Toxicology 61 (Nov.): 171–77. https://doi.org/10.1016/j.fct.2013.05.046.

Bopp, K. L. & P. Verhaeghen (2005) Aging and Verbal Memory Span: A Meta-Analysis. Journals of Gerontology. Series B, Psychological Sciences and Social Sciences 60, no. 5 (Sept.): P223–33. https://www.ncbi.nlm.nih.gov/pubmed/16131616/.

Bronaugh, R. L., R. C. Wester, D. Bucks, H. I. Maibach & R. Sarason (1990) In Vivo Percutaneous Absorption of Fragrance Ingredients in Rhesus Monkeys and Humans. Food and Chemical Toxicology 28, no. 5: 369–73. https://doi.org/10.1016/0278- 6915(90)90111-y.

Brondino, Natascia, Simona Re, Annalisa Boldrini, Antonella Cuccomarino, Niccolò Lanati, Francesco Barale & Pierluigi Politi (2014) Curcumin as a Therapeutic Agent in Dementia: A Mini Systematic Review of Human Studies. Scientific World Journal 2014: 174282. https://doi.org/10.1155/2014/174282.

Brooks, K. & J. Carter (2013) Overtraining, Exercise, and Adrenal Insufficiency. Journal of Novel Physiotherapies 3, no. 125 (Feb.). https://doi.org/10.4172/2165-7025.1000125.

Burdette, Joanna E., Jianghua Liu, Shao-nong Chen, Daniel S. Fabricant, Colleen E. Piersen, Eric L. Barker, John M. Pezzuto, Andrew Mesecar, Richard B. van Breemen, Norman R. Farnsworth & Judy L. Bolton (2003) Black Cohosh Acts as a Mixed Competitive Ligand and Partial Agonist of the Serotonin Receptor. Journal of Agricultural and Food Chemistry 51, no. 19 (Sept.): 5661–70. https://doi.org/10.1021/jf034264r.

Cahill, Farrell, Mariam Shahidi, Jennifer Shea, Danny Wadden, Wayne Gulliver, Edward Randell, Sudesh Vasdev & Guang Sun (2013) High Dietary Magnesium Intake Is Associated with Low Insulin Resistance in the Newfoundland Population. PLoS One 8, no. 3 (Mar.): e58278. https://doi.org/10.1371/journal.pone.0058278.

Cameron, J. L. (1997) Stress and Behaviorally Induced Reproductive Dysfunction in Primates. Seminars in Reproductive Endocrinology 15, no. 1 (Mar.): 37–45. https://doi.org/10.1055/s-2008-1067966.

Canli, Turhan, John E. Desmond, Zuo Zhao & John D. E. Gabrieli (2002) Sex Differences in the Neural Basis of Emotional Memories. Proceedings of the National Academy of Sciences of the U.S.A. 99, no. 16 (Aug.): 10789–94. https://doi.org/10.1073/pnas.162356599.

Centers for Disease Control and Prevention (CDC). Cancer Clusters—Fallon Cancer Study—Organophosphates FAQs. https://www.cdc.gov/nceh/clusters/fallon/organophosfaq.htm.

Centers for Disease Control and Prevention (CDC) (2016) Chemical Factsheet—Phthalates. https://www.cdc.gov/biomonitoring/phthalates_factsheet.html.

Centers for Disease Control and Prevention (CDC) (2017) Lead. https://www.cdc.gov/nceh/lead/.

Centers for Disease Control and Prevention (CDC) (2015) National Action Plan for Combating Antibiotic-Resistant Bacteria. https://www.cdc.gov/drugresistance/pdf/national_action_plan_for_combating_antibotic-resistant_bacteria.pdf.

Centers for Disease Control and Prevention (CDC) (2017) Nutrition. https://www.cdc.gov/nutrition/index.html.

Cerf-Ducastel, B. & C. Murphy (2003) FMRI Brain Activation in Response to Odors Is Reduced in Primary Olfactory Areas of Elderly Subjects. Brain Research 986, nos. 1–2 (Oct.): 39–53. https://www.ncbi.nlm.nih.gov/pubmed/12965228.

Cerqueira, R. O., B. N. Frey, E. Leclerc & E. Brietzke (2017) Vitex agnus castus for Premenstrual Syndrome and Premenstrual Dysphoric Disorder: A Systematic Review. Archives of Women's Mental Health 20, no. 6 (Dec.): 713–19. https://doi.org/10.1007/s00737-017-0791-0.

Chadwick, L. R., G. F. Pauli & N. R. Farnsworth (2006) The Pharmacognosy of Humulus lupulus L. (hops) with an Emphasis on Estrogenic Properties. Phytomedicine 13, nos. 1–2 (Jan.): 119–31. https://doi.org/10.1016/j.phymed.2004.07.006.

Chandrasekhar, K., J. Kapoor & S. Anishetty (2012) A Prospective, Randomized Double-Blind, Placebo-Controlled Study of Safety and Efficacy of a High-Concentration Full-Spectrum Extract of Ashwagandha Root in Reducing Stress and Anxiety in Adults. Indian Journal of Psychological Medicine 34, no. 3 (July–Sept.): 255–62. https://doi.org/10.4103/0253-7176.106022.

Chao, Ariana M., Ania M. Jastreboff, Marney A. White, Carlos M. Grilo & Rajita Sinha (2017) Stress, Cortisol, and Other Appetite-Related Hormones: Prospective Prediction of 6-month Changes in Food Cravings and Weight. Obesity 25, no. 4 (Apr.): 713–20. https://doi.org/10.1002/oby.21790.

Chen, Miao-Chuan, Shu-Hui Fang & Li Fang (2015) The Effects of Aromatherapy in Relieving Symptoms Related to Job Stress Among Nurses. International Journal of Nursing Practice 21, no. 1 (Feb.): 87–93. https://doi.org/10.1111/ijn.12229.

Childs, Emma & Harriet de Wit (2014) Regular Exercise Is Associated with Emotional Resilience to Acute Stress in Healthy Adults. Frontiers in Physiology 5: 161. https://doi.org/10.3389/fphys.2014.00161.

Cho, Mi-Yeon, Eun Sil Min, Myung-Haeng Hur & Myeong Soo Lee (2013) Effects of Aromatherapy on the Anxiety, Vital Signs, and Sleep Quality of Percutaneous Coronary Intervention Patients in Intensive Care Units. Evidence-Based Complementary and Alternative Medicine Vol. 2013: 381381. https://doi.org/10.1155/2013/381381.

Cicero, A. F., E. Bandieri & R. Arletti (2001) Lepidium meyenii Walp. Improves Sexual Behaviour in Male Rats Independently from Its Action on Spontaneous Locomotor Activity. Journal of Ethnopharmacology 75, nos. 2–3 (May): 225–29. https://www.ncbi.nlm.nih.gov/pubmed/11297856.

Cicolella, André (2006) Glycol Ethers: A Ubiquitous Family of Toxic Chemicals: A Plea for REACH Regulation. Annals of the New York Academy of Sciences 1076 (Sept.): 784–89. https://doi.org/10.1196/annals.1371.049.

Ciloglu, F., I. Peker, A. Pehlivan, K. Karacabey, N. Ilhan, O. Saygin & R. Ozmerdivenli (2005) Exercise Intensity and Its Effects on Thyroid Hormones. Neuro Endocrinology Letters 26, no. 6 (Dec.): 830–34. https://www.ncbi.nlm.nih.gov/pubmed/16380698.

Constantino, D. and C. Guaraldi (2008) Effectiveness and Safety of Vaginal Suppositories for the Treatment of the Vaginal Atrophy in Postmenopausal Women: An Open, Non-Controlled Clinical Trial. European Review for Medical and Pharmacological Sciences 12, no. 6 (Nov.–Dec.): 411–16. https://www.ncbi.nlm.nih.gov/pubmed/19146203.

Costa, Celso A. R. A., Thaís C. Cury, Bruna O. Cassettari, Regina K. Takahira, Jorge C. Flório & Mirtes Costa (2013) Citrus aurantium L. Essential Oil Exhibits Anxiolytic-Like Activity Mediated by 5-HT(1A)-Receptors and Reduces Cholesterol After Repeated Oral Treatment. BMC Complementary and Alternative Medicine 13 (Feb.): 42. https://doi.org/10.1186/1472-6882-13-42.

Cox, I. M., M. J. Campbell & D. Dowson (1991) Red Blood Cell Magnesium and Chronic Fatigue Syndrome. Lancet 337, no. 8744 (Mar.): 757–60. https://www.ncbi.nlm.nih.gov/pubmed/1672392.

Cox, K. H., A. Pipingas & A. B. Scholey (2015) Investigation of the Effects of Solid Lipid Curcumin on Cognition and Mood in a Healthy Older Population. Journal of Psychopharmacology 29, no. 5 (May): 642–51. https://doi.org/10.1177/0269881114552744.

Cropley, M., A. P. Banks & J. Boyle (2015) The Effects of Rhodiola rosea L. Extract on Anxiety, Stress, Cognition, and Other Mood Symptoms. Phytotherapy Research 29, no. 12 (Dec.): 1934–39. https://doi.org/10/1002/ptr.5486.

Cryan, J. F. & S. M. O'Mahony (2011) The Microbiome-Gut-Brain Axis: From Bowel to Behavior. Neurogastroenterology and Motility 23, no. 3 (Mar.): 187–92. https://doi.org/10.1111/j.1365-2982.2010.01664.x.

da Costa, Estrela D., W. A. da Silva, A. T. Guimarães, B. de Oliveira Mendes, A.L. da Silva Castro, I. L. da Silva Torres & G. Malafaia (2015) Predictive Behaviors for Anxiety and Depression in Female Wistar Rats Subjected to Cafeteria Diet and Stress. Physiology & Behavior 151 (Nov.): 252–63. https://doi.org/10.1016/j.physbeh.2015.07.016.

Day, J. C., M. Koehl, V. Deroche, M. Le Moal & S. Maccari (1998) Prenatal Stress Enhances Stress- and Corticotropin-Releasing Factor-Induced Stimulation of Hippocampal Acetylcholine Release in Adult Rats. Journal of Neuroscience 18, no. 5 (Mar.): 1886–92. https://www.ncbi.nlm.nih.gov/pubmed/9465013.

Dayawansa, Samantha, Katsumi Umeno, Hiromasa Takakura, Etsuro Hori, Eiichi Tabuchi, Yoshinao Nagashima, Hiroyuki Oosu, Yukihiro Yada, T. Suzuki, Tatketoshi Ono & Hisao Nishijo (2003) Autonomic Responses During Inhalation of Natural Fragrance of Cedrol in Humans. Autonomic Neuroscience 108, nos. 1–2 (Oct.): 79–86. https://doi.org/10.1016/j.autneu.2003.08.002.

Dedovic, K., A. Duchesne, J. Andrews, V. Engert & J. C. Pruessner (2009) The Brain and the Stress Axis: The Neural Correlates of Cortisol Regulation in Response to Stress. Neuroimage 47, no. 3 (Sept.): 864–71. https://doi.org/10.1016/j.neuroimage.2009.05.074.

Deeks, A. A. (2003) Psychological Aspects of Menopause Management. Clinical Endocrinology & Metabolism 17, no. 1 (Mar.): 17–31. https://doi.org/10.1016/s1521-690x(02)00077-5.

Del Pup, L. (2010) Treatment of Atrophic and Irritative Vulvovaginal Symptoms with an Anhydrous Lipogel and Its Complementary Effect with Vaginal Estrogenic Therapy: New Evidences. Minerva Ginecologica 62, no. 4 (Oct.): 287–91. https://www.ncbi.nlm.nih.gov/pubmed/20827246.

De Pinho, J. C., L. Aghajanova & C. N. Herndon (2016) Prepubertal Gynecomastia Due to Indirect Exposure to Nonformulary Bioidentical Hormonal Replacement Therapy: A Case Report. Journal of Reproductive Medicine 61, nos. 1–2 (Jan.–Feb.): 73–77. https://www.ncbi.nlm.nih.gov/pubmed/26995893.

DeWall, C. Nathan, Timothy Deckman, Matthew T. Gailliot & Brad J. Bushman (2011) Sweetened Blood Cools Hot Tempers: Physiological Self-Control and Aggression. Aggressive Behavior 37, no. 1 (Jan.–Feb.): 73–80. https://doi.org/10.1002/ab.20366.

Diamanti-Kandarakis, E., J. P. Bourguignon, L. C. Giudice, R. Hauser, G. S. Prins, A. M. Soto, R. T. Zoeller & A. C. Gore (2009) Endocrine-Disrupting Chemicals: An Endocrine Society Scientific Statement. Endocrine Reviews 30, no. 4 (June): 293–342. https://doi.org/10.1210/er.2009-0002.

Dickerson, S. M. & A. C. Gore (2007) Estrogenic Environmental Endocrine-Disrupting Chemical Effects on Reproductive Neuroendocrine Function and Dysfunction Across the Life Cycle. Reviews in Endocrine & Metabolic Disorders 8, no. 2 (June): 143–59. https://doi.org/10.1007/s11154-007-9048-y.

Diego, M. A., N. A. Jones, T. Field, M. Hernandez-Reif, S. Schanberg, C. Kuhn, V. McAdam, R. Galamaga & M. Galamaga (1998) Aromatherapy Positively Affects Mood, EEG Patterns of Alertness and Math Computations. International Journal of Neuroscience 96, nos. 3–4 (Dec.): 217–24. https://www.ncbi.nlm.nih.gov/pubmed/10069621.

dŌTERRA Blog (2017) The Blog Products. https://www.doterra.com/US/en/blog-products.

dŌTERRA Science Blog (2017) Internal Use of Essential Oils. https://www.doterra.com/US/en/blog/science-safety-physiology-internal-use-essential-oils.

dŌTERRA Science Blog (2017) Lavender and Serotonin. https://www.doterra.com/US/en/blog/science-safety-physiology-lavender-oil-serotonin.

dŌTERRA Science Blog (2017) Mucous Membranes and Essential Oils. https://www.doterra.com/US/en/blog/science-safety-physiology-mucous-membranes-essential-oils.

Drexler, Shira Meir, Christian J. Merz, Tanja C. Hamacher-Dang, Martin Tegenthoff & Oliver T. Wolf (2015) Effects of Cortisol on Reconsolidation of Reactivated Fear Memories. Neuropsychopharmacology 40, no. 13 (June): 3036–43. https://doi.org/10.1038/npp.2015.160.

Ebner, Natalie C., Hayley Kamin, Vanessa Diaz, Ronald A. Cohen & Kai MacDonald (2014) Hormones as 'Difference Makers' in Cognitive and Socioemotional Aging Processes. Frontiers in Psychology 5 (Jan.): 1595. https://doi.org/10.3389/fpsyg.2014.01595.

Ebrahim, I. O., C. M. Shapiro, A. J. Williams & P. B. Fenwick (2013) Alcohol and Sleep I: Effects on Normal Sleep. Alcoholism, Clinical and Experimental Research 37, no. 4 (Apr.): 549–49. https://doi.org/10.1111/acer.12006.

Eby, George A. & Karen L. Eby (2006) Rapid Recovery from Major Depression Using Magnesium Treatment. Medical Hypotheses 67, no. 2: 362–70. https://doi.org/10.1016/j.mehy.2006.01.047.

Emamverdikhan, Aazam Parnan, Nahid Goldmakani, Sayyed Asajadi Tabassi, Malihe Hassanzadeh, Nooriyeh Sharifi & Mohammad Taghi Shakeri (2016) A Survey of the Therapeutic Effects of Vitamin E Suppositories on Vaginal Atrophy in Postmenopausal Women. Iranian Journal of Nursing and Midwifery Research 21, no. 5 (Sept.–Oct.): 475–81. https://doi.org/10.4103/1735-9066.193393.

Environmental Protection Agency (EPA) (2014) Technical Fact Sheet—Polybrominated Diphenyl Ethers (PBDEs) and Polybrominated Biphenyls (PBBs).

https://www.epa.gov/sites/production/files/2014-03/documents/ffrrofactsheet_contaminant_perchlorate_january2014_final_0.pdf.

Environmental Protection Agency (EPA) (2017) Why Indoor Air Quality Is Important to Schools. https://www.epa.gov/iaq-schools/why-indoor-air-quality-important-schools.

Environmental Working Group (EWG) (2005) Body Burden: The Pollution in Newborns—A Benchmark Investigation of Industrial Chemicals, Pollutants and Pesticides in Umbilical Cord Blood. https://www.ewg.org/research/body-burden-pollution-newborns.

Environmental Working Group (EWG) (2014) EWG's 2014 Shopper's Guide to Avoiding GMO Food. https://www.ewg.org/research/shoppers-guide-to-avoiding-gmos.

Environmental Working Group (EWG) (2017) EWG's 2017 Shopper's Guide to Pesticides in Produce. https://www.ewg.org/foodnews/summary.php.

Environmental Working Group (EWG) (2017) EWG's Guide to Healthy Cleaning—Cleaning Supplies and Your Health. https://www.ewg.org/guides/cleaners/content/cleaners_and_health.

Environmental Working Group (EWG) (2017) Exposures Add Up—Survey Results. http://www.ewg.org/skindeep/2004/06/15/exposures-add-up-survey-results/.

Environmental Working Group (EWG) (2013) Dirty Dozen Endocrine Disruptors—12 Hormone-Altering Chemicals and How to Avoid Them. https://www.ewg.org/research/dirty-dozen-list-endocrine-disruptors.

Environmental Working Group (EWG) (2017) EWG's Skin Deep Cosmetics Database. http://ewg.com/skindeep.

Environmental Protection Agency (EPA) (2016) Research on Endocrine Disruptors. https://www.epa.gov/chemical-research/research-endocrine-disruptors.

Ercal, N., H. Gurer-Orhan & N. Aykin-Burns (2001) Toxic Metals and Oxidative Stress Part I: Mechanisms Involved in Metal-Induced Oxidative Damage. Current Topics in Medicinal Chemistry 1, no. 6 (Dec.): 529–39. https://www.ncbi.nlm.nih.gov/pubmed/11895129.

Erk, S., M. Kiefer, J. Grothe, A. P. Wunderlich, M. Spitzer & H. Walter (2003) Emotional Context Modulates Subsequent Memory Effect. Neuroimage 18, no. 2 (Feb.): 439–47. https://www.ncbi.nlm.nih.gov/pubmed/12595197.

Espeland, M. A., S. R. Rapp, S. A. Shumaker, R. Brunner, J. E. Manson, B. B. Sherwin, J. Hsia, K. L. Margolis, P. E. Hogan, R. Wallace, et al. (2004) Conjugated Equine Estrogens and Global Cognitive Function in Postmenopausal Women: Women's Health Initiative Memory Study. JAMA 291, no. 24 (June): 2959–68. https://www.ncbi.nlm.nih.gov/pubmed/15213207/.

Fariss, Marc W., Catherine B. Chan, Manisha Patel, Bennett Van Houten & Sten Orrenius (2005) Role of Mitochondria in Toxic Oxidative Stress. Molecular Interventions 5, no. 2 (Apr.): 94–111. https://doi.org/10.1124/mi.5.2.7.

Fatemeh, A., H. Mobedi & N. Roozbeh (2016) Hops for Menopausal Vasomotor Symptoms: Mechanisms of Action. Journal of Menopausal Medicine 22, no. 2 (Aug.): 62–64. https://doi.org/10.6118/jmm.2016.22.2.62.

Fibler, M. & A. Quante (2014) A Case Series on the Use of Lavendula Oil Capsules in Patients Suffering from Major Depressive Disorder and Symptoms of Psychomotor Agitation, Insomnia and Anxiety. Complementary Therapies in Medicine 22, no. 1 (Feb.): 63–69. https://doi.org/10.1016/j.ctim.2013.11.008.

Field, T., M. Hernandez-Reif, M. Diego, S. Schanberg & C. Kuhn (2005) Cortisol Decreases and Serotonin and Dopamine Increase Following Massage Therapy. International Journal of Neuroscience 115, no. 10 (Nov.): 1397–413. https://www.ncbi.nlm.nih.gov/pubmed/16162447.

Forrest, K. Y. & W. L. Stuhldreher (2011) Prevalence and Correlates of Vitamin D Deficiency in US Adults. Nutrition Research 31, no. 1 (Jan): 48–54. https://doi.org/10.1016/j.nutres.2010.12.001.

Fowler, P. A., M. Bellingham, K. D. Sinclair, N. P. Evans, P. Pocar, B. Fischer, K. Schaedlich, J. S. Schmidt, M. R. Amezaga, S. Bhattacharya, et al. (2012) Impact of Endocrine-Disrupting Compounds (EDCs) on Female Reproductive Health. Molecular and Cellular Endocrinology 355, no. 2 (May): 231–39. https://doi.org/10.1016/j.mce.2011.10.021.

Fukumoto, Syuichi, Aya Morishita, Kohei Furutachi, Takehiko Terashima, Tsutomu Nakayama & Hidehiko Yokogoshi (2008) Effect of Flavour Components in Lemon Essential Oil on Physical or Psychological Stress. Stress Health 24, no. 1 (Oct.): 3–12. https://doi.org/10.1002/smi.1158.

Garabadu, Debapriya, Ankit Shah, Sanjay Singh & Sairam Krishnamurthy (2015) Protective Effect of Eugenol Against Restraint Stress-Induced Gastrointestinal Dysfunction: Potential Use in Irritable Bowel Syndrome. Pharmaceutical Biology 53, no. 7 (July): 968–74. https://doi.org/10.3109/13880209.2014.950674.

Geller, S. E. and L. Studee (2005) Botanical and Dietary Supplements for Menopausal Symptoms: What Works, What Doesn't. Journal of Women's Health (Larchmt) 14, no. 7 (Sept.): 634–49. https://doi.org/10.10089/jwh.2005.14.634.

Gershon, M. D. (1999) The Enteric Nervous System: A Second Brain. Hospital Practice 34, no. 7 (July): 31–32, 35–38, 41–42. https://www.ncbi.nlm.nih.gov/pubmed/10418549.

Gershon, M. D. (1999) The Second Brain—A Groundbreaking New Understanding of Nervous Disorders of the Stomach and Intestine. New York: Harper Perennial.

Ghelardini, Carla, Nicoletta Galeotti, Giuseppe Salvatore & Gabriela Mazzanti (1999) Local Anaesthetic Activity of the Essential Oil of Lavandula angustifolia. Planta Medica 65, no. 8 (Dec.): 700–703. https://doi.org/10.1055/s-1999-14045.

Gibbs, D. M. (1986) Vasopressin and Oxytocin: Hypothalamic Modulators of the Stress Response: A Review. Psychoneuroendocrinology 11, no. 2: 131–39. https://www.ncbi.nlm.nih.gov/pubmed/3018820.

Gillerman, Hope (2016) Essential Oils Every Day. New York: HarperElixir.

Goel, Namni, Hyungsoo Kim & Raymund P. Lao (2005) An Olfactory Stimulus Modifies Nighttime Sleep in Young Men and Women. Chronobiology International 22, no. 5 (July): 889–904. https://doi.org/10.1080/07420520500263276.

Gottfried, Sara (2013) The Hormone Cure. New York: Scribner.

Graziottin, A. (2000) Libido: The Biologic Scenario. Maturitas 34 Suppl. 1(Jan.): S9–16. https://www.ncbi.nlm.nih.gov/pubmed/10759059.

Gray, J. R., T. S. Braver & M. E. Raichle (2002) Integration of Emotion and Cognition in the Lateral Prefrontal Cortex. Proceedings of the National Academy Sciences of the U.S.A. 99, no. 6 (Mar.): 4115–20. http://doi.org/10.1073/pnas.062381899.

Group, Dr. Edward (2015) 3 Ways Endocrine Disruptors Destroy Your Health. Global Healing Center. http://globalhealingcenter.com/natural-health/3-ways-endocrine-disruptors-destroy-health.

Gupta, Subash C., Sahdeo Prasad, Ji Hye Kim, Sridevi Patchva, Lauren J. Webb, Indira K. Priyadarsini & Bharat B. Aggarwai (2011) Multitargeting by Curcumin as Revealed by Molecular Interaction Studies. Natural Product Reports 28, no. 12 (Nov.): 1937–55. https://doi.org/10.1039/c1np00051a.

Guzmán, Y. F., N. C. Tronson, V. Jovasevic, K. Sato, A. L. Guedea, H. Mizukami, K. Nishimori & J. Radulovic (2013) Fear-enhancing Effects of Septal Oxytocin Receptors. Nature Neuroscience 16, no. 9 (Sept.): 1185–87. https://doi.org/10.1038/nn.3465.

Habtemariam, S. (2016) The Therapeutic Potential of Rosemary (Rosmarinus officialis) Diterpenes for Alzheimer's Disease. Evidence-Based Complementary and Alternative Medicine Vol. 2016: 2680409. https://doi.org/10.1155/2016/2680409.

Hackney, A. C., A. Kallman, K. P. Hosick, D. A. Rubin & C. L. Battaglini (2012) Thyroid Hormonal Responses to Intensive Interval versus Steady-State Endurance Exercise Sessions. Hormones (Athens) 11, no. 1 (Jan.–Mar.): 54–60. https://www.ncbi.nlm.nih.gov/pubmed/22450344.

Hadhazy, Adam (2010) Think Twice: How the Gut's 'Second Brain' Influences Mood and Well-Being. Scientific American (Feb). https://www.scientificamerican.com/article/gut-second-brain/.

Hamann, S. (2001) Cognitive and Neural Mechanisms of Emotional Memory. Trends in Cognitive Sciences 5, no. 9 (Sept.): 394–400. https://www.ncbi.nlm.nih.gov/pubmed/11520704.

Hao, Y., A. Shabanpoor & G. A. Metz (2017) Stress and Corticosterone Alter Synaptic Plasticity in a Rat Model of Parkinson's Disease. Neuroscience Letters 651 (June): 79–87. https://doi.org/10.1016/j.neulet.2017.04.063.

Hare, Brendan D., Jacob A. Beierle, Donna J. Toufexis, Sayamwong E. Hammack & William A. Falls (2014) Exercise-associated Changes in the Corticosterone Response to Acute Restraint Stress: Evidence for Increased Adrenal Sensitivity and Reduced Corticosterone Response Duration. Neuropsychopharmacology 39, no. 5 (Apr.): 1262–69. https://doi.org/10.1038/npp.2013.329.

Harman, S. M. (2014) Menopausal Hormone Treatment Cardiovascular Disease: Another Look at an Unresolved Conundrum. Fertility and Sterility 101, no. 4 (Apr.): 887–97. https://doi.org/10.1016/j.fertnstert.2014.02.042.

Hartling, L., A. S. Newton, Y. Liang, H. Jou, K. Hewson, T. P. Kiassen & S. Curtis (2013) Music to Reduce Pain and Distress in the Pediatric Emergency Department. JAMA Pediatrics 167, no. 9 (Sept.): 826–35. https://doi.org/10.1001/jamapediatrics.2013.200.

Hasselmo, M. E. (2006) The Role of Acetylcholine in Learning and Memory. Current Opinion in Neurobiology 16, no. 6 (Dec.): 710–15. https://doi.org/10.1016/j.conb.2006.09.002.

Hein, A., F. C. Thiel, C. M. Bayer, P. A. Fasching, L. Häberle, M. P. Lux, S. P. Renner, S. M. Jud, M. G. Schrauder, A. Müller, et al. (2013) Hormone Replacement Therapy and Prognosis in Ovarian Cancer Patients. European Journal of Cancer Prevention 22, no. 1 (Jan.): 52–58. https://doi.org/10.1097/CEJ.0b013e328355ec22.

Heiss, G., R. Wallace, G. L. Anderson, A. Aragaki, S. A. Beresford, R. Brzyski, R. T. Chlebowski, M. Gass, A. LaCroix, J. E. Manson, et al. (2008) Health Risks and Benefits 3 Years After Stopping Randomized Treatment with Estrogen and Progestin. JAMA 299, no. 9 (Mar.): 1036–45. https://doi.org/10.1001/jama.299.9.1036.

Herro, E. & S. E. Jacob (2010) Mentha piperita (Peppermint). Dermatitis 21, no. 6 (Nov.–Dec.): 327–29. https://www.ncbi.nlm.nih.gov/pubmed/21144345.

Heyerick, Arne, Stefaan M. Vervarcke, Herman Depypere & Denis De Keukeleire (2006) A First Prospective, Randomized, Double-Blind, Placebo-Controlled Study on the Use of a Standardized Hop Extract to Alleviate Menopausal Discomforts. Maturitas 54, no. 2 (May): 164–75. https://doi.org/10.1016/j.maturitas.2005.10.005.

Hill, Dr. David (2015) The Power of Aroma. DōTERRA Living Magazine. https://www.doterra.com/US/en/brochures-magazines-doterra-living-spring-2015-the-power-of-aroma.

Hirsch, A. R., M. D. & R. Gomez (1995) Weight Reduction Through Inhalation of Odorants. Journal of Neurological and Orthopedic Medicine and Surgery 16: 26–31.

Hirshkowitz, Max, Kaitlyn Whiton, Steven M. Albert, Cathy Alessi, Oliviero Bruni, Lydia Don-Carlos, Nancy Hazen, John Herman, Eliot S. Katz, Leila Kheirandish-Gozal, et al. (2015) National Sleep Foundation's Sleep Time Duration Recommendations: Methodology and Results Summary. Sleep Health—Journal of the National Sleep Foundation 1, no. 1 (Mar.): 40–43. https://doi.org/10.1016/j.sleh.2014.12.010.

Hongratanaworakit, T. & G. Buchbauer (2006) Relaxing Effect of Ylang Ylang Oil on Humans After Transdermal Absorption. Phytotherapy Research 20, no. 9: 758–63. https://doi.org/10.1002/ptr.1950.

Hormann, Annette M., Frederick S. vom Saal, Susan C. Nagel, Richard W. Stahlhut, Carol L. Moyer, Mark R. Ellersieck, Wade V. Welshons, Pierre-Louis Toutain & Julia A. Taylor (2014) Holding Thermal Receipt Paper and Eating Food After Using Hand Sanitizer Results in High Serum Bioactive and Urine Total Levels of Bisphenol A (BPA). PLoS One 9, no. 10 (Oct.): e110509. https://doi.org/10.1371/journal.pone.0110509.

Hou, Ningqi, Susan Hong, Wenli Wang, Olufunmilayo I. Olopade, James J. Dignam & Dezheng Huo (2013) Hormone Replacement Therapy and Breast Cancer: Heterogeneous Risks by Race, Weight, and Breast Density. Journal of the National Cancer Institute 105, no. 18 (Sept.): 1365–72. https://doi.org/10.1093/jnci/djt207.

Hu, C. & D. D. Kitts (2003) Antioxidant, Prooxidant, and Cytotoxic Activities of Solvent-Fractionated Dandelion (Taraxacum officinale) Flower Extracts In Vitro. Journal of Agricultural and Food Chemistry 51, no. 1 (Jan.): 301–10. https://doi.org/10.1021/jf0258858.

Hucklenbroich, Joerg, Rebecca Klein, Bernd Neumaier, Rudolf Graf, Gereon Rudolf Fink, Michael Schroeter & Maria Adele Rueger (2014) Aromatic-Turmerone Induces Neural Stem Cell Proliferation In Vitro and In Vivo. Stem Cell Research & Therapy 5, no 4. (Sept.): 100. https://doi.org/10.1186/scrt500.

Hur, Myung-Haeng, Myeong Soo Lee, Ka-Yeon Seong & Mi-Kyoung Lee (2012) Aromatherapy Massage on the Abdomen for Alleviating Menstrual Pain in High School Girls: A Preliminary Controlled Clinical Study. Evidence-Based Complementary and Alternative Medicine Vol. 2012: 187163. https://doi.org/10.1155/2012/187163.

Hwang, J. H. (2006) The Effects of the Inhalation Method Using Essential Oils on Blood Pressure and Stress Responses of Clients with Essential Hypertension. Taehan Kanho Hakhoe Chi 36, no. 7 (Dec.): 1123–34. https://www.ncbi.nlm.nih.gov/pubmed/17211115.

Ishaque, Sana, Larissa Shamseer, Cecilia Bukutu & Sunita Vohra (2012) Rhodiola rosea for Physical and Mental Fatigue: A Systematic Review. BMC Complementary & Alternative Medicine 12: 70. https://doi.org/10.1186/1472-6882-12-70.

Jenkins, T. A., J. C. Nguyen, K. E. Polglaze & P. P. Bertrand (2016) Influence of Tryptophan and Serotonin on Mood and Cognition with a Possible Role of the Gut-Brain Axis. Nutrients 8, no. 1 (Jan.): 56. https://doi.org/10.3390/nu8010056.

Jones, Emma K., Janelle R. Jurgenson, Judith M. Katzenellenbogen & Sandra C. Thompson (2012) Menopause and the Influence of Culture: Another Gap for Indigenous Australian Women? BMC Women's Health 12: 43. https://doi.org/10.1186/1472-6874-12-43.

Kaaks, R. (1996) Nutrition, Hormones, and Breast Cancer: Is Insulin the Missing Link? Cancer Causes & Control 7, no. 6 (Nov.): 605–25. https://link.springer.com/article/10.1007/BF00051703.

Kalleinen, N., P. Polo-Kantola, K. Irjala, T. Porkka-Heiskanen, T. Vahlberg, A. Virkki & O. Polo (2008) 24-hour Serum Levels of Growth Hormone, Prolactin, and Cortisol in Pre- and Postmenopausal Women: The Effect of Combined Estrogen and Progestin Treatment. Journal of Clinical Endocrinology & Metabolism 93, no. 5 (May): 1655–61. https://doi.org/10.1210/jc.2007-2677.

Kaluzna-Czaplińska, J., P. Gatarek, S. Chirumbolo, M. S. Chartrand & G. Bjørklund (2017) How Important Is Tryptophan in Human Health? Critical Reviews in Food Science and Nutrition (Aug.): 1–17. https://doi.org/10.1080/10408398.2017.1357534.

Karama, S., S. Ducharme, J. Corley, F. Chouinard-Decorte, J. M. Starr, J. M. Wardlaw, M. E. Bastin & I. J. Deary (2015) Cigarette Smoking and Thinning of the Brain's Cortex. Molecular Psychiatry 20, no. 6 (June): 778–85. https://doi.org/10.1038/mp.2014.187.

Katan, M., Y. P. Moon, M. C. Paik, R. L. Sacco, C. B. Wright & M. S. Elkind (2013) Infections Burden and Cognitive Function: The Northern Manhattan Study. Neurology 80, no. 13 (Mar.): 1209–15. https://doi.org/10.1212/WNL.0b013e3182896e79.

Kato-Kataoka, Akito, Kensei Nishida, Mai Takada, Mitsuhisa Kawai, Hiroko Kikuchi-Hayakawa, Kazunori Suda, Hiroshi Ishikawa, Yusuke Gondo, Kensuke Shimizu, Takahiro Matsuki, et al. (2016) Fermented Milk Containing Lactobacilllus casei Strain Shirota Preserves the Diversity of the Gut Microbiota and Relieves Abdominal Dysfunction in Healthy Medical Students Exposed to Academic Stress. Applied and Environmental Microbiology 82, no. 12 (May): 3649–58. https://doi.org/10.1128/AEM.04134-15.

Kauffmann, T., T. Elvasåshagen, D. Alnæs, N. Zak, P. Ø. Pedersen, L. B. Norbom, S. H. Quraishi, E. Tagliazucchi, H. Laufs, A. Biørnerud, U. F. Malt, et al. (2016) The Brain Functional Connectome Is Robustly Altered by Lack of Sleep. Neuroimage 127 (Feb.): 324–32. https://doi.org/10.1016/j.neuroimage.2015.12.028.

Kavlock, R. J. (1999) Overview of Endocrine Disruptor Research Activity in the United States. Chemosphere 39, no. 8 (Oct.): 1227–36. https://doi.org/10.1016/s0045-6535(99)00190-3.

Kellner, Lindsay (2017) The Best Doctor-Approved Supplements to Beat Your Brain Fog. Mind Body Green. https://www.mindbodygreen.com/0-29258/the-best-doctorapproved-supplements-to-beat-your-brain-fog.html.

Kennedy, D. O., A. B. Scholey, N. T. Tildesley, E. K. Perry & K. A. Wesnes (2002) Modulation of Mood and Cognitive Performance Following Acute Administration of Melissa officinalis (Lemon Balm). Pharmacology, Biochemistry, and Behavior 72, no. 4 (July): 953–64. https://www.ncbi.nlm.nih.gov/pubmed/12062586.

Keville, Kathi & Mindy Green (2008) Aromatherapy: A Complete Guide to the Healing Art. 2nd ed. New York: Crossing Press.

Khan, N. A., L. B. Raine, E. S. Drollette, M. R. Scudder, A. F. Kramer & C. H. Hillman (2015) Dietary Fiber Is Positively Associated with Cognitive Control Among Prepubertal Children. Journal of Nutrition 145, no. 1 (Jan.): 143–49. https://doi.org/10.3945/jn.114.198457.

Kim, H. J. (2007) Effect of Aromatherapy Massage on Abdominal Fat and Body Image in Post-Menopausal Women. Taehan Kanho Hakhoe Chi 37, no. 4 (June): 603–12. https://www.ncbi.nlm.nih.gov/pubmed/17615482.

Kim, Sioh, Hyun-Jae Kim, Jin-Seok Yeo, Sung-Jung Hong, Ji-Min Lee & Younghoon Jeon (2011) The Effect of Lavender Oil on Stress, Bispectral Index Values, and Needle Insertion Pain in Volunteers. Journal of Alternative and Complementary Medicine 17, no. 9 (Aug.): 823–26. https://doi.org/10.1089/acm.2010.0644.

Kline, R. M., J. J. Kline, J. Di Palma & G. J. Barbero (2001) Enteric-coated, pH-dependent Peppermint Oil Capsules for the Treatment of Irritable Bowel Syndrome in Children. Journal of Pediatrics 138, no. 1 (Jan.): 125–28. https://www.ncbi.nlm.nih.gov/pubmed/11148527.

Konturek, P. C., T. Brzozowski & S. J. Konturek (2011) Stress and the Gut: Pathophysiology, Clinical Consequences, Diagnostic Approach and Treatment Options. Journal of Physiology and Pharmacology 62, no. 6 (Dec.): 591–99. https://www.ncbi.nlm.nih.gov/pubmed/22314561.

Koulivand, P. H., M. K. Ghadiri & A. Gorji (2013) Lavender and the Nervous System. Evidence-Based Complementary and Alternative Medicine Vol. 2013: 681304. https://doi.org/10.1155/2013/681304.

Kreuder, A. K., D. Scheele, L. Wassermann, M. Wollseifer, B. Stoffel-Wagner, M. R. Lee, J. Hennig, W. Maier & R. Hurlemann (2017) How the Brain Codes Intimacy: The Neurobiological Substrates of Romantic Touch. Human Brain Mapping 38, no. 9 (Sept.): 4525–34. https://doi.org/10.1002/hbm.23679.

Lakhan, Shaeen, Heather Sheafer & Deborah Tepper (2016) The Effectiveness of Aromatherapy in Reducing Pain: A Systematic Review and Meta-Analysis. Pain Research and Treatment Vol. (2016) https://doi.org/10.1155/2016/8158693.

Lee K. B., E. Cho & Y. S. Kang (2014) Changes in 5-hydroxytryptamine and Cortisol Plasma Levels in Menopausal Women After Inhalation of Clary Sage Oil. Phytotherapy Research 28, no. 12 (Dec.): 1897. https://doi.org/10.1002/ptr.5163.

Lehrner, J., G. Marwinski, S. Lehr, P. Johren & L. Deecke (2005) Ambient Odors of Orange and Lavender Reduce Anxiety and Improve Mood in a Dental Office. Physiology & Behavior 86, nos. 1–2: 92–95. https://doi.org/10.1016/j.physbeh.2005.06.031.

Leproult, R. & E. Van Cauter (2010) Role of Sleep and Sleep Loss in Hormonal Release and Metabolism. Endocrine Development 17: 11–21. https://doi.org/10.1159/000262524.

Lewis, M. D. (2016) Concussions, Traumatic Brain Injury, and the Innovative Use of Omega-3s. Journal of the American College of Nutrition 35, no. 5 (July): 469–75. https://doi.org/10.1080/07315724.2016.1150796.

Licznerska, B. E., H. Szaefer, M. Murias, A. Bartoszek & W. Baer-Dubowska (2013) Modulation of CYP19 Expression by Cabbage Juices and Their Active Components: Indole-3-Carbinol and 3,3'-diindolylmethane in Human Breast Epithelial Cell Lines. European Journal of Nutrition 52, no. 5 (Aug.): 1483–92. https://doi.org/10.1007/s00394-012-0455-9.

Lillehei, A. S., L. L. Halcón, K. Savik & R. Reis (2015) Effect of Inhaled Lavender and Sleep Hygiene on Self-Reported Sleep Issues: A Randomized Controlled Trial. Journal of Alternative & Complementary Medicine 21, no. 7 (July): 430–38. https://doi.org/10.1089.acm.2014.0327.

Lis-Balchin, M. (1997) Essential Oils and 'Aromatherapy': Their Modern Role in Healing. Journal of the Royal Society for the Promotion of Health 177, no. 5: 324–29. http://www.aromaticscience.com/essential-oils-and-aromatherapy-their-modern-role-in-healing-2/.

Liu, J. H., G. H. Chen, H. Z. Yeh, C. K. Huang & S. K. Poon (1997) Enteric-coated Peppermint-Oil Capsules in the Treatment of Irritable Bowel Syndrome: A Prospective, Randomized Trial. Journal of Gastroenterology 32, no. 6: 765–68. https://www.ncbi.nlm.nih.gov/pubmed/9430014.

Liu, J., J. E. Burdette, H. Xu, C. Gu, R. B. van Breemen, K. P. Bhat, N. Booth, A. I. Constantinou, J. M. Pezzuto, H. H. Fong, N. R. Farnsworth & J. L. Bolton (2001) Evaluation of Estrogenic Activity of Plant Extracts for the Potential Treatment of Menopausal Symptoms. Journal of Agricultural and Food Chemistry 49, no. 5 (May): 2472–79. https://www.ncbi.nlm.nih.gov/pubmed/11368622.

Lobo, V., A. Patil, A. Phatak & N. Chandra (2010) Free Radicals, Antioxidants & Functional Foods: Impact on Human Health. Pharmacognosy Reviews 4, no. 8 (July–Dec.): 118–26. https://doi.org/10.4103.0973-7847.70902.

López, V., B. Nielsen, M. Solas, M. J. Ramirez & A. K. Jäger (2017) Exploring Pharmacological Mechanisms of Lavender (Lavandula anguistifola) Essential Oil on Central Nervous System Targets. Frontiers in Pharmacology 8 (May): 280. https://doi.org/10.3389/fphar.2017.00280.

Luine, V. N. (2014) Estradiol and Cognitive Function: Past, Present, and Future. Hormones and Behavior 66, no. 4 (Sept.): 602–18. https://doi.org/10.1016/j.yhbeh.2014.08.011.

Lupien, S. J., S. Gaudreau, B. M. Tchiteya, F. Maheu, S. Sharma, N. P. V. Nair, R. L. Hauger, B. S. McEwen & M. J. Meaney (1997) Stress-Induced Declarative Memory Impairment in Healthy Elderly Subjects: Relationship to Cortisol Reactivity. Journal of Clinical Endocrinology & Metabolism 82, no. 8 (July): 2070–75. https://doi.org/10.1210/jcem.82.7.4075.

Lytle, Jamie, Catherine Mwatha & Karen K. Davis (2014) Effect of Lavender Aromatherapy on Vital Signs and Perceived Quality of Sleep in the Intermediate Care Unit: A Pilot Study. American Journal of Critical Care 23, no. 1 (Jan.): 24–29. https://doi.org/10.4037/ajcc2014958.

Maglich, J. M., M. Kuhn, R. E. Chapin & M. T. Pletcher (2014) More Than Just Hormones: H295R Cells as Predictors of Reproductive Toxicity. Reproductive Toxicology 45 (June): 77–86. https://doi.org/10.1016/j.reprotox.2013.12.009.

Mastorakos, G., M. G. Pavlatou & M. Mizamtsidi (2006) The Hypothalamic-Pituitary-Adrenal and the Hypothalamic-Pituitary-Gonadal Axes Interplay. Pediatric Endocrinology Reviews 3 Suppl. 1 (Jan.): 172–81. https://www.ncbi.nlm.nih.gov/pubmed/16641855.

Matsumoto, T., Asakura, H. & T. Hayashi (2013) Does Lavender Aromatherapy Alleviate Premenstrual Emotional Symptoms?: A Randomized Crossover Trial. BioPsychoSocial Medicine 7: 12. https://doi.org/10.1186/1751-0759-7-12.

McAninch, Elizabeth A. & Antonio C. Bianco (2014) Thyroid Hormone Signaling in Energy Homeostasis and Energy Metabolism. Annals of the New York Academy of Sciences 1311 (Apr.): 77–87. https://doi.org/10.1111/nyas.12374.

McCabe, D., K. Lisy, C. Lockwood & M. Colbeck (2017) The Impact of Essential Fatty Acid, B Vitamins, Vitamin C, Magnesium and Zinc Supplementation on Stress Levels in Women: A Systematic Review. JBI Database of Systemic Reviews and Implementation Reports 15, no. 2 (Feb.): 402–53. https://www.ncbi.nlm.nih.gov/pubmed/28178022.

McCraty, R., B. Barrios-Choplin, D. Rozman, M. Atkinson & A. D. Watkins (1998) The Impact of a New Emotional Self-Management Program on Stress, Emotions, Heart Rate Variability, DHEA and Cortisol. Integrative and Physiological and Behavioral Science 33, no. 2 (Apr.–June): 151–70. https://www.ncbi.nlm.nih.gov/pubmed/9737736.

Meamarbashi, A. (2014) Instant Effects of Peppermint Essential Oil on the Physiological Parameters and Exercise Performance. Avicenna Journal of Phytomedicine 4, no. 1 (Jan.–Feb.): 72–78. https://www.ncbi.nlm.nih.gov/pmc/articles/PMC4103722/.

Meamarbashi, A. & A. Rajabi (2013) The Effects of Peppermint on Exercise Performance. Journal of the International Society of Sports Nutrition 10: 15. https://doi.org/10.1186/1550-2783-10-15.

Meeker, J. D. (2012) Exposure to Environmental Endocrine Disruptors and Child Development. Archives of Pediatrics and Adolescent Medicine 166, no. 1: E1–E7. https://doi.org/10.1001/archpediatrics.2012.241.

Meier, U. & A. M. Gressner (2004) Endocrine Regulation of Energy Metabolism: Review of Pathobiochemical and Clinical Chemical Aspects of Leptin, Ghrelin, Adiponectin, and Resistin. Clinical Chemistry 50, no. 9 (Sept.): 1511–25. https://doi.org/10.1373/clinchem.2004.032482.

Minich, D. M. & J. S. Bland (2007) A Review of the Clinical Efficacy and Safety of Cruciferous Vegetable Phytochemicals. Nutrition Reviews 65, no. 6, Pt. 1 (June): 259–67. https://www.ncbi.nlm.nih.gov/pubmed/17605302.

Moraes, T. M., H. Kushima, F. C. Moleiro, R. C. Santos, L. R. Rocha, M. O. Marques, W. Vilegas & C. A. Hiruma-Lima (2009) Effects of Limonene and Essential Oil from Citrus aurantium on Gastric Mucosa: Role of Prostaglandins and Gastric Mucus Secretion. Chemico-Biological Interactions 180, no. 3 (Aug.): 499–505. https://doi.org/10.1016/j.cbi.2009.04.006.

Morhenn, V., L. E. Beavin & P. J. Zak (2012) Massage Increases Oxytocin and Reduces Adrenocorticotropin Hormone in Humans. Alternative Therapies in Health and Medicine 18, no. 6 (Nov.–Dec.): 11–18. https://www.ncbi.nlm.nih.gov/pubmed/23251939.

Moss, M. & L. Oliver (2012) Plasma 1,8-Cineole Correlates with Cognitive Performance Following Exposure to Rosemary Essential Oil Aroma. Therapeutic Advances in Psychopharmacology 2, no. 3 (June): 103–13. https://doi.org/10.1177/2045125312436573.

Moss, M., J. Cook, K. Wesnes & P. Duckett (2003) Aromas of Rosemary and Lavender Essential Oils Differentially Affect Cognition and Mood in Healthy Adults. International Journal of Neuroscience 113, no. 1 (Jan.): 15–38. https://www.ncbi.nlm.nih.gov/pubmed/12690999.

Moss, M., S. Hewitt, L. Moss & K. Wesnes (2008) Modulation of Cognitive Performance and Mood by Aromas of Peppermint and Ylang-Ylang. International Journal of Neurosciences 118, no. 1 (Jan.): 59–77. https://www.ncbi.nlm.nih.gov/pubmed/18041606.

Motomura, N., A. Sakurai & Y. Yotsuya (2001) Reduction of Mental Stress with Lavender Odorant. Perceptual and Motor Skills 93, no. 3: 713–18. https://doi.org/10.2466/pms.2001.93.3.713.

National Heart, Lung, and Blood Institute—National Institutes of Health (2017) Why Is Sleep Important? https://www.nhlbi.nih.gov/health/health-topics/topics/sdd/why.

National Institute on Alcohol Abuse and Alcoholism (2004) Alcohol Alert. No. 63. https://pubs.niaaa.nih.gov/publications/aa63/aa63.htm.

National Institute of Environmental Health Sciences (2017) Endocrine Disruptors. https://www.niehs.nih.gov/research/supported/exposure/endocrine/index.cfm.

National Institute of Environmental Health Sciences (NIEHS) (2016) Perfluorinated Chemicals (PFCs). https://www.niehs.nih.gov/health/materials/perflourinated_chemicals_508.pdf.

National Institutes of Health Office of Dietary Supplements (2017) Black Cohosh. https://ods.od.nih.gov/factsheets/BlackCohosh-HealthProfessional/.

Nijholt, I., N. Farchi, M. Kye, E. H. Sklan, S. Shoham, B. Verbeure, D. Owen, B. Hochner, J. Spiess, H. Soreq & T. Blank (2004) Stress-Induced Alternative Splicing of Acetylcholinesterase Results in Enhanced Fear Memory and Long-Term Potentiation. Molecular Psychiatry 9, no 2 (Feb.): 174–83. https://doi.org/10.1038/sj.mp.4001446.

O'Connor, P. J., M. P. Herring & A. Carvalho (2010) Mental Health Benefits of Strength Training in Adults. American Journal of Lifestyle Medicine 5: 377–96. http://journals.sagepub.com/doi/abs/10.1177/1559827610368771.

Ou, M. C., T. F. Hsu, A. C. Lai, Y. T. Lin & C. C. Lin (2012) Pain Relief Assessment by Aromatic Essential Oil Massage on Outpatients with Primary Dysmenorrhea: A Randomized, Double-Blind Clinical Trial. Journal of Obstetrics and Gynaecology Research 38, no. 5 (May): 817–22. https://doi.org/10.1111/j.1447-0756.2011.01802.x.

Ovadje, P., S. Ammar, J. A. Guerrero, J. T. Arnason & S. Pandey (2016) Dandelion Root Extract Affects Colorectal Cancer Proliferation and Survival Through the Activation of Multiple Death Signaling Pathways. Oncotarget 7, no. 45 (Nov.): 73080–100. https://doi.org/10.18632/oncotarget.11485.

Ozen, S. and S. Darcan (2011) Effects of Environmental Endocrine Disruptors on Pubertal Development. Journal of Clinical Residential Pediatric Endocrinology 3, no. 1 (Mar.): 1–6. https://doi.org/10.4274/jcrpe.v3i1.01.

Pan-Vazquez, A., N. Rye, M. Ameri, B. McSparron, G. Smallwood, J. Bickerdyke, A. Rathbone, F. Dajas-Bailador & M. Toledo-Rodriguez (2015) Impact of Voluntary Exercise and Housing Conditions on Hippocampal Glucocorticoid Receptor, miR-124 and Anxiety. Molecular Brain 8 (July): 40. https://doi.org/10.1186/s13041-015-0128-8.

Pappas, Dr. Robert (2017) Essential Oil Myths. Essential Oil University. http://essentialoils.org/news/eo_myths.

Patki, G., L. Li, F. Allam, N. Solanki, A. T. Dao, K. Alkadhi & S. Salim (2014) Moderate Treadmill Exercise Rescues Anxiety and Depression-Like Behavior as Well as Memory Impairment in a Rat Model of Posttraumatic Stress Disorder. Physiology & Behavior 130 (May): 47–53. https://doi.org/ 10.1016/j.physbeh.2014.03.016.

Pemberton, E. & P. G. Turpin (2008) The Effect of Essential Oils on Work-Related Stress in Intensive Care Unit Nurses. Holistic Nursing Practice 22, no. 2: 97–102. https://doi.org/10.1097/01.hnp.0000312658.13890.28.

Peretz, Jackye, Lisa Vrooman, William A. Ricke, Patricia A. Hunt, Shelley Ehrlich, Russ Hauser, Vasantha Padmanabhan, Hugh S. Taylor, Shanna H. Swan, Catherine A. VandeVoort, et al. (2014) Bisphenol A and Reproductive Health: Update of Experimental and Human Evidence, 2007–2013. Environmental Health Perspectives 122, no. 8 (Aug.): 775–86. https://doi.org/10.1289/ehp.1307728.

Perry, N. & E. Perry (2006) Aromatherapy in the Management of Psychiatric Disorders: Clinical and Neuropharmacological Perspectives. CNS Drugs 20, no. 4: 257–80. https://www.ncbi.nlm.nih.gov/pubmed/16599645.

Perry, N. S., C. Bollen, E. K. Perry & C. Ballard (2003) Salvia for Dementia Therapy: Review of Pharmacological Activity and Pilot Tolerability Clinical Trial. Pharmacology, Biochemistry, & Behavior 75, no. 3 (June): 651–59. https://www.ncbi.nlm.nih.gov/pubmed/12895683.

Pert, Candace B. (1999) Molecules of Emotion: The Science Behind Mind-Body Medicine. New York: Simon & Schuster.

Picciotto, M., M. J. Higley & Y. S. Mineur (2012) Acetylcholine as a Neuromodulator: Cholinergic Signaling Shapes Nervous System Function and Behavior. Neuron 76, no. 1 (Oct.): 116–29. https://doi.org/10.1016/j.neuron.2012.08.036.

Pilkington, K., G. Kirkwood, H. Rampes & J. Richardson (2005) Yoga for Depression: The Research Evidence. Journal of Affective Disorders 89, nos. 1–3 (Dec.): 13–24. https://doi.org/10.1016/j.jad.2005.08.013.

Pizzorno, J. (2014) Toxins from the Gut. Integrative Medicine: A Clinician's Journal 13, no. 6 (Dec.): 8–11. https://www.ncbi.nlm.nih.gov/pmc/articles/PMC4566437/.

Plotsky, P. M., M. J. Owens & C. B. Nemeroff (1998) Psychoneuroendocrinology of Depression. Hypothalamic-Pituitary-Adrenal Axis. Psychiatric Clinics of North America 21, no. 2 (June): 293–307. https://www.ncbi.nlm.nih.gov/pubmed/9670227.

Price, S. and L. Price (2012) Aromatherapy for Health Professionals. London: Churchill Livingstone Elsevier.

Pu, Hongjian, Xiaoyan Jiang, Zhihuo Wei, Dandan Hong, Sulaiman Hassan, Wenting Zhang, Jialin Liu, Hengxing Meng, Yejie Shi, Ling Chen, et al. (2017) Repetitive and Prolonged Omega-3 Fatty Acid Treatment After Traumatic Brain Injury Enhances Long-Term Tissue Restoration and Cognitive Recovery. Cell Transplant 26, no. 4 (Apr.): 555–69. https://doi.org/10.3727/096368916X693842.

Purcheon, Nerys & Lora Cantele (2014) The Complete Aromatherapy & Essential Oils Handbook for Everyday Wellness. Toronto: Robert Rose.

Radley, J. J., R. M. Anderson, B. A. Hamilton, J. A. Alcock & S. A. Romig-Martin (2013) Chronic Stress-Induced Alterations of Dendritic Spine Subtypes Predict Functional Decrements in an Hypothalamo-Pituitary-Adrenal-Inhibitory Prefrontal Circuit. Journal of Neurosciences 33, no. 36 (Sept.): 14379–91. https://doi.org/10.1523/jneurosci.0287-13.2013.

Rajoria, Shilpi, Robert Suriano, Perminder Singh Parmar, Yshan Lisa Wilson, Uchechukwu Megwalu, Augustine Moscatello, H. Leon Bradlow, Daniel W. Sepkovic, et al. (2011) 3,3'-Diindolylmethane Modulates Estrogen Metabolism in Patients with Thyroid Proliferative Disease: A Pilot Study. Thyroid 21, no. 3 (Mar.): 299–304. https://doi.org/10.1089/thy.2010.0245.

Ranabir, S. & K. Reetu (2011) Stress and Hormones. Indian Journal of Endocrinology and Metabolism 15, no. 1 (Jan.–Mar.): 18–22. https://doi.org/10.4103.2230-8210.77573.

Rapaport, Mark H., Pamela Schettler & Catherine Bresee (2012) A Preliminary Study of the Effects of Repeated Massage on Hypothalamic-Pituitary-Adrenal and Immune Function in Healthy Individuals: A Study of Mechanisms of Action and Dosage. Journal of Alternative and Complementary Medicine 18, no. 8 (Aug.): 789–97. doi: 10.1089/acm.2011.0071.

Reichling, J., P. Schnitzler, U. Suschke & R. Saller (2009) Essential Oils of Aromatic Plants with Antibacterial, Antifungal, Antiviral, and Cytotoxic Properties—An Overview. Forschende Komplementärmedizin 16, no. 2 (Apr.): 79–90. https://doi.org/10.1159/000207196.

Reis, F. G., R. H. Marques, C. M. Starling, R. Almeida-Reis, R. P. Vieira, C. T. Cabido, L. F. Silva, T. Lanças, M. Dolhnikoff, M. A. Martins, et al. (2012) Stress Amplifies Lung Tissue Mechanics, Inflammation and Oxidative Stress Induced by Chronic Inflammation. Experimental Lung Research 38, no. 7 (Sept.): 344–54. https://doi.org/10.3109/01902148.2012.704484.

Rice, K. M., E. M. Walker, Jr., M. Wu, C. Gillette & E. R. Blough (2014) Environmental Mercury and Its Toxic Effects. Journal of Preventive Medicine & Public Health 47, no. 2 (Mar.): 74–93. https://doi.org/10.3961/jpmph.2014.47.2.74.

RMS Beauty (2017) Beauty Truth. http://beautytruth.com.

Rodriguez, Damian, DHSc, MS (2017) Emotional Aromatherapy—Science Meets Chemistry. DoTERRA Science. https://www.doterra.com/US/en/blog/science-safety-physiology-emotional-aromatherapy-psychology-meets-chemistry.

Rombolà, L., L. Tridico, D. Scuteri, T. Sakurada, S. Sakurada, H. Mizoguchi, P. Avato, M. T. Corasaniti, G. Bagetta. & L. A. Morrone (2017) Bergamot Essential Oil Attenuates Anxiety-Like Behaviour in Rats. Molecules 22, no. 4 (Apr.): 614. https://doi.org/10.3390/molecules22040614.

Romm, Aviva (2017) The Adrenal Thyroid Revolution: A Proven 4-Week Program to Rescue Your Metabolism, Hormones, Mind & Mood. New York: HarperOne.

Roussouw, J. E., G. L. Anderson, R. L Prentice, A. Z. La Croix, C. Kooperberg, M. L. Stefanick, R. D. Jackson, S. A. Beresford, B. V. Howard, K. C. Johnson, J. M. Kotchen, J. Ockene, and Writing Group for the Women's Health Initiative (2002) Risks and Benefits of Estrogen Plus Progestin in Healthy Postmenopausal Women: Principal Results from the Women's Health Initiative Randomized Controlled Trial. JAMA 288, no. 3 (July): 321–33. https://www.ncbi.nlm.nih.gov/pubmed/12117397.

Saanijoki, Tina, Lauri Tuominen, Jetro J. Tuular, Lauri Nummenmaa, Eveliina Arponen, Kari Kalliokoski & Jussi Hirvonen (2017) Opioid Release After High-Intensity Interval Training in Healthy Human Subjects. Neuropsychopharmacology 43 (July): 246–54. https://doi.org/10.1038/npp.2017.148.

Sabogal-Guáqueta, A. M., E. Osorio & G. P. Cardona-Gómez (2016) Linalool Reverses Neuropathological and Behavioral Impairments in Old Triple Transgenic Alzheimer's Mice. Neuropharmacology 102 (Mar.): 111–20. https://doi.org/10.1016/j.neuropharm.2015.11.002.

Safer Chemicals, Healthy Families (2017) Perfluorinated Compounds (PFCs). http://saferchemicals.org/chemicals/pfcs/.

Salthouse, T. A. (2010) Selective Review of Cognitive Aging. Journal of the International Neuropsychological Society 16, no. 5 (Sept.): 754–60. https://doi.org/10.1017/S1355617710000706.

Sanderson, H., R. A Brain, D. J. Johnson, C. J. Wilson & K. R. Solomon (2004) Toxicity Classification and Evaluation of Four Pharmaceuticals Classes: Antibiotics, Antineoplastics, Cardiovascular, and Sex Hormones. Toxicology 203, nos. 1–3 (Oct.): 27–40. https://doi.org/10.1016/j.tox.2004.05.015.

Santoro, N., G. D. Braunstein, C. L. Butts, K. A. Martin, M. McDermott & J. V. Pinkerton (2016) Compounded Bioidentical Hormones in Endocrinology Practice: An Endocrine Society Scientific Statement. Journal of Clinical Endocrinology & Metabolism 101, no. 4 (Apr.): 1318–43. https://doi.org/10.1210/jc.2016-1271.

Sayorwan, W., N. Ruangrungski, T. Piriyapunyporn, T. Hongratanaworakit, N. Kotchabhakdi & V. Siripornpanich (2013) Effects of Inhaled Rosemary Oil on Subjective Feelings and Activities of the Nervous System. Scientia Pharmaceutica 81, no. 2 (Apr.–June): 531–42. https://doi.org/10.3797/scipharm.1209-05.

Saxena, Ram Chandra, Rakesh Singh, Parveen Kumar, Mahenra P. Singh Negi, Vinod S. Saxena, Periasamy Geetharani, Joseph Joshua Allan & Kudiganti Venkateshwarlu (2012) Efficacy of an Extract of Ocimumm tenuiflorum in the Management of General Stress: A Double-Blind, Placebo-Controlled Study. Evidence-Based Complementary Alternative Medicine Vol. 2012 (Oct.): 894509. https://doi.org/10.1155/2012/894509.

Schmitz, K. H., P. J. Hannan, S. D. Stovitz, C. J. Bryan, M. Warren & M. D. Jensen (2007) Strength Training and Adiposity in Premenopausal Women: Strong, Healthy, and Empowered Study. American Journal of Clinical Nutrition 86, no. 3 (Sept.): 566–72. https://www.ncbi.nlm.nih.gov/pubmed/17823418.

Schnaubelt, Dr. Kurt (2011) The Healing Intelligence of Essential Oils: The Science of Advanced Aromatherapy. Rochester, VT: Healing Arts Press.

Schwabe, L., M. Joëls, B. Roozendaal, O. T. Wolf & M. S. Oitzl (2012) Stress Effects on Memory: An Update and Integration. Neuroscience & Biobehavioral Reviews 36, no. 7 (Aug.): 1740–49. https://doi.org/10.1016/j.neubiorev.2011.07.002.

Seol, G. H., H. S. Shim, P. J. Kim, H. K. Moon, K. H. Lee, I. Shim, S. H. Suh & S. S. Min (2010) Antidepressant-Like Effect of Salvia sclarea Is Explained by Modulation of Dopamine Activities in Rats. Journal of Ethnopharmacology 130, no. 1 (July): 187–90. https://doi.org/10.1016/j.jep.2010.04.035.

Shen, Y. H. & R. Nahas (2009) Complementary and Alternative Medicine for Treatment of Irritable Bowel Syndrome. Canadian Family Physician 55, no. 2 (Feb.): 143–48. https://www.ncbi.nlm.nih.gov/pubmed/19221071.

Shinohara, K., H. Doi, C. Kumagai, E. Sawano & W. Tarumi (2017) Effects of Essential Oil Exposure on Salivary Estrogen Concentration in Perimenopausal Women. Neuro Endocrinology Letters 37, no. 8 (Jan.): 567–72. https://www.ncbi.nlm.nih.gov/pubmed/?term=geranium+menopause.

Shumaker, Sally A., Claudine Legault, Stephen R. Rapp, Leon Thal, Robert B. Wallace, Judith K. Ockene, Susan L. Hendrix, Beverly N. Jones III, Annlouise R. Assaf, Rebecca D. Jackson, et al. (2003) Estrogen Plus Progestin and the Incidence of Dementia and Mild Cognitive Impairment in Postmenopausal Women: The Women's Health Initiative Memory Study, a Randomized Controlled Trial. JAMA 289, no. 20 (May): 2651–62. https://doi.org/10.1001/jama.289.20.2651.

Sienkiewicz, M., M. Lysakowska, J. Ciećwierz, P. Denys & E. Kowalczyk (2011) Antibacterial Activity of Thyme and Lavender Essential Oils. Medicinal Chemistry 7, no. 6 (Nov.): 674–89. https://www.ncbi.nlm.nih.gov/pubmed/22313307.

Sigurdsson, H. H., J. Kirsch & C. M. Lehr (2013) Mucus as a Barrier to Lipophilic Drugs. International Journal of Pharmaceutics 453, no. 1 (Aug.): 56–64. https://doi.org/10.1016/j.ijpharm.2013.05.040.

Singh, Narendra, Mohit Bhalla, Prashanti de Jager & Marilena Gilca (2011) An Overview on Ashwagandha: A Rasayana (Rejuvenator) of Ayurveda. African Journal of Traditional, Complementary and Alternative Medicines 8, no. 5, Suppl. (July): 208–13. https://doi.org/10.4314/ajtcam.v8i5S.9.

Sinha, R. (2017) Role of Addiction and Stress Neurobiology on Food Intake and Obesity. Biological Psychology, May. https://doi.org/10.1016/j.biopsycho.2017.05.001.

Sinha, R. & A. M. Jastreboff (2013) Stress as a Common Risk Factor for Obesity and Addiction. Biological Psychiatry 73, no. 9 (May): 827–35. https://doi.org/10.1016/j.biopsych.2013.01.032.

Snyder, Mariza (2017) Smart Mom's Guide to Essential Oils. Berkeley, CA: Ulysses Press.

Snyder, Mariza (2017) Top 5 Detoxing Essential Oils to Reduce Toxic Load. https://www.drmariza.com/top-detoxing-essential-oils-to-reduce-toxic-load/.

Snyder, Mariza & Lauren Clum (2014) Water Infusions: Refreshing, Detoxifying and Healthy Recipes for Your Home Infuser. Berkeley, CA: Ulysses Press.

Soreq, H. (2015) Checks and Balances on Cholinergic Signaling in Brain and Body Function. Trends in Neuroscience 38, no. 7 (July): 448–58. https://doi.org/10.1016/j.tins.2015.05.007.

Soto-Vásquez, Manilu & Paul Alan Arkin Alvarado-García (2017) Aromatherapy with Two Essential Oils from Satureja Genre and Mindfulness Meditation to Reduce Anxiety in Humans. Journal of Traditional and Complementary Medicine 7, no. 1 (Jan.): 121–25. https://doi.org/10.1016/j.jtcme.2016.06.003.

Speciale, A., J. Chirafisi, A. Jaija & F. Cimino (2011) Nutritional Antioxidants and Adaptive Cell Responses: An Update. Current Molecular Medicine 11, no. 9 (Dec.): 770–89. https://www.ncbi.nlm.nih.gov/pubmed/21999148.

Steiner, M., E. Dunn & L. Born (2003) Hormones and Mood: From Menarche to Menopause and Beyond. Journal of Affective Disorders 74, no. 1 (Mar.): 67–83. https://doi.org/10.1016/S0165-0327(02)00432-9.

Stengel, A. & Y. Tache (2009) Neuroendocrine Control of the Gut During Stress: Corticotropin-Releasing Factor Signaling Pathways in the Spotlight. Annual Review of Physiology 71: 219–39. https://doi.org/10.1146/annurev.physiol.010908.163221.

Stonehouse, W., C. A. Conion, J. Podd, S. R. Hill, A. M. Minihane, C. Haskell & D. Kennedy (2013) DHA Supplementation Improved Both Memory and Reaction Time in Healthy Young Adults: A Randomized Controlled Trial. American Journal of Clinical Nutrition 97, no. 5 (May): 1134–43. https://doi.org/10.3945/ajcn.112.053371.

Sumedha, M. J. (2008) The Sick Building Syndrome. Indian Journal of Occupational & Environmental Medicine 12, no. 2 (Aug.): 61–64. https://doi.org/10.4103/0019-5278.43262.

Taheri, Shahrad, Ling Lin, Diane Austin, Terry Young & Emmanuel Mignot (2004) Short Sleep Duration Is Associated with Reduced Leptin, Elevated Ghrelin, and Increased Body Mass Index. PLoS Med 1, no. 3 (Dec.): e62. https://doi.org/10.1371/journal.pmed.0010062.

Takaya, J., H. Higashino & Y. Kobayashi (2004) Intracellular Magnesium and Insulin Resistance. Magnesium Research 17, no. 2 (June): 126–36. https://www.ncbi.nlm.nih.gov/pubmed/15319146.

Tan, Loh Teng Hern, Learn Han Lee, Wai Fong Yin, Chim Kei Chan, Habsah Abdul Kadir, Kok Gan Chan & Bey Hing Goh (2015) Traditional Uses, Phytochemistry, and Bioactivities of Cananga odorata (Ylang-Ylang). Evidence-Based Complementary & Alternative Medicine Vol. 2015: 896314. https://doi.org/10.1155/2015/896314.

Tendzegolskis, Z., A. Viru & E. Orlova (1991) Exercise-Induced Changes of Endorphin Contents in Hypothalamus, Hypophysis, Adrenals and Blood Plasma. International Journal of Sports Medicine 12, no. 5 (Oct.): 495–97. https://doi.org/10.1055/s-2007-1024721.

Tesch, B. J. (2002) Herbs Commonly Used by Women: An Evidence-Based Review. Disease-a-Month 48, no. 10 (Oct.): 671–96. https://www.ncbi.nlm.nih.gov/pubmed/12562054.

Thaiss, C. A., D. Zeevi, M. Levy, G. Zilberman-Schapira, J. Suez, A. C. Tengeier, L. Abramson, M. N. Katz, T. Korem, N. Zimora, Y. Kuperman, I. Biton, et al. (2014) Transkingdom Control of Microbiota Diurnal Oscillations Promotes Metabolic Homeostasis. Cell 159, no. 3 (Oct.): 514–29. https://doi.org/10.1016/j.cell.2014.09.048.

Thoma, Myriam V., Roberta La Marca, Rebecca Brönnimann, Linda Finkel, Ulrike Ehlert & Urs M. Nater (2013) The Effect of Music on the Human Stress Response. PLos One 8, no. 8 (Aug.): e70156. https://doi.org/10.1371/journal.pone.0070156.

Thomas, H. N., M. Hamm, R. Hess & R. C. Thurston (2017) Changes in Sexual Function Among Midlife Women: 'I'm Older … and I'm Wiser.' Menopause, October. https://doi.org/10.1097/GME.0000000000000988.

Tildesley, N. T., D. O. Kennedy, E. K. Perry, C. G. Ballard, S. Saveley, K. A. Wesnes & A. B. Scholey (2003) Salvia lavandulaefolia (Spanish Sage) Enhances Memory in Healthy Young

Volunteers. Pharmacology, Biochemistry, & Behavior 75, no. 3 (June): 669–74. https://www.ncbi.nlm.nih.gov/pubmed/12895685.

TIME Health (2014) 12 Unexpected Things That Mess with Your Memory. Time. (Aug. 14). http://time.com/3195795/12-unexpected-things-that-mess-with-your-memory/.

Toda, M. & K. Morimoto (2008) Effect of Lavender Aroma on Salivary Endocrinological Stress Markers. Archives of Oral Biology 53, no. 10: 964–68. https://doi.org/10.1016/j.archoralbio.2008.04.002.

Total Wellness Publishing (2015) The Essential Life. 2nd ed. Jackson, WY: Total Wellness.

Tseng, H. C., J. H. Grendell & S. S. Rothman (1984) Regulation of Digestion. II. Effects of Insulin and Glucagon on Pancreatic Secretion. American Journal of Physiology 246, no. 4 Pt. 1 (Apr.): G451–56. https://doi.org/10.1152/ajpgi.1984.246.4.G451.

Unuvar, T. & A. Buyukgebiz (2012) Fetal and Neonatal Endocrine Disruptors. Journal of Clinical Research in Pediatric Endocrinology 4, no. 2 (June): 51–60. https://doi.org/10.4274/Jcrpe.569.

U.S. Electronic Code of Federal Regulations (e-CFR) (2017) Substances Generally Recognized as Safe—182.20 Essential Oils, Oleoresins (Solvent-Free), and Natural Extractives (Including Distillates). https://www.ecfr.gov/cgi-bin/text-idx?rgn=div5&node=21:3.0.1.1.13#se21.3.182_120.

Van den Beld, Annewieke, Theo J. Visser, Richard A. Feelders, Diederick E. Grobbee & Steven W. J. Lamberts (2005) Thyroid Hormone Concentrations, Disease, Physical Function, and Mortality in Elderly Men. Journal of Clinical Endocrinology and Metabolism 90, no. 12 (Dec.): 6403–409. https://doi.org/10.1210/jc.2005-0872.

Van Die, M. D., H. G. Burger, H. J. Teede & K. M. Bone (2013) Vitex agnus-castus Extracts for Female Reproductive Disorders: A Systematic Review of Clinical Trials. Planta Medica 79, no. 7 (May): 562–75. https://doi.org/10.1055/s-0032-1327831.

Vgontzas, A. N., E. O. Bixler, H. M. Lin, P. Prolo, G. Mastorakos, A. Vela-Bueno, A. Kales & G. P. Chrousos (2001) Chronic Insomnia Is Associated with Nyctohemeral Activation of the Hypothalamic-Pituitary-Adrenal Axis: Clinical Implications. Journal of Clinical Endocrinology & Metabolism 86, no. 8 (Aug.): 3787–94. https://doi.org/10.1210/jcem.86.8.7778.

Voynow, J. A. & B. K. Rubin (2009) Mucins, Mucus, and Sputum. Chest 135, no. 2 (Feb.): 505–12. https://doi.org/10/1378/chest.08-0412.

Wagner, M. & J. Oehlmann (2009) Endocrine Disruptors in Bottled Mineral Water: Total Estrogenic Burden and Migration from Plastic Bottles. Environmental Science and Pollution Research International 16, no. 3 (May): 278–86. https://doi.org/10.1007/s11356-009-0107-7.

Walker, A. F., M. C. De Souza, M. F. Vickers, S. Abeyasekera, M. L. Collins & L. A. Trinca (1998) Magnesium Supplementation Alleviates Premenstrual Symptoms of Fluid Retention. Journal of Women's Health 7, no. 9 (Nov.): 1157–64. https://www.ncbi.nlm.nih.gov/pubmed/9861593.

Washington University in St. Louis (2015) Earlier Menopause Linked to Everyday Chemical Exposures. ScienceDaily. https://www.sciencedaily.com/releases/2015/01/150128141417.htm.

Watanabe, E., K. Kuchta, M. Kimura, H. W. Rauwald, T. Kamei & J. Imanishi (2015) Effects of Bergamot (Citrus bergamia (Risso) Wright & Arn.) Essential Oil Aromatherapy on Mood States, Parasympathetic Nervous System Activity, and Salivary Cortisol Levels in 41 Healthy Females. Forschende Komplementärmedizin 22, no. 1: 43–49. https://doi.org/10.1159/000380989.

Weaver, Libby (2016) Accidentally Overweight. New York: Hay House.

Weil, E. (2012) Puberty Before Age 10: A New Normal? New York Times (March 30). http://www.nytimes.com/2012/04/01/magazine/puberty-before-age-10-a-new-normal.html?_r=2.

Weinberg, Lisa, Anita Hasni, Minoru Shinhara & Audrey Duarte (2014) A Single Bout of Resistance Exercise Can Enhance Episodic Memory Performance. Acta Psychologica 153 (Nov.): 13–19. https://doi.org/10.1016/j.actpsy.2014.06.011.

Whedon, James M., Anupama KizhakkeVeettil, Nancy A. Rugo & Kelly A. Kieffer (2017) Bioidentical Estrogen for Menopausal Depressive Symptoms: A Systematic Review and Meta-Analysis. Journal of Women's Health (Larchmt) 26, no. 1 (Jan.): 18–28. https://doi.org/10.1089/jwh.2015.5628.

Women's Voices for the Earth (WVE) (2017) Why a Woman's Organization—The Impact of Toxic Chemicals on Women's Health. https://www.womensvoices.org/about/why-a-womens-organization.

World Health Organization (WHO) (2017) Arsenic Factsheet. http://www.who.int/mediacentre/factsheets/fs372/en/.

World Health Organization (WHO) (2017) Mercury and Health Fact Sheet. http://www.who.int/mediacentre/factsheets/fs361/en/.

World Health Organization (WHO) (2009) Tobacco. http://www.who.int/nmh/publications/fact_sheet_tobacco_en.pdf.

Wu, Yani, Yinan Zhang, Guoxiang Xie, Xiaolan Pan, Tianlu Chen, Yixue Hu, Yumin Liu, Yi Chi, Lei Yao & Wei Jia (2012) The Metabolic Responses to Aerial Diffusion of Essential Oils. PLoSOne 7, no. 9 (Sept.): e44830. https://doi.org/10.1371/journal.pone.0044830.

Yang, Dicheng, Jing Li, Zhongxiang Yan & Xu Liu (2013) Effect of Hormone Replacement Therapy on Cardiovascular Outcomes: A Meta-Analysis of Randomized Controlled Trials. PLoSOne 8, no. 5 (May): e62329. https://doi.org/10.1371/journal.pone.0062329.

Youdim, K. A. & S. G. Deans (2000) Effect of Thyme Oil and Thymol Dietary Supplementation on the Antioxidant Status and Fatty Acid Composition of the Aging Rat Brain. British Journal of Nutrition 83, no. 1 (Jan.): 87–93. https://www.ncbi.nlm.nih.gov/pubmed/10703468.

Young, S. N. (2007) How to Increase Serotonin in the Human Brain Without Drugs. Journal of Psychiatry & Neuroscience 32, no. 6 (Nov.): 394–99. https://www.ncbi.nlm.nih.gov/pmc/articles/PMC2077351/.

Zava, D. R., Dollbaum, C. M. & Blen, M. (1998) Estrogen and Progestin Bioactivity of Foods, Herbs, and Spices. Proceedings of the Society for Experimental Biology and Medicine 217, no. 3 (Mar): 369–78. https://www.ncbi.nlm.nih.gov/pubmed/9492350.

Zeligs, M. A. & A. S. Connelly (2000) All About DIM. New York: Penguin.

Zenko, Z., P. Ekkekakis & D. Ariely (2016) Can You Have Your Vigorous Exercise and Enjoy It Too? Ramping Intensity Down Increases Postexercise, Remembered, and Forecasted Pleasure. Journal of Sport & Exercise Psychology 38, no. 2 (Apr.): 149–59. https://doi.org/10.1123/jsep.2015-0286.

Zipursky, Rachel T., Marcella Calfon Press, Preethi Srikanthan, Jeff Gornbein, Robyn McClelland, Karol Watson & Tamara B. Horwich (2017) Relation of Stress Hormones (Urinary Catecholamines/Cortisol) to Coronary Artery Calcium in Men Versus Women (from the Multi-Ethnic Study of Atherosclerosis [MESA]). American Journal of Cardiology 119, no. 12 (June): 1963–71. https://doi.org/10.1016/j.amjcard.2017.03.025.

Zouhal, H., S. Lemoine-Morel, M. E. Mathieu, G. A. Casazza & G. Jabbour (2013) Catecholamines and Obesity: Effects of Exercise and Training. Sports Medicine 43, no. 7 (July): 591–600. https://doi.org/10.1007/s40279-013-0039-8.

Stichwortverzeichnis

Rezeptverzeichnis

Verzeichnis der Ölmischungen

Über die Autorin

Mariza Snyder ist Heilpraktikerin, Podcasterin und Autorin. Seit über 10 Jahren behandelt sie Patienten, hält Vorträge und schreibt Bücher zu den Themen hormonelle Gesundheit und Aromatherapie, Ernährung und Entgiftung. Sie hat es sich zur Aufgabe gemacht durch pflanzliche Ernährung und einfache Veränderungen des Lebensstils Menschen zu einem gesunden und nachhaltigen Leben zu inspirieren.